人民药师说药

常见慢性病安全用药手册

主　　编　张海英　陈　月

编者名单（按姓名汉语拼音排序）

兰烨荣　李　媛　孙楚枫

王　菲　王　鹏　徐雅晶

杨佳丽　张嘉琦　邹　悦

插　　图（按姓名汉语拼音排序）

刘佳欣　宋　鑫　王嘉怡

赵雅妮

编写单位　北京大学人民医院

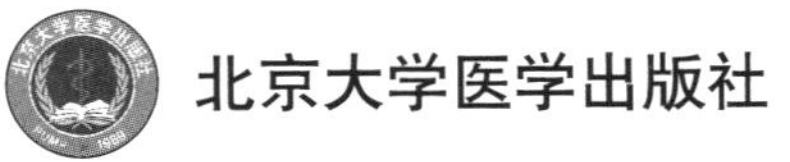

北京大学医学出版社

CHANGJIAN MANXINGBING ANQUAN YONGYAO SHOUCE——RENMIN YAOSHI SHUOYAO

图书在版编目（CIP）数据

常见慢性病安全用药手册：人民药师说药 / 张海英，陈月主编. —北京：北京大学医学出版社，2023.2

ISBN 978-7-5659-2824-6

Ⅰ. ①常…　Ⅱ. ①张… ②陈…　Ⅲ. ①慢性病—用药法—手册　Ⅳ. ①R452-62

中国国家版本馆CIP数据核字（2023）第013367号

常见慢性病安全用药手册——人民药师说药

主　　编：张海英　陈　月
出版发行：北京大学医学出版社
地　　址：（100191）北京市海淀区学院路38号　北京大学医学部院内
电　　话：发行部 010-82802230；图书邮购 010-82802495
网　　址：http：//www.pumpress.com.cn
E-mail：booksale@bjmu.edu.cn
印　　刷：中煤（北京）印务有限公司
经　　销：新华书店
策划编辑：袁帅军
责任编辑：袁帅军　**责任校对**：靳新强　**责任印制**：李　啸
开　　本：880 mm × 1230 mm　1/32　**印张**：9.375　**字数**：233千字
版　　次：2023年2月第1版　2023年2月第1次印刷
书　　号：ISBN 978-7-5659-2824-6
定　　价：39.00元

前　言

为全面推进健康中国建设，国务院办公厅近日印发了《"十四五"国民健康规划》（下称《规划》），围绕着"共建共享、全民健康"的战略主题，对"十四五"期间落实健康中国建设做出了相关部署。《规划》中明确指出要深入开展健康知识宣传普及，提升居民的健康素养水平。党的二十大报告中也明确要推进健康中国建设，加强重大慢性病健康管理，把保障人民健康放在优先发展的战略位置，完善人民健康促进政策。

慢性病的全称是慢性非传染性疾病，不是特指某种疾病，而是对一类起病隐匿、病程长、病情迁延不愈且病因复杂的疾病的概括性总称。随着我国工业化、城镇化、人口老龄化进程不断加快，慢性病的发病人数不断增多。《中国居民营养与慢性病状况报告（2020年）》中的数据显示，2019年我国因慢性病导致的死亡占总死亡人数的88.5%，其中心脑血管病、癌症、慢性呼吸系统疾病死亡比例为80.7%。也就是说，绝大多数居民的死亡原因都直接与慢性病相关。可见慢性病不是一件小事儿，它已成为严重威胁我国居民健康的一类疾病，并且是影响国家经济社会发展的重大公共卫生问题。

我国慢性病人数众多，慢性病的常用药物如降压药、降糖药、调节血脂药等的使用量也越来越大，然而目前人们对相关的安全用药知识还是普遍欠缺，比如在药物的选择、用药的剂量、服药的方式等方面存在不合理的情况，对一些用药知识存在误区。为普及科学合理的用药知识，倡导"每个人是自己健康第一责任人"的理念，特编写了本书。

本书的书名为《常见慢性病安全用药手册——人民药师说药》，书中的内容也非常切题，是由北京大学人民医院的专业药师根据日常工作中了解到广大群众最关心的用药问题，通过问答的形式，以通俗易懂的语言介绍高血压、糖尿病、血脂异常和高尿酸血症四种常见慢性病的安全用药知识。本书以普及安全用药知识为原则，为了使读者更好地了解并掌握相关的药物知识，书中内容不仅介绍高血压、糖尿病、血脂异常和高尿酸血症常用药物的安全用药知识，而且对读者关心的疾病知识、常见误区、健康常识等也一并做了深入浅出的介绍。为使书中内容更生动和更容易理解，每一篇问答都配有相应的插图漫画。插图漫画也是由药师亲手绘制，图文并茂地呈现出读者需要关注的重点知识。

通过本书的内容，希望能使读者们更深入、全面地了解常见慢性病的安全用药知识，减少不当用药及由此带来的伤害。同时希望读者们通过本书内容树立健康的理念，培养健康的生活方式和生活习惯，提高生活质量。由于时间仓促，书中难免会有不当或疏漏之处，诚请读者指正。

张海英　陈月

目　录

高血压篇

糖尿病篇

三、常见误区

血脂异常篇

高尿酸血症篇

高血压篇

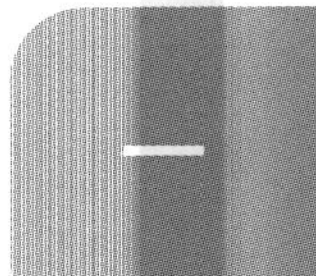

一 疾病知识简介

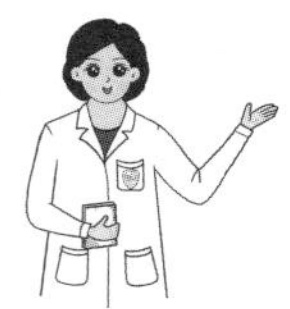

1 什么是高血压？

高血压就是血液在血管中流动时对血管壁造成的压力值持续高于正常的现象，是最常见的慢性病。目前我国高血压患者约有2.45亿，患病率存在较大的地区差异，具有北方高、南方低的特点。高血压是城乡居民心脑血管疾病死亡最重要的危险因素。

高血压定义为在未使用降压药物的情况下，**非同日3次测量诊室血压，收缩压≥140 mmHg和（或）舒张压≥90 mmHg。**收缩压≥140 mmHg和舒张压<90 mmHg为单纯性收缩期高血压。患者既往有高血压史，目前正在使用降压药物，血压虽低于140/90 mmHg，仍应视为高血压。

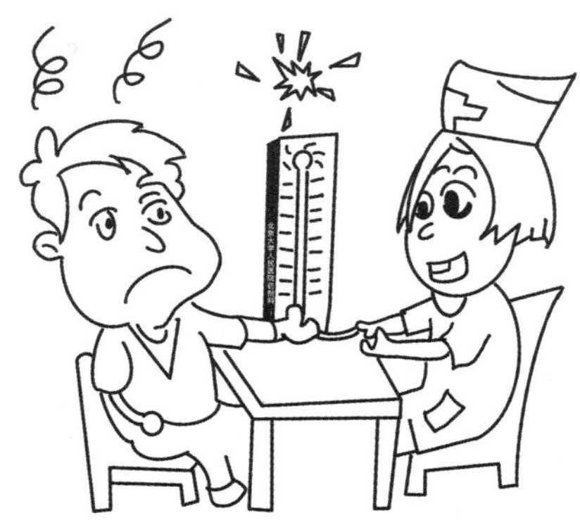

2 如何诊断高血压?

根据血压的测量结果可以诊断是否有高血压。高血压诊断标准为:

180
第一次量血压
血压这么高
我是不是
高血压了!!!

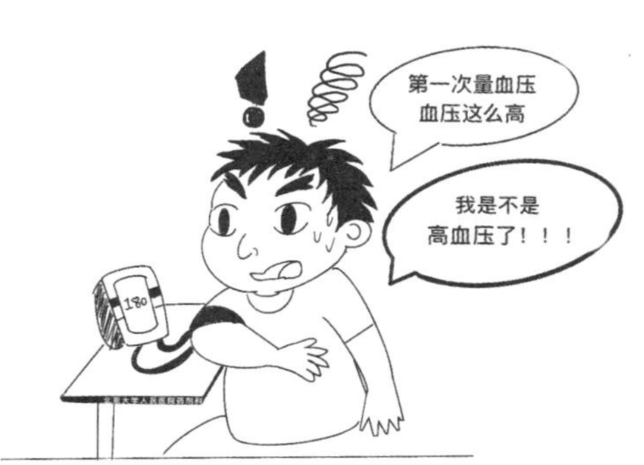

(1)**一般以诊室血压测量结果为主要诊断依据:**首诊发现**收缩压≥140 mmHg和(或)舒张压≥90 mmHg**,也就是说不管是收缩压还是舒张压,只要任何一项高于正常值或两项都高于正常值,均可以诊断为高血压。一般建议患者在4周内复查两次,非同日3次测量值均高于血压正常值,即可确诊为高血压。

(2)**动态血压监测(ABPM):24小时平均收缩压/舒张压≥130/80 mmHg,**或白天血压≥135/85 mmHg,夜间血压≥120/70 mmHg,可诊断为高血压。

(3)**家庭自测血压(HBPM):**连续监测5~7天**平均血压≥135/85 mmHg**,可诊断为高血压。

需要注意的是,单独一次的血压测量值高不能成为高血压的诊断依据,需要有3次诊室血压测量值高于正常值,而且这3次诊室血压不是在同一天内测量的,才能诊断为高血压。通过诊室血压测量判断有没有高血压,是在没有吃降压药的前提下。如果有高血压病史,已经吃了降压药,诊室血压测量正常,也要考虑高血压的诊断。

3 高血压有哪些症状?

高血压患者常见的症状有头痛、头晕、失眠、耳鸣、肢体麻木、注意力不集中，记忆力减退等。高血压患者的血压如果长期得不到控制，还会引起多种其他严重并发症，比如主动脉夹层，常表现为突发性严重的胸痛。

需要注意的是，很多高血压患者其实并没有典型的症状，很容易被忽视而没有及时就医，也有很多高血压患者在感觉不到任何不适症状的情况下，就引发了其他疾病，这就是我们通常说的靶器官损害。

因此，**症状并不是评估患者血压正常与否的标准**。普通人群在看病或体检过程中，一旦提示有血压升高，就应该重视并复查。不管有没有高血压的常见症状，都需要积极防控，避免并发症的发生。

您这是高血压了
我这是怎么了?
头晕
气短
高血压
测量台

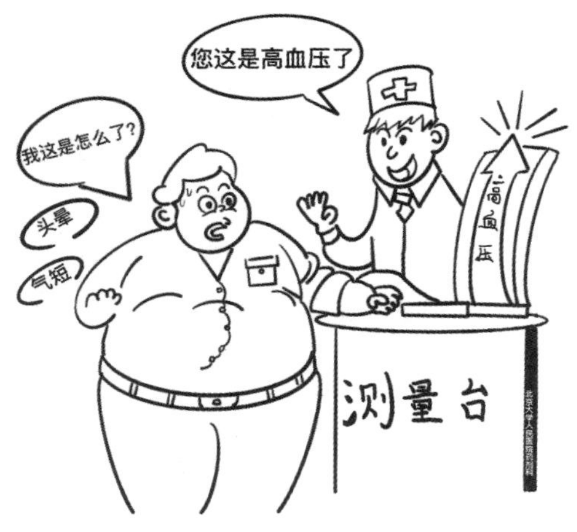

4 高血压的发病机制是什么?

高血压的发病机制还没有完全阐明。参与血压调节的机制很多，血压水平的维持是一个复杂的过程。目前认为高血压是在一定的遗传背景下，由多种后天环境因素作用使正常血压调节机制失代偿所致。高血压的发生包括以下多种因素:

（1）**遗传因素:** 原发性高血压有家族聚集倾向，提示其有遗传学基础或伴有遗传生化异常。双亲均有高血压，其子女以后发生高血压的比例增加。

（2）**心排血量增加:** 早期高血压患者常有心排血量增加，表明心排血量增加在高血压发生机制中起一定作用。

（3）**肾素-血管紧张素-醛固酮系统（RAAS）激活:** 血管紧张素原与肾素相互作用，产生血管紧张素Ⅱ，可促进动脉血管和心肌收缩，提高心排血量，引起钠潴留，最终导致血压上升。肾素-血管紧张素-醛固酮系统作用于多器官，对血压的升高起到重要的促进作用。

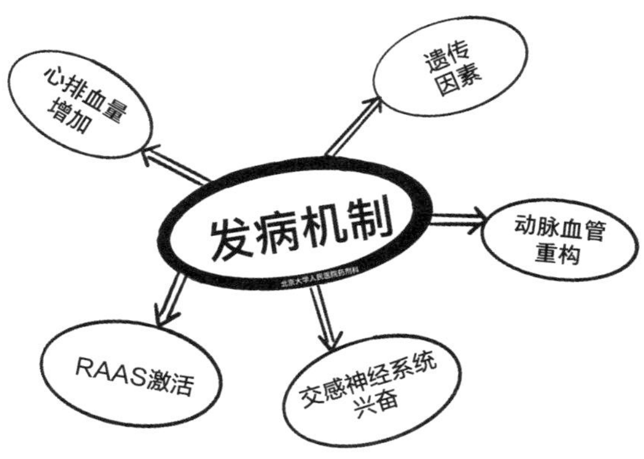

（4）**交感神经系统兴奋：**交感神经系统的兴奋不但在高血压形成的早期起作用还与肾素-血管紧张素-醛固酮系统产生交互作用，促进血压水平升高。

（5）**动脉血管重构：**大动脉的弹性减弱、僵硬程度增强是引起收缩压升高、脉压降低的主要原因，在老年患者中尤其明显。

5 高血压有哪些类型？

高血压可以分为**原发性高血压**和**继发性高血压**两种类型。

（1）**原发性高血压：是一种以血压升高为主要临床表现而病因尚未明确的独立疾病，占高血压患者的90%以上，**其发病可能由环境和遗传因素共同作用所致。原发性高血压尚难根治，通常**需要长期或终身服用降压药物。**

（2）**继发性高血压：**也称为症状性高血压，是由某些疾病在发生发展过程中产生的临床症状之一。继发性高血压可由多种疾病引起，如肾脏疾病、肾上腺疾病和血管疾病等。当原发病治愈后血压也会随之下降或恢复正常。继发性高血压在高血压患者中占5%~10%。

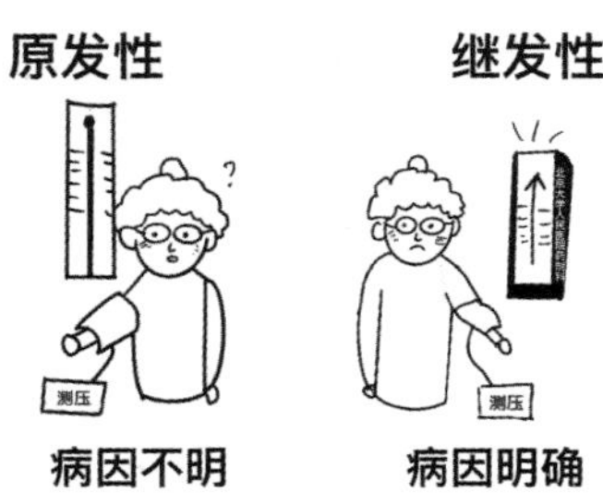

6 引起高血压的危险因素有哪些？

高血压是**遗传因素和环境因素**共同作用的一种疾病，其发病机制复杂。许多危险因素与高血压的发生密切相关，一些因素不可以控制，一些可以控制。

不可控因素包括：

（1）**遗传因素：** 目前认为高血压是多基因遗传所致，约60%的高血压患者有家族史。

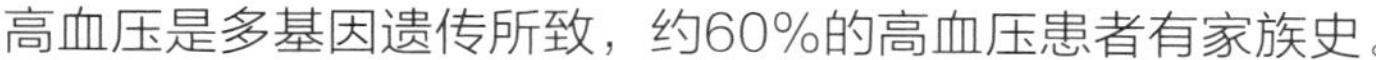

（2）**年龄因素：** 随着年龄的增长，血压特别是收缩压会升高，高血压的发病率也增加。

可控因素包括：

（1）**精神因素：** 长期处于紧张、激动、焦虑等精神状态中的人高血压发病率增加。

（2）**高钠饮食：** 过量摄入盐分会增加高血压风险。

（3）**过量饮酒：** 高血压患病率随饮酒量增加而升高。

（4）**锻炼不足：** 锻炼不足可增加高血压风险，运动可有效降低血压。

（5）**超重和肥胖：** 超重和肥胖是高血压重要的危险因素，特别是向心性肥胖。

（6）**药物影响：** 长期服用某些药物可能会升高血压，如口服避孕药、非甾体抗炎药、激素类药物、抗抑郁药等。

此外，如果患者本身有一些基础疾病，如糖尿病、睡眠呼吸暂停综合征、甲状腺疾病、肾动脉狭窄等，高血压的发病率也会增加。

高血压有哪些危害？

高血压表现为体循环动脉血压升高，可对心、脑、肾等器官造成功能性或器质性损害，并且是周围动脉粥样硬化的主要危险因素，已成为威胁居民健康的主要慢性病之一。

高血压的危害主要表现在以下几个方面：

（1）**对心脏的损害：** 动脉血压升高会使心脏负荷增加，久而久之会造成心肌肥厚，严重者将导致心力衰竭。

（2）**对脑血管的损害：** 长期高血压是脑卒中最重要的危险因素，部分脑卒中患者可出现瘫痪或不能讲话，严重者将导致死亡。

（3）**对肾脏的损害：** 持续的高血压会使肾脏血管发生硬化，肾小球滤过率下降，进而肾功能异常，严重者将导致肾衰竭和尿毒症。

（4）**对视网膜的损害：** 严重高血压会引起视网膜出血和渗出、视乳头水肿等。

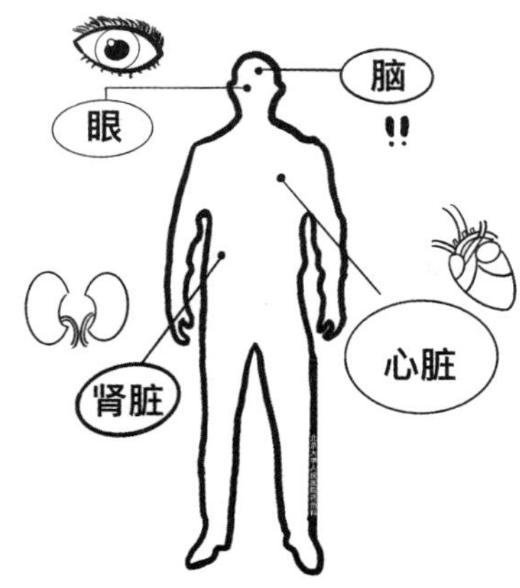

8 高血压有哪些常见的并发症?

高血压患者的血压高于正常范围，如果血压不能得到很好的控制，通常会引起很多并发症，主要以心脑血管病变和肾脏病变为主，这些并发症会严重影响患者的生活质量和预期寿命。高血压患者常见的并发症有：

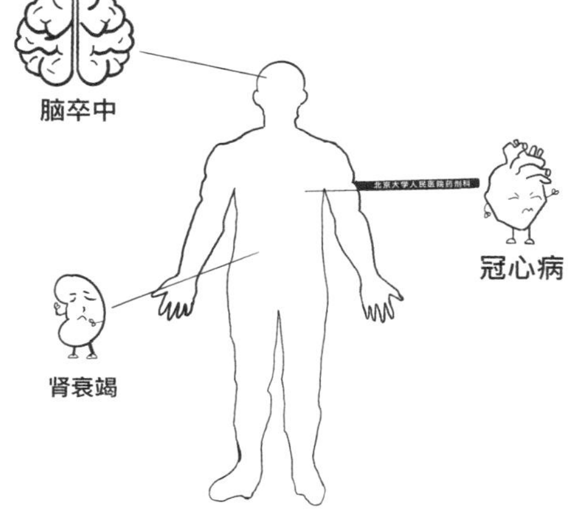

（1）**脑卒中：** 脑卒中是我国高血压患者最主要的并发症，包括出血性脑卒中、缺血性脑卒中。脑卒中患者可出现认知功能减退、语言障碍、偏瘫，严重者可导致死亡。

（2）**心脏并发症：** 长期的高血压会使心肌肥厚，左心室肥厚在高血压患者中比较常见。冠心病也是高血压并发症之一，高血压患者患冠心病的风险是正常人的2倍。此外，心律失常和心力衰竭等也是高血压并发症。

（3）**肾脏并发症：** 高血压会增加肾脏并发症风险，如高血压性肾硬化症、慢性肾脏疾病等。如果高血压长期得不到很好的控制，最终可导致肾衰竭。

高血压本身并不可怕，可怕的是由高血压引起的并发症。我们一定要对高血压及时干预并治疗，使血压尽早达标，尽量避免高血压并发症的发生。

9 什么是儿童和青少年高血压?

儿童和青少年高血压是指在儿童与青少年时期发生的高血压。 儿童与青少年通常是指18岁以下人群。这类人群的高血压以原发性高血压为主，多表现为血压水平的轻度升高，通常没有不适感，无明显临床症状。这类人群在定期体检时如不常规测量血压，则不易被发现。

影响儿童和青少年高血压的因素较多，其中肥胖是最主要的危险因素，30%～40%的儿童和青少年高血压伴有肥胖。其他危险因素包括父母有高血压史、低出生体重、早产、盐摄入过多、睡眠不足及体力活动缺乏等。

出现高血压的儿童和青少年应改善生活方式，控制体重，调整膳食结构及品种多样化，控制饮食中食盐和含糖饮料摄入，养成健康的饮食习惯。同时应当适度增加有氧运动。避免持续性精神紧张状态，保证足够睡眠时间。对儿童和青少年高血压患者进行积极的生活方式干预后，其血压一般可以达到控制标准。

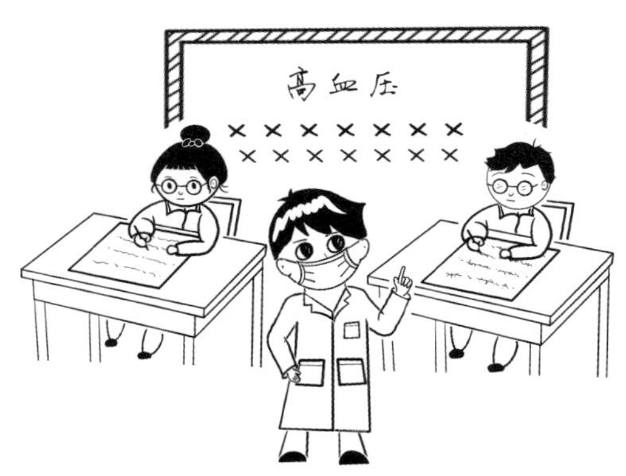

10 什么是妊娠期高血压？

妊娠合并高血压是产科的常见并发症，包括**妊娠期出现的高血压**和**在妊娠前即存在的高血压**。大部分患者为妊娠期出现的高血压，小部分患者在妊娠前即存在高血压。

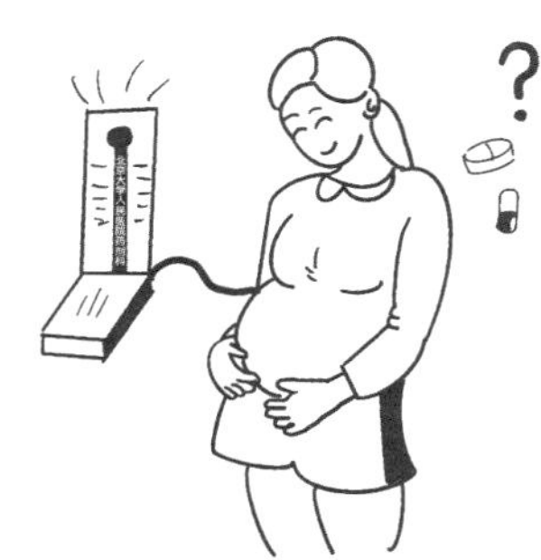

妊娠期高血压是指妊娠20周后首次出现高血压，即收缩压≥140 mmHg和（或）舒张压≥90 mmHg。当收缩压≥160 mmHg和（或）舒张压≥110 mmHg时，属于重度妊娠期高血压。妊娠期高血压一般在分娩后12周内可恢复正常。

当确诊妊娠期高血压时，应充分休息，并注意监测母婴情况，酌情给予降压治疗。对于重度妊娠期高血压应与严重子痫前期一样对待，有指征地进行降压治疗，并密切监测母婴情况，预防严重并发症的发生。由于妊娠期高血压变化快，很多因素可导致病情加重，因此，要做好妊娠期高血压的评估和监测，及时进行合理干预。

11 女性绝经后易得高血压吗？

当女性进入绝经期后，**雌激素水平降低会增加高血压的发病率。**临床上把绝经后出现的高血压，称为**绝经后高血压。**

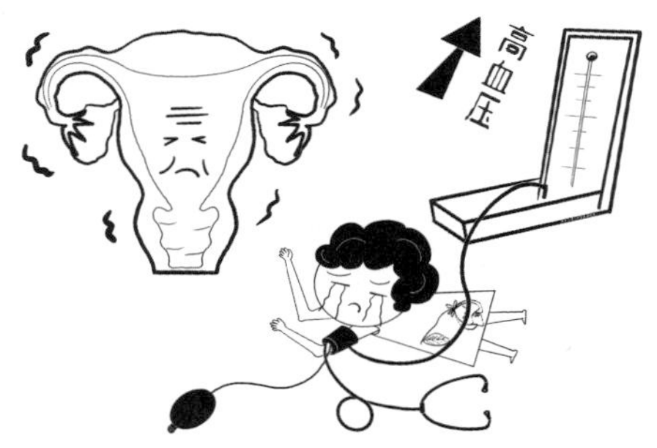

女性到了绝经期，卵巢功能开始衰退，雌激素水平下降。雌激素水平降低可激活肾素-血管紧张素-醛固酮系统（RAAS），同时也增强孕酮刺激肾素的分泌。此外，雌激素分泌减少会导致内分泌失调，自主神经功能紊乱，从而导致睡眠不好、情绪不稳、烦躁不安等，以上因素均可引起血压波动。有研究显示围绝经期及绝经后女性收缩压大概比绝经前女性高4～5 mmHg。因此，绝经后的女性需要密切关注自己的血压变化，一旦出现血压升高应尽早干预，降低绝经后女性心血管事件的发生率。

12 瘦人会得高血压吗?

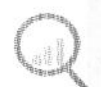

瘦人会得高血压。

通常认为肥胖的人容易患高血压，这是因为肥胖会引起皮下脂肪增厚，毛细血管扩充，从而造成血容量及血液循环增加，加重心脏和血管的压力负荷，引起血压升高。

但影响血压升高的因素很多，肥胖仅是其中一个因素。生活习惯、日常饮食、精神状态等对血压的升高也有一定影响。另外高血压具有一定的家族遗传性，家庭成员内如果有人患有高血压，则后代患高血压的概率会增加。瘦人如果存在以上所说高血压危险因素也可能患高血压。

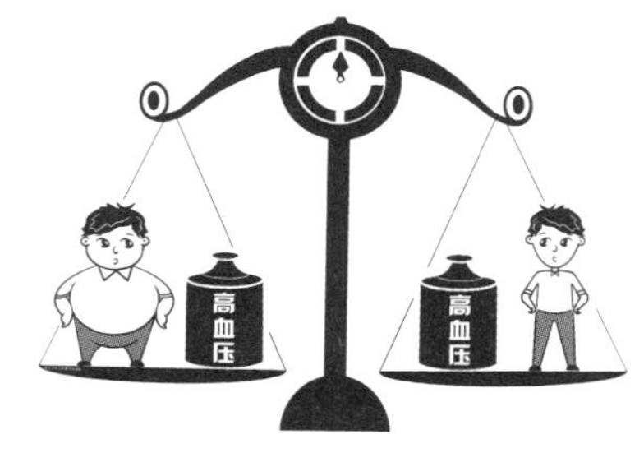

此外，瘦人患高血压比肥胖的人患高血压更加危险。研究表明，在同样患高血压的情况下，瘦人比肥胖的人更容易出现心脏病发作和脑卒中。

13 打鼾与高血压的关系如何？

打鼾就是我们常说的打呼噜，它是阻塞性睡眠呼吸暂停综合征（OSAS）的主要特征之一。**阻塞性睡眠呼吸暂停综合征与高血压息息相关，是引起高血压的危险因素之一。**高血压患者中有30%～50%的人同时伴有阻塞性睡眠呼吸暂停综合征，在难治性高血压患者中，更是高达60%～80%甚至更多的人同时伴有阻塞性睡眠呼吸暂停综合征。阻塞性睡眠呼吸暂停综合征导致血压升高的主要机制包括引起交感神经兴奋、肾素-血管紧张素-

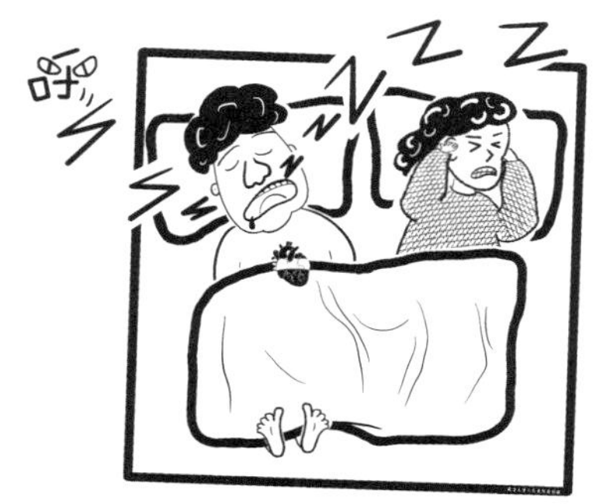

醛固酮系统（RAAS）激活等。

由阻塞性睡眠呼吸暂停综合征引起的高血压表现为夜间及晨起血压升高，血压节律紊乱，往往是难治性、顽固性高血压，单纯的药物治疗降压效果较差。

14 高血压会遗传吗？

高血压有两种，即原发性高血压和继发性高血压。

原发性高血压具有一定的遗传倾向，存在明显的家族聚集性。调查研究发现，父母一方有高血压或双方均有高血压，其子女今后患高血压的概率分别为28%和46%。而父母血压正常，其子女患高血压的概率仅为3%。由此可知，高血压发病具有一定的遗传性，但影响高血压发病的因素很多且复杂，**高血压的发生往往是多种因素综合影响所致。**除了遗传因素，一些其他因素如体重超标、高盐饮食、过量饮酒、吸烟、活动不足、精神紧张等都可诱发高血压。

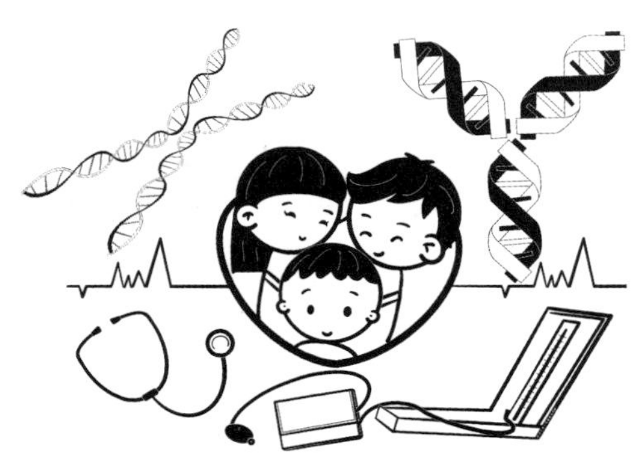

15 什么是体位性低血压?

体位性低血压，也称直立性低血压，是**指与卧位相比，站立位收缩压至少下降20 mmHg或舒张压至少下降10 mmHg**，伴或不伴头晕或晕厥等症状。

体位性低血压在老年人群中较常见（15%～20%），其发病率与年龄、神经功能障碍、代谢紊乱等有关。合并多种疾病的虚弱老年人，其发病率可达50%或以上。约1/3的老年高血压患者可能会发生体位性低血压，且多见于体位突然变化之后。

大多数体位性低血压患者可有头晕、眩晕等症状，还会出现视物模糊、黑朦，部分患者会感到虚弱、疲乏、恶心、心悸、头痛，平卧后这些症状可缓解。这些症状的出现有时会发生在特定的时间，如晨起、排尿、餐后或开始服用某种药物后。此外，慢性体位性低血压患者常伴有自主神经功能失调，如尿失禁、便秘、不出汗、不能耐热、易疲乏等。

预防体位性低血压，应避免长时间站立和暴露于炎热的环境中，转变体位时动作应缓慢，尤其注意从卧位到站立时动作要缓慢，可先由卧位转变为坐位，几分钟后再站立。

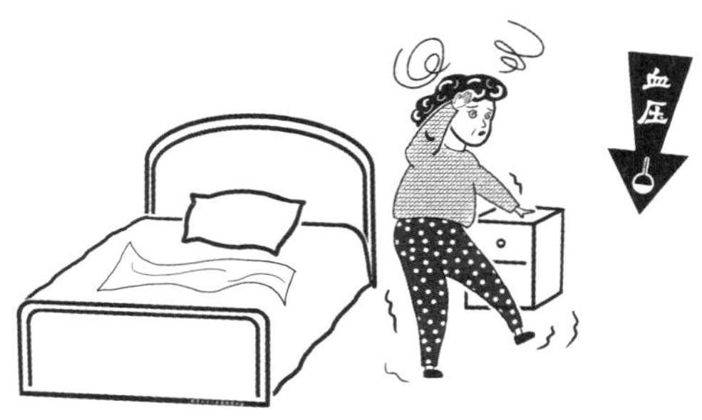

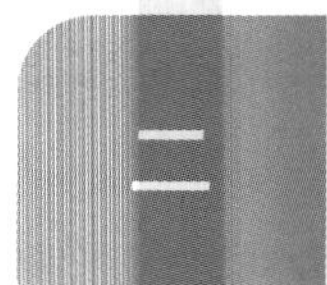

二 安全合理用药

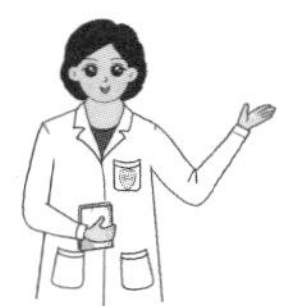

1 常用的降压药有哪些？

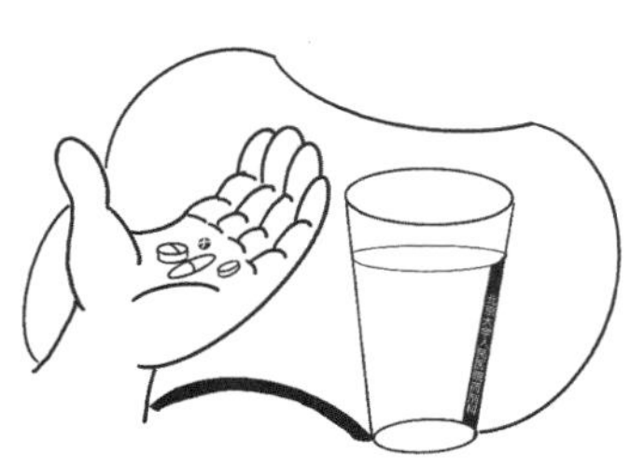

常用的降压药主要包括五大类，即钙通道阻滞剂（CCB）、血管紧张素转换酶抑制剂（ACEI）、血管紧张素Ⅱ受体阻滞剂（ARB）、利尿剂和β受体阻滞剂。

（1）**钙通道阻滞剂（CCB）**：主要通过阻断血管平滑肌细胞上的钙离子通道发挥扩张血管降低血压的作用。其包括二氢吡啶类CCB和非二氢吡啶类CCB。二氢吡啶类CCB有氨氯地平、硝苯地平、非洛地平等，即常说的**“地平”类降压药**。非二氢吡啶类CCB有维拉帕米、地尔硫䓬等。

（2）**血管紧张素转换酶抑制剂（ACEI）**：作用机制是抑制血管紧张素转换酶，阻断肾素血管紧张素Ⅱ生成而发挥降压作用，如卡托普利、依那普利等，即常说的**“普利”类降压药**，ACEI降压作用明确，对糖脂代谢无不良影响，研究表明其具有良好的靶器官保护作用。

（3）**血管紧张素Ⅱ受体阻滞剂（ARB）**：作用机制为阻断血管紧张素Ⅱ受体而发挥降压作用，如氯沙坦、缬沙坦、厄贝沙坦等，即常说的**“沙坦”类降压药**。

（4）**利尿剂**：主要通过利钠排尿、降低容量负荷发挥降压作用。

用于治疗高血压的利尿剂主要为噻嗪类利尿剂，如氢氯噻嗪、吲达帕胺等。

（5）**β受体阻滞剂：**主要通过抑制交感神经活性、降低心肌收缩力、减慢心率来发挥降压作用，如美托洛尔、比索洛尔等。

2 降压药什么时间服用？

人的血压在一天内呈“两峰一谷”的昼夜节律，即清晨血压呈持续上升的趋势，在上午9—11时达到高峰，然后逐渐下降；下午4—6时再次达到高峰，下午6时起呈缓慢下降趋势，至次日凌晨2—3时为最低。

高血压患者服用降压药时，**一般建议在清晨服药，**这样能较好地控制白天血压，又能避免夜间血压过低。为了避免饮食对药物吸收造成影响，降压药可以在空腹状态下服用，也可以在清晨起床后服用。

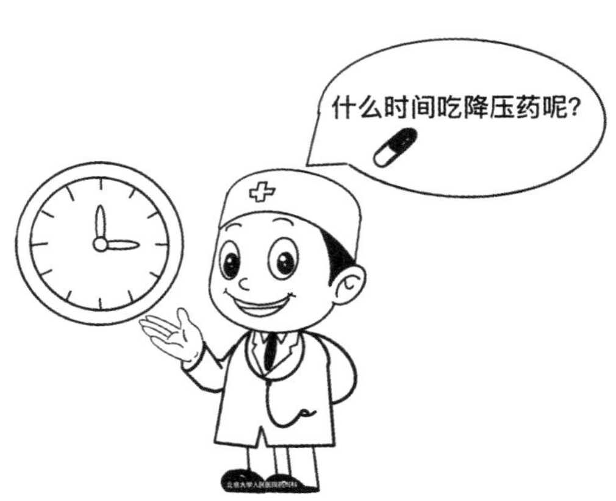

有些患者的血压规律与正常人群有所不同，会出现夜间血压升高，或是清晨血压升高。建议此类患者在下午或是睡前服用降压药，以便对血压有较好的控制。

降压药的服用时间应做到个体化，最好定期进行24小时动态血压监测，掌握自身的血压波动规律，根据血压峰值时间来确定服药时间。

3 降压药的治疗原则是什么?

使用降压药时，常用的五大类降压药（CCB、ACEI、ARB、β受体阻滞剂和利尿剂）均可作为初始治疗用药。建议根据患者特点、血压水平、是否有合并症等选择针对性的药物，**进行个体化治疗**。一般来说，降压治疗的原则如下：

（1）**起始剂量：**一般患者采用常规剂量；老年人及高龄老年人

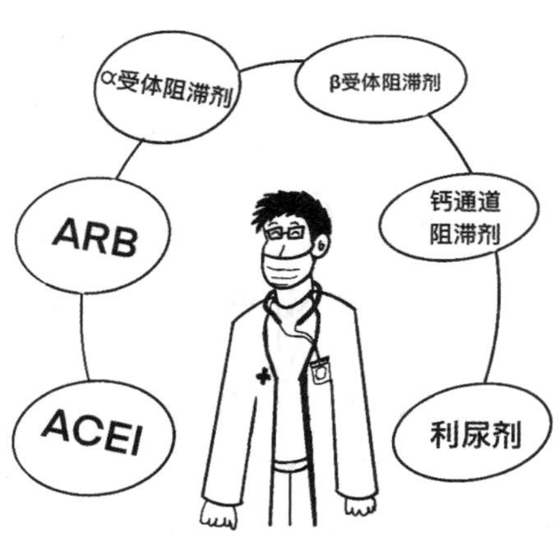

初始治疗时通常应采用较小的有效治疗剂量。根据需要，可考虑逐渐增加至足够剂量。

（2）**长效降压药物：**优先使用长效降压药，以有效控制24小时血压。如使用中、短效降压药物，则需每天2～3次给药，以达到平稳控制血压。

（3）**联合治疗：**对血压≥160/100 mmHg、高于目标血压20/10 mmHg的高危患者，或单药治疗未达标的高血压患者应进行联合降压治疗，包括自由联合或单片复方制剂。对血压≥140/90 mmHg的患者，也可起始小剂量联合治疗。

（4）**个体化治疗：**根据患者合并症的不同和药物疗效及耐受性，以及患者个人意愿或长期承受能力，选择适合患者个体的降压药物。

（5）**药物经济性：**高血压患者可能需要终生进行药物治疗，需要考虑药物的经济成本选择降压药。

4 降压药如何联合应用?

小剂量单药治疗效果不满意时，大部分高血压患者需要服用2种或2种以上降压药联合治疗。**血压≥140/90 mmHg时，可考虑小剂量降压药联合治疗。**对于血压≥160/100 mmHg或高于目标血压20/10 mmHg的高危患者，往往初始治疗即需要2种降压药。如仍不能达到目标血压，

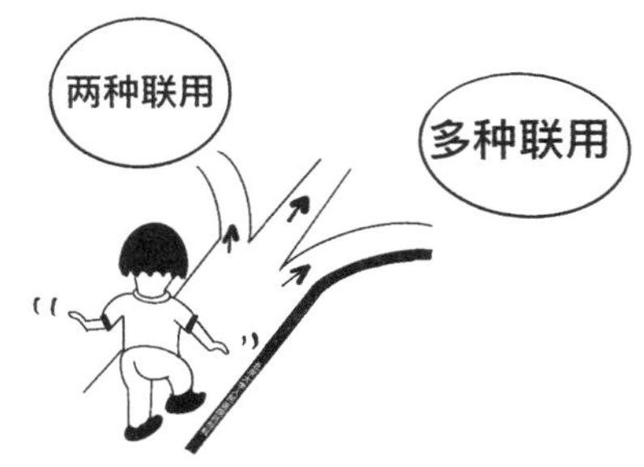

可在原药基础上加量，或可能需要3种甚至4种以上降压药。

联合用药的目的是增加降压效果但不增加不良反应。**两药联合时，降压作用机制应具有互补性，使降压作用增强，并可互相抵消或减轻不良反应。**常见的联合用药包括钙通道阻滞剂与血管紧张素Ⅱ受体阻滞剂、血管紧张素转换酶抑制剂或β受体阻滞剂三类药物中的一种联合使用；噻嗪类利尿剂与血管紧张素Ⅱ受体阻滞剂、血管紧张素转换酶抑制剂或钙通道阻滞剂三类药物中的一种联合使用。

5 单片固定剂量复方制剂也是联合用药吗？

是联合用药。

单片固定剂量复方制剂是指常用的一组高血压联合治疗药物经过加工制成一片药物的制剂，通常由包含不同作用机制的两种或两种以上的降压药组成。目前我国上市的新型单片固定剂量复方制剂主要包括：血管紧张素转换酶抑制剂+噻嗪类利尿剂，血管紧张素Ⅱ

复方制剂也是联合用药吗？
是的
北京大学人民医院药剂科

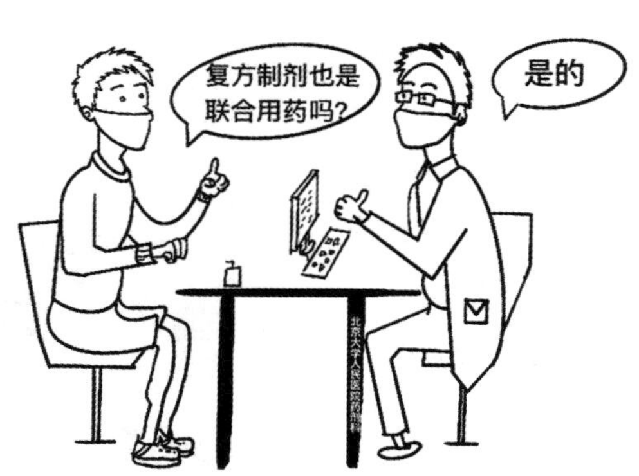

受体阻滞剂+噻嗪类利尿剂等，如卡托普利/氢氯噻嗪和氯沙坦钾/氢氯噻嗪。**单片固定剂量复方制剂是目前一种很常见的联合用药形式，属于联合用药。**

与不同种类的降压药自由联合治疗相比，单片固定剂量复方制剂可减少每日服药的片数，提高患者的依从性，进而改善治疗效果。但单片固定剂量复方制剂也有一定的局限性，其不能调整药物的组成，也不能调整其中单个组分药物的剂量。自由联合与单片固定剂量复方制剂各有优势和不足，应根据具体情况做到个体化选择。

6 长效降压药的特点是什么?

长效降压药是指每天服用一次，药物有效浓度在体内维持时间长，降压效果可达到24小时以上的药物。长效降压药一天只需使用一次。患者服药方便，用药依从性更高。长效降压药服用后在体内有效浓度维持时间持久，可以使血压相对平稳，进而有利于保护心、脑、肾等脏器。

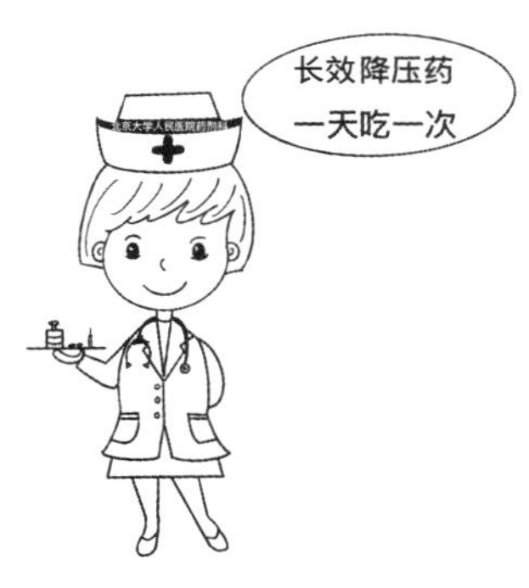

长效降压药之所以能长效，一种是由**药物自身的特点决定，即药物在体内的半衰期长，代谢较慢**，可长时间保持有效浓度而发挥作用，如氨氯地平片；另一种是**通过特殊的制剂工艺和技术将药物做成缓释制剂或控释制剂**，起到用药后能在体内长时间、缓慢释放药物，从而发挥长效作用。

7 降压药需要长期服用吗?

需要长期服用。

对于大多数的高血压患者来说，**需要长期服用降压药进行治疗。**

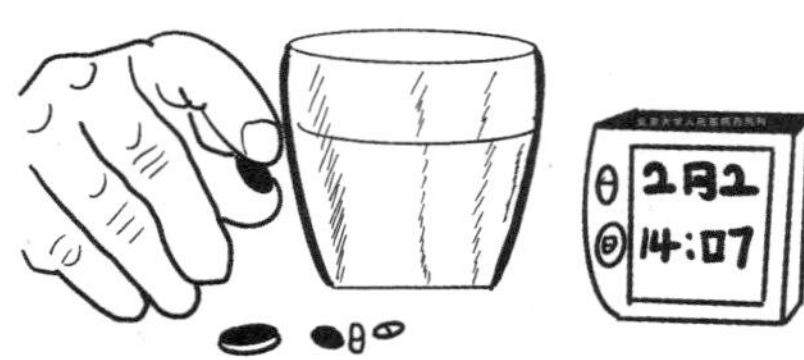

长期服用降压药，将血压控制在平稳达标的范围内，能够减少高血压带来的对血管、心脏、肾脏、脑部等多方面的危害，是保证高血压患者减少并发症的重要手段。在合理用药的前提下，长期服用降压药所产生的获益远远大于药物的副作用。

因担心降压药副作用而不积极治疗，进而擅自停药的做法是不正确的。每一种药物都有副作用，降压药也不例外。但服用降压药并不是每个人都会发生副作用。此外，降压药的副作用可以预估并加以防范，大多数副作用比较轻微或能够耐受。

8 降压药的缓控释制剂能掰开服用吗?

一般情况不能掰开。

大多数降压药的缓释制剂，是通过单层膜溶蚀系统发挥缓释作用的，不可以掰开服用。掰开服用可破坏制剂的工艺结构，导致药物很快释放，不能起到缓释的作用，并且由于缓释制剂的含药量大于普通制剂，掰开服用会导致药物过量释放，引起不良反应。**有部分降压药的缓释制剂是通过多单元、独特的微囊骨架技术达到缓释效果，掰开并不会影响单个单元，因此这些制剂可以掰开服用。**如：琥珀酸美托洛尔缓释片。但要注意，这类缓释制剂不能咀嚼或碾碎服用。

降压药的控释制剂对药物的释放要求较高，一般不能掰开服用。这种剂型的代表药物为硝苯地平控释片。若掰开服用，药物会一次性释放，以致血药浓度过高，可能造成低血压、晕厥等不良反应。

对于降压药是否可以掰开服用，除了以上所说原则，患者可根据说明书提示或者询问专业的医生或药师。

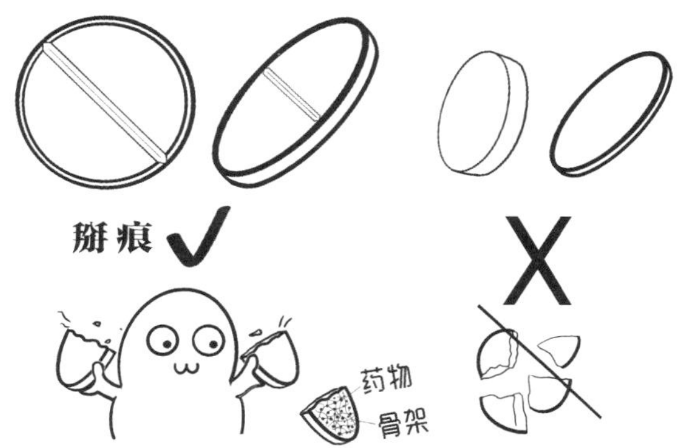

9 季节交替时服用降压药需要注意什么？

季节交替时，血压容易发生波动。这是由于天气寒冷时血管收缩，外周阻力增加，血压升高；而温暖时血管扩张，外周阻力降低，

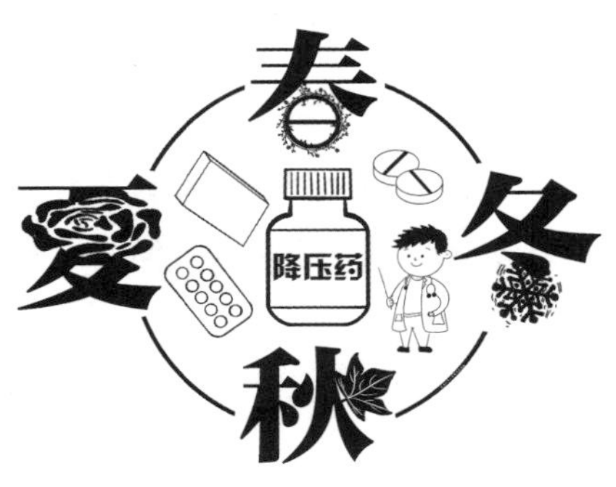

血压下降。血压在夏季会出现自然降低，一些高血压患者就会自行减小降压药的剂量，个别患者可能还会停止服用。入秋以后，天气渐凉，血压又会有所回升，一些高血压患者会重新服药或增加药物剂量。其实，这些做法都是不科学的，并且风险很高。

对于接受降压药治疗的高血压患者，季节交替时一定要加强血压监测。如果发现血压明显升高或降低，要及时就医，在医生的指导下，增加或减小降压药的剂量或暂停服用。此外，既往发生过心肌梗死、心功能不全或肾脏疾病的患者不建议停用降压药。**如果需要增减药物，应由医生评估后进行调整。**

10 单纯收缩期高血压患者如何选择降压药?

单纯收缩期高血压，是指人体在标准状态下测量的收缩压≥140 mmHg，舒张压<90 mmHg，多见于老年患者。单纯收缩压高说明大动脉弹性降低，动脉逐渐硬化，血管扩张幅度下降。此外，单纯收缩压高不是年龄增长的正常反应，而是一种病理状态，对心、脑、肾等各个重要的器官均有不良影响。研究表明，收缩压升高是脑卒中和心血管疾病的危险因素。

单纯收缩期高血压以老年人为主。老年人组织器官发生退行性

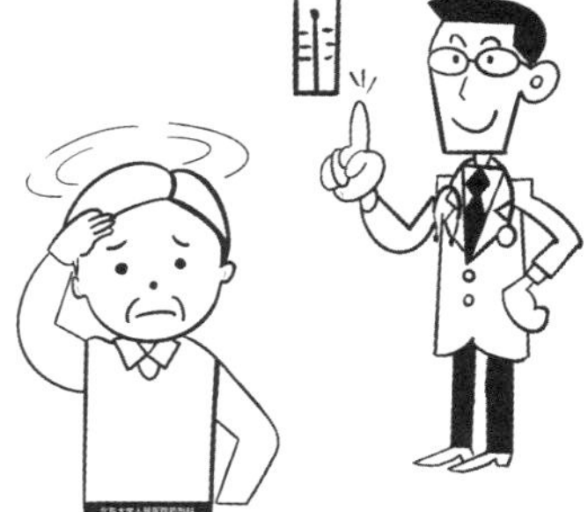

变化，β受体的敏感性降低，因此一般**不建议单纯收缩期高血压老年患者首选β受体阻滞剂**。钙通道阻滞剂（氨氯地平等）降压药非常适用于单纯收缩期高血压。噻嗪类利尿剂对代谢影响较小，也适用于单纯收缩期高血压。单纯收缩期高血压合并糖尿病、慢性肾脏病或心力衰竭，首选血管紧张素转换酶抑制剂或血管紧张素Ⅱ受体阻滞剂类降压药。

11 高血压合并哮喘的患者如何选择降压药？

高血压合并哮喘的患者，降压药中**钙通道阻滞剂（CCB）是首选药**。因CCB可降压，又有松弛支气管平滑肌、解除支气管平滑肌痉挛、降低肺动脉压和改善肺通气功能等作用，对哮喘患者

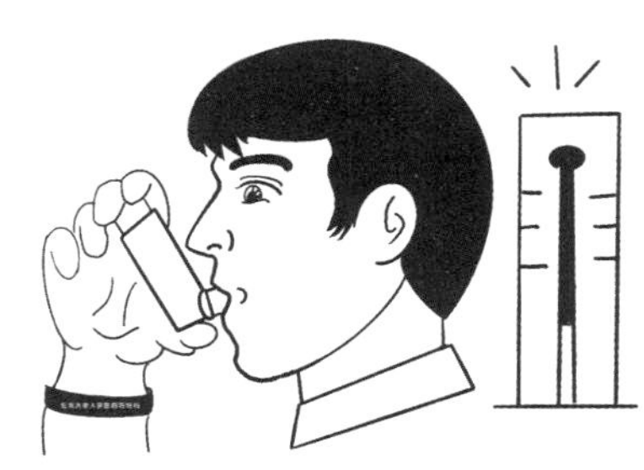

有利。但需要注意的是**二氢吡啶类CCB**可使心率加快，心肌耗氧量增加，**适用于哮喘合并高血压心率缓慢者。非二氢吡啶类CCB**可松弛支气管平滑肌，减慢心率，**适用于哮喘合并高血压心率较快者**。

血管紧张素转换酶抑制剂（ACEI）需慎用，因其最常见的不良反应为干咳，可能会诱发或加重哮喘。而血管紧张素II受体阻滞剂（ARB）不易引起剧烈干咳，不良反应较少，可替代ACEI。

利尿剂有脱水的作用，可使痰液黏稠度增加而难以咳出，加重气道阻塞，高血压合并哮喘患者应慎用。另外，**吲达帕胺**具有利尿和扩血管的作用，既可降压，又可降低肺动脉高压，**高血压合并哮喘患者可选用。**

β受体阻滞剂往往禁止使用，因其能加重支气管平滑肌痉挛，引起气道阻力增加，而诱发或加重哮喘，使肺功能恶化。

12 高血压合并冠心病的患者如何选择降压药?

大量研究表明，高血压是冠心病的主要危险因素。收缩压和舒张压均与冠心病发病率显著相关。且随着血压的升高，冠心病的发

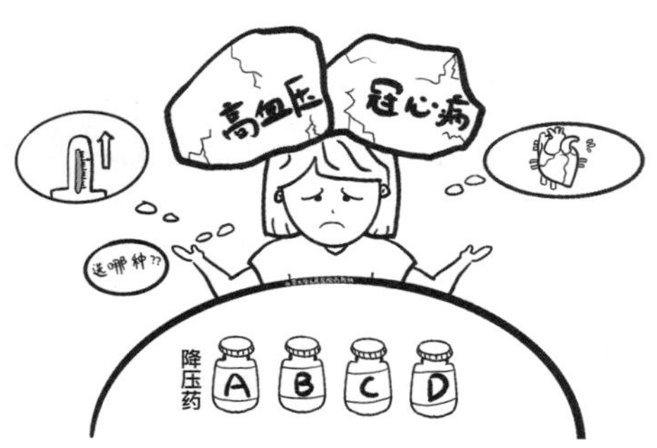

病率和死亡率均呈上升趋势。

（1）高血压合并稳定性心绞痛时，**首选β受体阻滞剂或钙通道阻滞剂（CCB）**，因其可降低心肌耗氧量，减少心绞痛发作。血压控制不理想时，可联合应用血管紧张素转换酶抑制剂（ACEI）或血管紧张素Ⅱ受体阻滞剂（ARB）以及利尿剂。

（2）**高血压合并非ST段抬高急性冠脉综合征时**，对于恶化劳力型心绞痛患者，仍以**β受体阻滞剂、CCB作为首选**。血压控制得不理想时，可联合使用肾素-血管紧张素-醛固酮系统（RAAS）抑制剂以及利尿剂。另外，考虑到存在血管痉挛因素，应该注意避免使用大剂量的β受体阻滞剂，因其可能诱发冠状动脉痉挛。

（3）**高血压合并急性ST段抬高型心肌梗死时**，降压药选择**β受体阻滞剂和ACEI或ARB**，因其作为二级预防长期服用可以明显改善患者的远期预后，没有禁忌证者应早期使用。如果血压控制得不理想，可以联合使用CCB及利尿剂。

13 高血压合并高血脂的患者如何选择降压药？

对于高血压合并高血脂的患者，在药物选择上，除考虑降压效果外，还应考虑对心、脑、肾等器官有没有保护作用，能否降低大血管及微血管的并发症，对血脂有没有影响等。

高血压合并高血脂的患者，在选药时应遵循以下原则：

（1）**血管紧张素转换酶抑制剂（ACEI）或血管紧张素Ⅱ受体阻滞剂（ARB）：首选药物**。两者都是针对血管紧张素Ⅱ发挥降压作用，都具有降低尿蛋白水平、延缓肾损害的作用。ACEI和ARB联

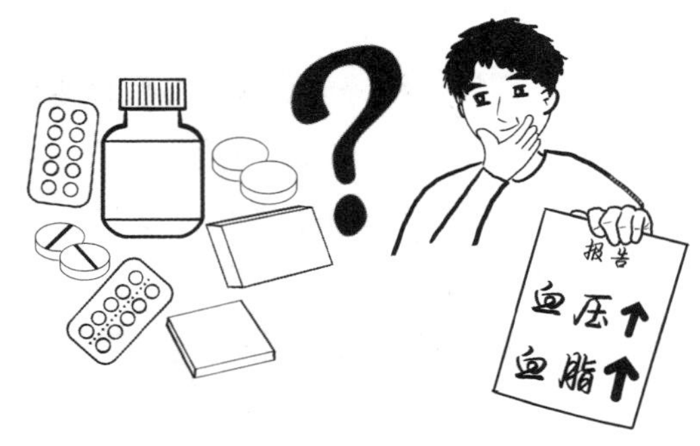

合使用，降压疗效增加不明显，但导致高血钾和血肌酐升高的副作用却明显增加，故目前不建议两者合用。

（2）联合用药：**建议优先选择长效降压药钙通道阻滞剂**，以有效控制24小时血压，更有效预防心脑血管并发症发生。

（3）应尽量**避免使用利尿剂和β受体阻滞剂**，如果有二者明确的适应证如水肿、心动过速等，可在使用的同时联用他汀类调节血脂药将血脂控制在达标水平。

14 高血压合并糖尿病的患者如何选择降压药?

高血压和糖尿病合并存在时，二者对心脑血管的危害具有协同效应，对人体的危害往往更大。合理选择降压治疗，可以降低心脑血管事件的发生风险。

对于高血压合并糖尿病的患者，**血管紧张素转换酶抑制剂（ACEI）或血管紧张素Ⅱ受体阻滞剂（ARB）是首选药**，因其在降压的同时对糖代谢有益，具有良好的靶器官保护作用，降低心血管

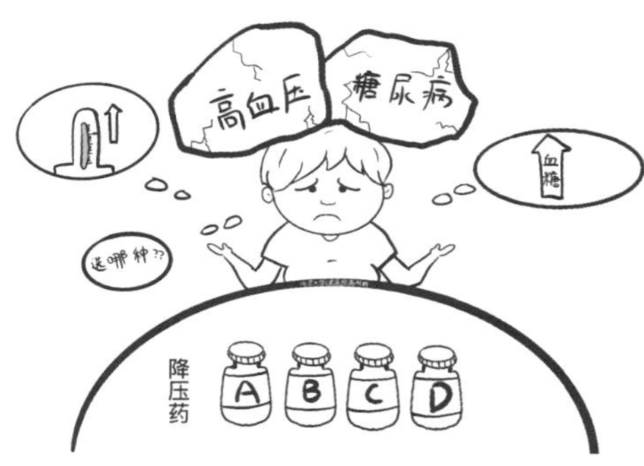

并发症的发生率和心血管事件风险。

当不能耐受ACEI或ARB治疗时，**可选择钙通道阻滞剂（CCB）。利尿剂一般不推荐用于首选治疗。**

高血压合并糖尿病患者通常难以单药达标，往往需要多种降压药物联合治疗方能使血压达标。联用时应以ACEI或ARB为起始或基础降压药，必要时加用利尿剂、CCB等降压药。

15 高血压合并慢性肾脏病的患者如何选择降压药?

高血压既是导致肾脏损害的原因，又是慢性肾脏病（CKD）进展的关键因素。控制高血压可以延缓CKD的进展，保护肾功能，降低心血管事件的发生风险。高血压合并CKD的患者在选择用药时，一般应遵循以下原则:

（1）**初始降压治疗应包括一种血管紧张素转换酶抑制剂（ACEI）或血管紧张素Ⅱ受体阻滞剂（ARB）**，单独或联合其他降压药，但不建议两药联合应用。用药后血肌酐较基础值升高＜30%时仍可谨

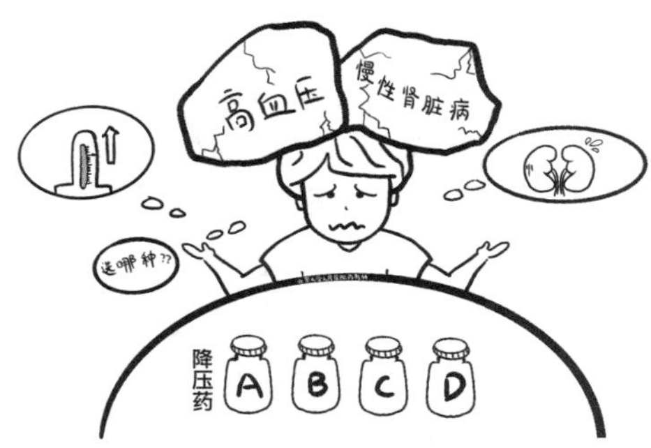

慎使用，超过30%时可考虑减量或停药。

（2）**二氢吡啶类和非二氢吡啶类钙通道阻滞剂都可以应用**，其肾脏保护能力主要依赖其降压作用。

（3）**噻嗪类利尿剂**可用于慢性肾脏病1～3期的患者；**袢利尿剂**可用于慢性肾脏病4～5期的患者。利尿剂使用时应低剂量。醛固酮拮抗剂与ACEI或ARB联用可能加速肾功能恶化和发生高钾血症的风险。

（4）**β受体阻滞剂**可以对抗交感神经系统的过度激活而发挥降压作用，具有心肾保护作用，可应用于不同时期慢性肾脏病患者的降压治疗。

（5）其他降压药，如α_1受体阻滞剂、中枢α受体激动剂，均可酌情与其他降压药物联用。

16 高血压合并高尿酸血症的患者如何选择降压药?

高血压和高尿酸血症两种疾病可以相互影响。高血压是高尿酸血症患者的第一大共患病，高尿酸血症也是高血压的危险因素，两

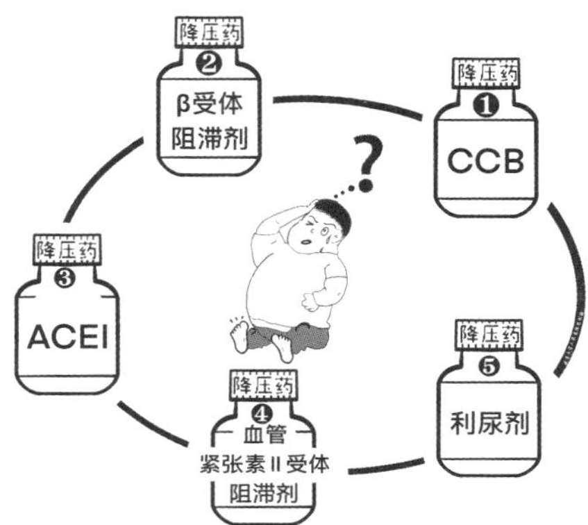

种疾病相互影响，相互联系。

高血压合并高尿酸血症患者**推荐首先使用氯沙坦来进行治疗。**氯沙坦可以促进尿酸排泄，抑制尿酸重吸收，降低血中尿酸盐浓度。因此，高血压合并高尿酸血症患者**应尽量避免使用噻嗪类利尿剂和袢利尿剂。**利尿剂在治疗高血压时应用广泛，其价格便宜并且疗效确定。但噻嗪类利尿剂和袢利尿剂是痛风发作的危险因素。这两类利尿剂通过直接或间接作用增加尿酸盐的重吸收，降低尿酸盐分泌，减少了尿酸盐的排泄。

高血压合并高尿酸血症患者**应谨慎选择β受体阻滞剂作为降压药。**β受体阻滞剂有升高尿酸水平、增加痛风发生的风险。

17 儿童和青少年高血压患者如何选择降压药?

儿童和青少年患高血压越来越受到人们的关注。对于此类高血压的药物治疗，应遵循**“小剂量、单品种、个体化”**的用药原则，

同时根据血压水平和临床疗效调整治疗方案，必要时联合用药。儿童和青少年患者用药时应考虑较多安全因素。目前国家药品监督管理局（简称国家药监局）批准的儿童降压药品种比较有限。

血管紧张素转换酶抑制剂（ACEI）是最常使用的儿童降压药之一，在儿科用药中安全性较高。目前国家药监局批准用于儿童降压的ACEI只有**卡托普利**。钙通道阻滞剂（CCB）作为常用降压药的一种，国家药监局批准用于儿童降压的只有**氨氯地平**。利尿剂治疗儿童高血压的研究较少，国家药监局批准用于儿童降压的利尿剂有**氢氯噻嗪、呋塞米、氨苯蝶啶和氯噻酮**。而美国食品药品监督管理局尚无批准用于儿童降压的利尿剂。

血管紧张素Ⅱ受体阻滞剂（ARB）治疗高血压的应用广泛，引起干咳的频率较ACEI的低，但在儿童高血压治疗中，国家药监局尚无批准用于儿童降压的ARB药物。国家药监局批准用于儿童降压的β受体阻滞剂和α受体阻滞剂有**普萘洛尔、阿替洛尔和哌唑嗪**。高血压儿童用药时主要参考药品说明书，有儿童用药的可以采用，没有的则不推荐使用。

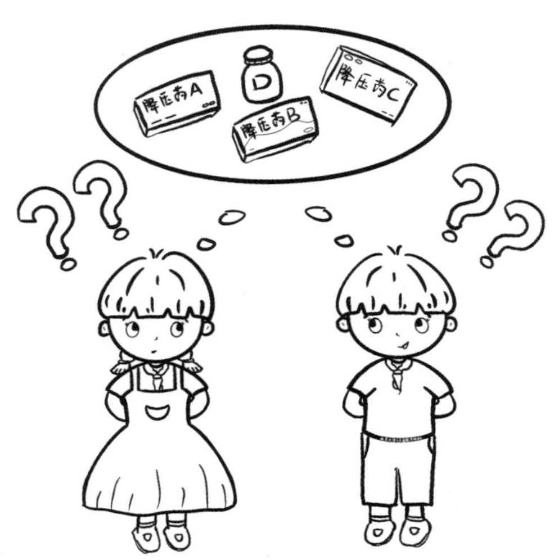

18 妊娠期高血压患者如何选择降压药？

妊娠期高血压进行降压治疗时主要是为了预防并发症、保证母婴安全，改善妊娠结局。**妊娠期高血压常用的降压药有β受体阻滞剂、钙通道阻滞剂（CCB）和中枢性肾上腺素能受体阻滞剂等药物。**

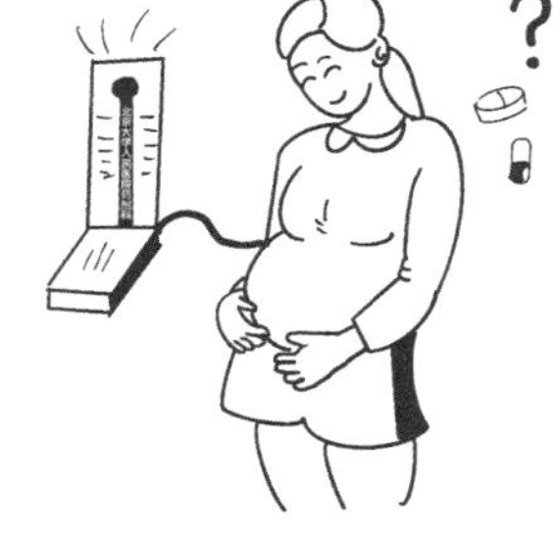

口服降压药中，**甲基多巴和拉贝洛尔**安全有效，不良反应少，可作为一线治疗药物。此外，CCB类降压药中**硝苯地平和氨氯地平，**虽有心悸、头痛、水肿等不良反应，但其降压效果明确，妊娠期高血压患者也可优先选择。如果口服药血压水平控制不理想，可静脉用药，常用的静脉药物有**拉贝洛尔和酚妥拉明。**

妊娠期一般不使用利尿剂进行降压治疗，不推荐使用阿替洛尔和哌唑嗪进行降压治疗。另外，因血管紧张素转换酶抑制剂（ACEI）和血管紧张素Ⅱ受体阻滞剂（ARB）对胎儿有致畸作用，**妊娠期禁止使用ACEI和ARB。**

19 哺乳期高血压患者如何选择降压药？

哺乳期高血压患者在选择降压药时应考虑药物对母亲和婴儿的影响，药物进入母乳的情况及药物对乳汁分泌的影响。

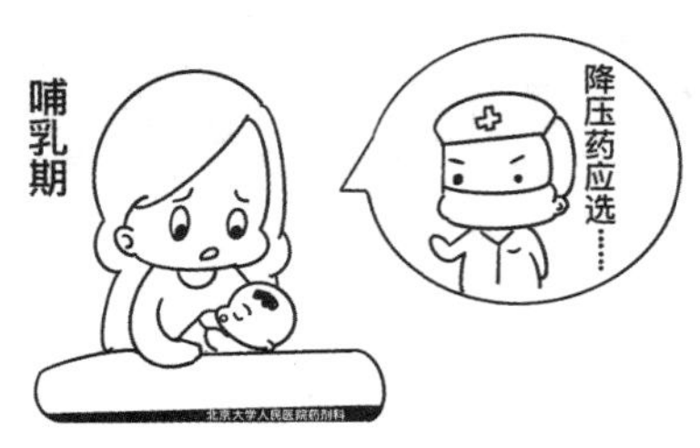

β受体阻滞剂中，**美托洛尔、普萘洛尔、拉贝洛尔**转移到母乳中较少，含量<2%，哺乳期可以使用；阿替洛尔则比较容易分泌到乳汁中，不建议使用。

CCB类降压药物中，**硝苯地平控释片**对婴儿影响较小，副作用较少，哺乳期可以使用；**地尔硫䓬和维拉帕米**分泌到母乳中的比例<2%，哺乳期也可以考虑使用。

ACEI分泌到母乳中的水平非常低，在使用上述药物血压水平仍控制不好时，可以选择使用卡托普利和依那普利。

甲基多巴在妊娠期作为首选降压药物，哺乳期也可以选择使用。

利尿剂因可使乳汁分泌减少，不建议哺乳期使用。

20 有些高血压患者为什么需要服用叶酸?

叶酸，又称维生素B_9，是一种水溶性维生素，临床常用于备孕或治疗贫血。而有些高血压患者在服用降压药的同时也需要服用叶酸，这类高血压患者主要是**H型高血压**。

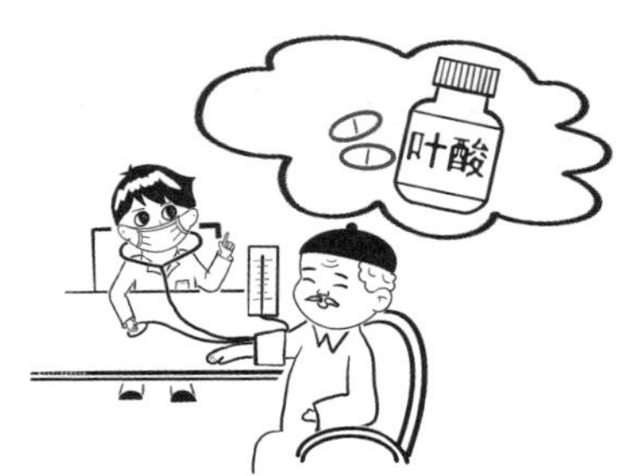

H型高血压是指同时存在血同型半胱氨酸水平升高（空腹血浆同型半胱氨酸水平≥10 μmol/L）的高血压。同型半胱氨酸（Hcy）是

甲硫氨酸在代谢过程中的中间产物，含量升高对人体产生不良影响。**叶酸和B族维生素摄入不足可能造成血液同型半胱氨酸（Hcy）的含量升高。**高同型半胱氨酸（Hcy）血症和高血压在脑卒中发病风险上具有显著的协同作用。我国高血压患者约75%伴有高同型半胱氨酸（Hcy）血症，为了强调其危害性与普遍性，我国学者提出H型高血压的概念，即高血压合并高同型半胱氨酸血症。

研究表明，每天补充0.8 mg叶酸是降低同型半胱氨酸（Hcy）水平比较合适的药物剂量。出于对治疗依从性及经济效益综合考虑，对能够耐受者推荐含有0.8 mg叶酸的单片固定复方制剂降压药。

21 服用降压药后出现咳嗽怎么办?

常见的降压药有利尿剂、ACEI、ARB、CCB、β受体阻滞剂等。

ACEI类降压药常常会引起干咳。其引起干咳的机制尚不明确，可能因其抑制了血管紧张素转换酶的活性而导致激肽类物质在组织中发生积聚，引起非特异性气道超反应，从而产生持续性干咳。

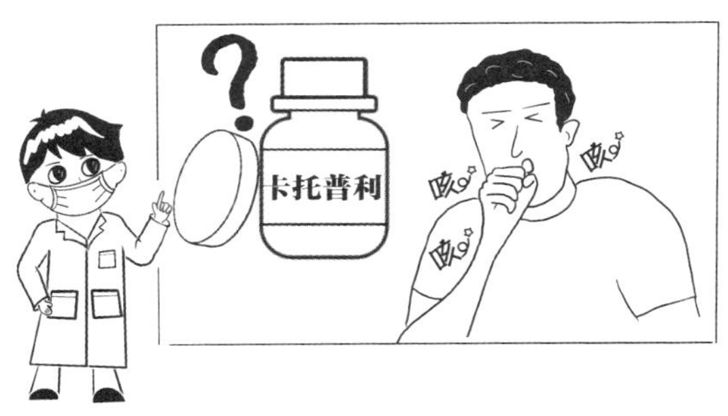

ACEI类药物引起的干咳大部分人可以耐受，持续服药的过程中可以逐渐减轻或缓解。对于咳嗽严重而不能耐受的人，需要停药，并在医生指导下用ARB等药物进行替代治疗。

少数服用缬沙坦、替米沙坦等ARB类降压药的患者也可能出现咳嗽，不过发生率非常低。

此外，β受体阻滞剂，如普萘洛尔、美托洛尔等，会在一定程度上收缩气管，增加气道阻力，也会诱发咳嗽。

CCB类和利尿剂通常不会引起咳嗽等不良反应。

服用降压药出现咳嗽在采取干预措施后一般都会消失或缓解，但如果持续咳嗽并且未见缓解，须及时就医。

22 服用降压药出现头痛头晕怎么办？

服用降压药出现头痛头晕，可能与药物剂量偏小，血压没有下降到目标值有关。血压仍然处于较高的水平，可能会造成头痛头晕。这时应进行血压监测，看血压水平是否达标并根据血压水平调整用药。

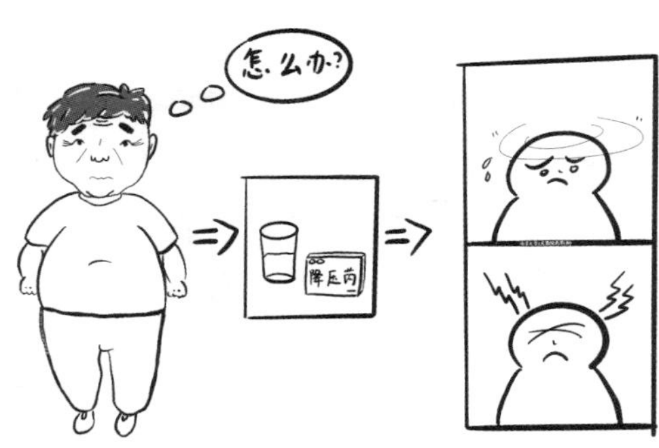

此外有部分患者对降压药物较为敏感，**在服用有扩血管作用的降压药物时，初期可能会因药物的扩血管作用而出现头痛头晕反应。**遇到这种情况往往不需要停药，但要注意测量血压，如果血压控制得比较平稳，则不需要过分担心，随着用药时间延长，上述症状一般会逐渐消失。

出现头痛头晕也可能与服用降压药关系不大，可能是头部或脑部本身存在问题，这时须做详细的检查来明确具体病因。

23 服用降压药出现踝部水肿怎么办?

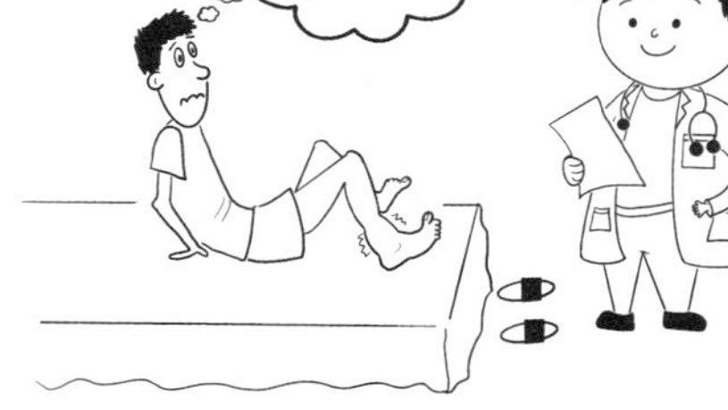

钙通道阻滞剂（CCB）类降压药通过扩张血管发挥降压作用，在治疗过程中有可能产生下肢水肿的副作用，由于重力的作用，会经常表现为脚踝部水肿严重。

服用CCB类降压药发生下肢水肿时，需要先排除是否由其他疾病引起。如果是疾病导致，则要由医生评估病情后对引起下肢水肿的疾病本身进行治疗。

如果是CCB类降压药引起的下肢水肿，对于下肢水肿不严重的患者，一般无需进行药物调整，日常可通过把双脚抬高，促进下肢静脉回流，缓解水肿，随着服药时间延长可以逐渐耐受。如下肢水肿情况严重，影响生活而不能耐受时，需要在医生的指导下进行降压药方案调整。

24 美托洛尔停药时需要注意什么?

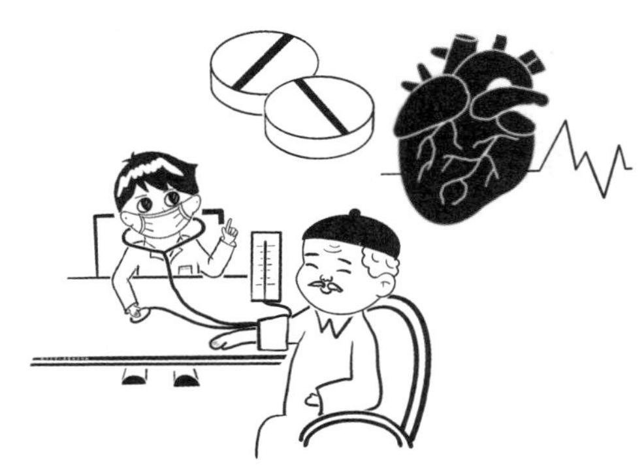

美托洛尔在高血压、冠心病、心力衰竭、心律失常等疾病中都有应用。当用药疗程足够，病情稳定，可尝试逐渐停用。美托洛尔停药需要有一个缓慢的过程，不能突然停药，否则可能出现**撤药综合征**，表现为心跳突然加快、血压升高等，进而诱发生命危险。

停用美托洛尔时需要逐渐减量。比如原来每天吃2片美托洛尔，可以改成每天吃1片，经过2周时间的观察，如果病情没有特别的变化或者不舒服的症状，再进一步减成半片；再通过5～7天的观察，如果没有不舒服就可以停药。如果在减量的过程中出现不舒服，就应该以更慢的速度、更小的幅度减量，比如从两片减到一片半，2周之后再减到一片，再过2周减到半片。

25 硝苯地平普通片、缓释片和控释片的区别是什么?

硝苯地平是临床上常用于治疗高血压的药物，属于二氢吡啶类钙通道阻滞剂。为了达到不同的治疗目的和更佳的治疗效果，研制出了

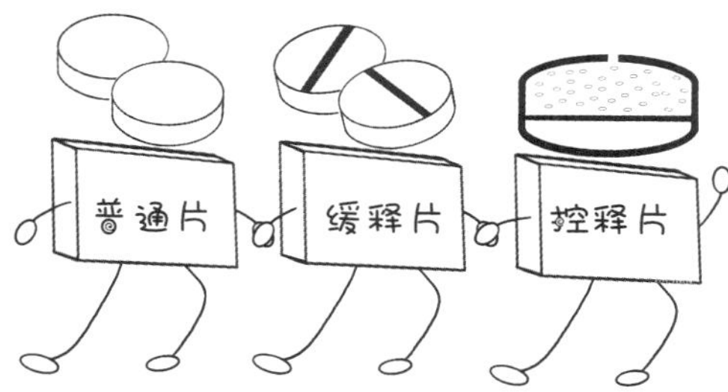

不同剂型的硝苯地平。常见的有三种剂型：普通片、缓释片和控释片。

（1）**硝苯地平普通片**：普通片为**短效药**，口服后药物在体内立即释放，10分钟内即开始发挥药效。嚼服或舌下含服药物的吸收速度更快，起效时间也更快。**硝苯地平普通片一般一天需要服药3次，才能将血压控制良好**。服药次数增多更易引起药物的不良反应，如较为常见的头晕、水肿、面部潮红等。硝苯地平普通片的缺点是维持疗效时间短，每隔6～8小时就需要再次服药。当忘记服药或服药间隔时间不恰当时，都会引起血压波动，导致严重的不良后果。因此目前已**不推荐硝苯地平普通片用于高血压常规的长期控制治疗**。

（2）**硝苯地平缓释片**：缓释片服药后起效慢于硝苯地平普通片，约4小时内起效。缓释片通过制剂工艺延长了药物作用时间，较少的服用次数就能达到理想的降压效果，**一般推荐每天服药1～2次，血压控制较平稳，安全性较普通片更高**。注意：缓释片**应整片吞服**，除非您服用的缓释片上面有引导掰开的“中间线”，否则不能碾碎或咀嚼服用。

（3）**硝苯地平控释片**：控释片起效时间与缓释片大致相同，但硝苯地平控释片的制剂工艺可使药物在体内的释放更缓慢平稳，在24小时内近似恒速地释放药物。硝苯地平控释片**一般每天只需服药1次即可达到安全平稳降压的作用**。由于硝苯地平控释片是在药片外面包裹了一层外壳，这个外壳不可吸收，所以服用控释片的患者有可能会在粪便中发现完整的药片，此时不必担心，这是正常的现象。另外硝苯地平控释片一定**要整片吞服，不能掰开或嚼碎服用**，否则不仅达不到长效的作用，还会因药物的快速大量释放，产生严重不良反应。

26 降压药“发芽了”是怎么回事？

有患者发现降压药发芽了，这种现象可见于**硝苯地平控释片这种特殊剂型**。硝苯地平控释片采用了双层渗透泵制剂技术，这种制剂工艺是将药片分为两层，一层为含药层，一层为助推层，在含药层一侧用激光打一个释药小孔。通过此种制剂工艺做成的控释片服用后，助推层材料遇水膨胀产生压力，将含药层中的药物通过释药小孔推出，达到持续缓慢释放药物的作用。

硝苯地平控释片从铝箔中取出后没有立即服用，长时间放置在潮湿的环境中，就有可能使助推层吸收环境中的水分，把含药层中的药物从释药小孔中推出，造成我们所说的“发芽了”的现象。因

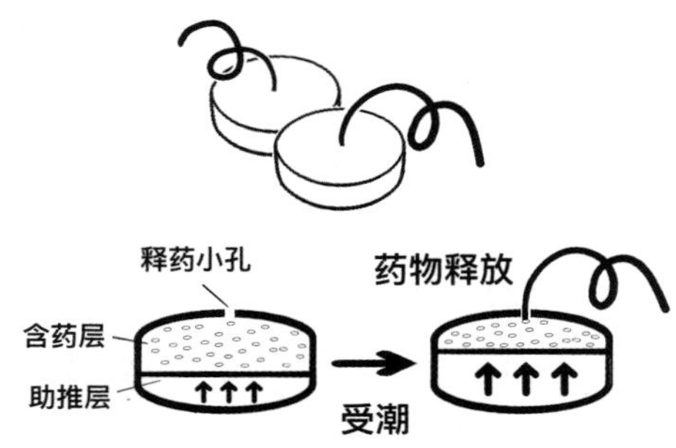

此，**在炎热潮湿的季节，不推荐将硝苯地平控释片提前从铝箔中取出，尽量做到服用时再拆开铝箔。**

由此可知，降压药“发芽了”是由于特殊剂型的药品存放不适宜产生的，**出现“发芽”的药物不能继续服用。**

27 氨氯地平与左旋氨氯地平有什么关系？

氨氯地平是一种手性药物，分为左旋氨氯地平和右旋氨氯地平，两者为对映异构体。对映异构体就像人的双手，左手能与右手镜子里的影像重合，却无法与右手本身重合，这种现象被称为手性。氨氯地平中左旋氨氯地平和右旋氨氯地平各占50%，即10 mg氨氯地平含有5 mg左旋氨氯地平和5 mg右旋氨氯地平。**左旋氨氯地平是降压的有效成分，**右旋氨氯地平可以帮助血管释放内源性一氧化氮（NO），具有保护血管内皮的作用。

如果是单纯降血压，左旋氨氯地平更适合，当用于冠心病患者的降压治疗时，氨氯地平更为适用。

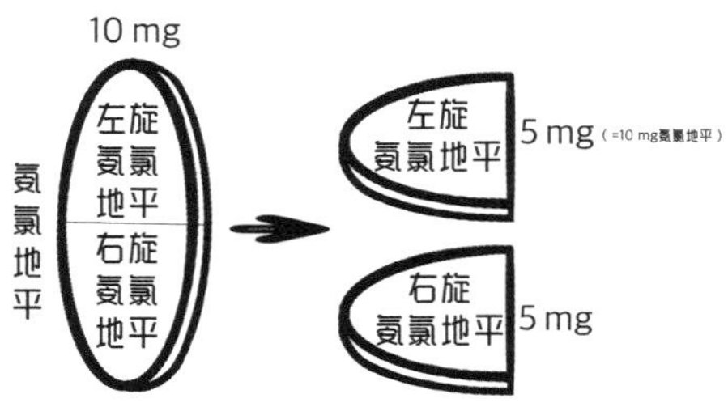

沙库巴曲缬沙坦属于降压药吗?

属于降压药。

沙库巴曲缬沙坦属于**血管紧张素受体脑啡肽酶抑制剂（ARNI）类降压药**。沙库巴曲缬沙坦是由脑啡肽酶抑制剂沙库巴曲和血管紧张素受体阻滞剂缬沙坦按1：1摩尔比组成的新型单一共晶体，已在我国获批用于高血压治疗。

沙库巴曲缬沙坦是一种双通道、多靶点的新型降压药。其中所含成分沙库巴曲是一种前体药物，经羧酸酯酶代谢为活性产物沙库比利拉，抑制脑啡肽酶活性，发挥舒张血管、利尿等降低血压的作用。所含的另一种成分缬沙坦，通过作用于肾素-血管紧张素-醛固酮系统（RAAS）而产生降压作用。这两个药物组成单一共晶体发挥协同降压的作用。

除了降压作用外，沙库巴曲缬沙坦还具有靶器官保护作用，如逆转左心室肥厚、保护肾功能、改善心功能等，长期治疗将会使患者在心血管事件方面获益。

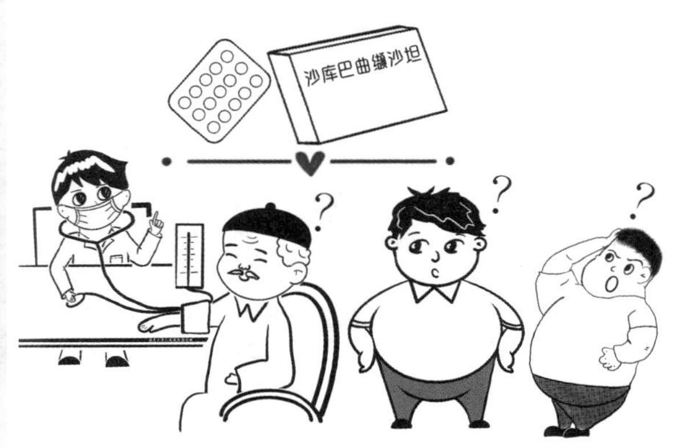

29 降压药漏服怎么办?

降压药如果漏服，首先需要明确漏服的降压药是长效降压药还是短效降压药。

（1）**漏服长效降压药：**长效降压药半衰期较长，作用时间长，一般每天仅需服用1～2次，即可将血压控制在稳定范围内。如果**长效降压药偶尔漏服了一次，一般不需要补服，**下次按原服药时间规律服药即可。

（2）**漏服短效降压药：**短效降压药通常需要每天服用多次，才可将血压控制在稳定范围内。如果漏服短效降压药，可能会造成血压升高，引起血压波动，对患者造成影响。**短效降压药如果漏服时间小于两次用药间隔的一半，应当立即按原剂量补服，下次服药按原间隔时间；若漏服时间大于两次用药间隔时间的一半，则不必补服，下次务必按原间隔时间服药。**

需要注意的是，**漏服药物后切不可在下次服药时加倍剂量服用。**有些患者漏服降压药后，担心血压升高，在下次服药时把漏服的药量和本次药量合在一起服用，这样做有可能导致血压的突然下降，从而对患者造成危害。

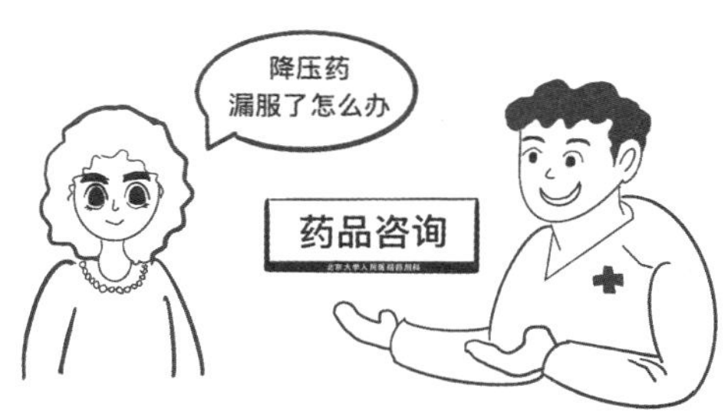

30 哪些药物会引起血压升高？

高血压往往会合并许多其他疾病。患者在治疗时服药的种类和数量会相应增加。有些药物可引起血压升高，造成药物性高血压或使血压控制不佳，这些药物包括：

（1）**激素类药物：**如泼尼松、地塞米松、甲基睾丸素（甲睾酮）或丙基睾丸素等。这些药物可引起水钠潴留，导致循环血量增加而发生高血压。

（2）**非甾体抗炎药：**如吲哚美辛、布洛芬、吡罗昔康等，此类药物除了引起水钠潴留外，还可抑制前列腺素合成，使血管趋向收缩而致高血压。

（3）**避孕药：**避孕药通过增加肾素-血管紧张素-醛固酮系统（RAAS）的活性，可使血管收缩，并刺激肾上腺皮质激素释放而造成高血压。

（4）**红细胞生成素：**红细胞生成素多用于急慢性再生障碍性贫血的治疗，部分患者使用此药后出现血压升高，可能与红细胞生长

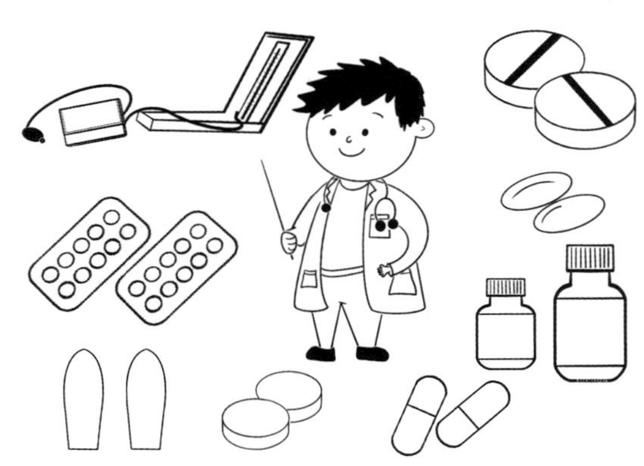

过快、血黏度增加、末梢循环阻力增大有关。

（5）**平喘药物：**如氨茶碱以及β受体激动剂等平喘药物，会使血压升高和心率增快，高血压患者不宜服用。

（6）**某些中药制剂：**如甘草流浸膏、复方甘草合剂，久服会引起血压升高，因为甘草有激素样作用。

（7）**免疫抑制剂：**如环孢素等。其可致血压短暂升高，主要与水钠潴留、交感神经的兴奋性增强有关。

如需长期使用以上药物，要注意及时、规律监测血压。如果出现血压升高，应在医生指导下停药或调整药物。

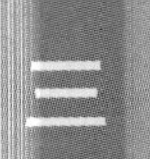

三 常见误区

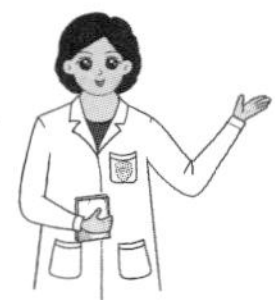

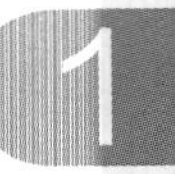

1 保健品可以替代药品降血压【错误☹】

保健品不可以替代药品降血压！

保健品不是药品。保健品是**保健食品**的通俗说法。保健食品定义为："保健（功能）食品是食品的一个种类，具有一般**食品的共性**，能调节人体的机能，适用于特定人群食用，但**不以治疗疾病为目的。**"药品是指用于预防、治疗、诊断人的疾病，有目的地调节人的生理机能，并规定有适应证或者功能主治、用法和用量的物质，包括中药、化学药和生物制品等。

保健品在产品的宣传上不能出现有效率、成功率等相关的词语。保健**品并未进行任何临床试验**，没有科学的临床认证，**不能代替降压药发挥降压的作用。**如果选择保健品降压，可能会延误高血压的治疗。不能盲目相信保健品的效果，**不可私自停药而改服保健品代替常规降压治疗。**

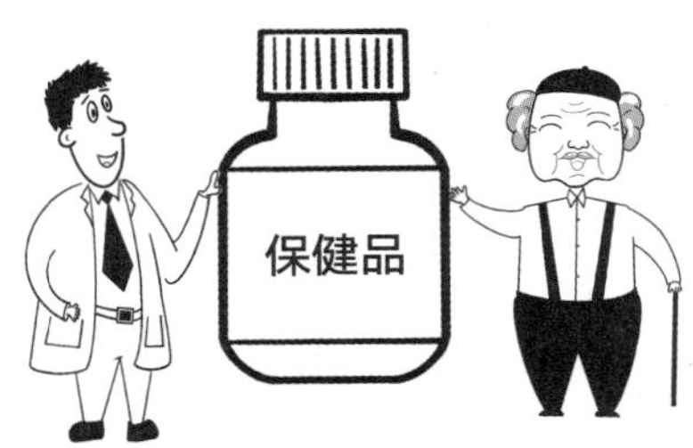

2 有“灵丹妙药”可以根治高血压【错误☹】

没有“灵丹妙药”可以根治高血压。

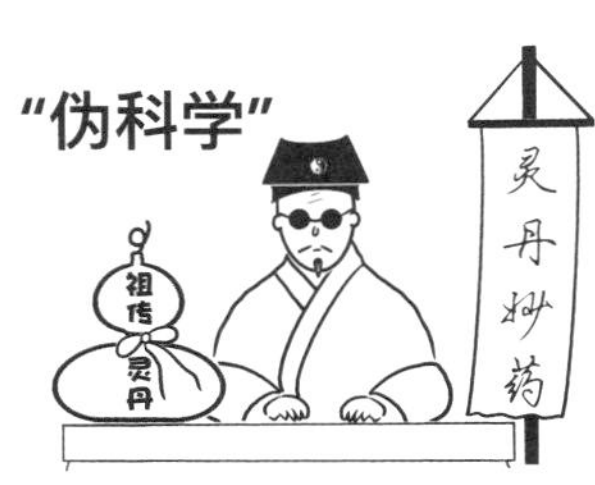

高血压一经确诊，绝大多数患者需要长期、终身坚持药物治疗。不少广告宣称，某种祖传药物、高科技产品、保健食品或保健仪器能根治高血压，不必再吃降压药，这些都是**伪科学**。

目前，世界上尚**没有哪一种药物、保健品、保健仪器能根治高血压**。不法商家利用了人们对于长期服药的恐惧，导致很多患者被骗。所有声称能治愈高血压的“灵丹妙药”“祖传秘方”都是假的，危害很大，会干扰和破坏高血压的规范治疗，造成病情恶化，甚至有人因此而丧命。因此，高血压患者一定要保持清醒的头脑，识破虚假宣传，千万**不要相信那些号称能根治高血压的“灵丹妙药”**。所谓的“灵丹妙药”都是商家虚假宣传，没有所谓的“灵丹妙药”能根治高血压。**高血压患者应科学降压**，以免延误治疗。

3 长期吃一种降压药会产生依赖【错误☹】

长期吃一种降压药不会产生依赖！

药物依赖也叫药物成瘾，是一种认知、行为和生理症候群，药物使用者尽管明白使用这些会带来不良后果，但无法控制自己而继

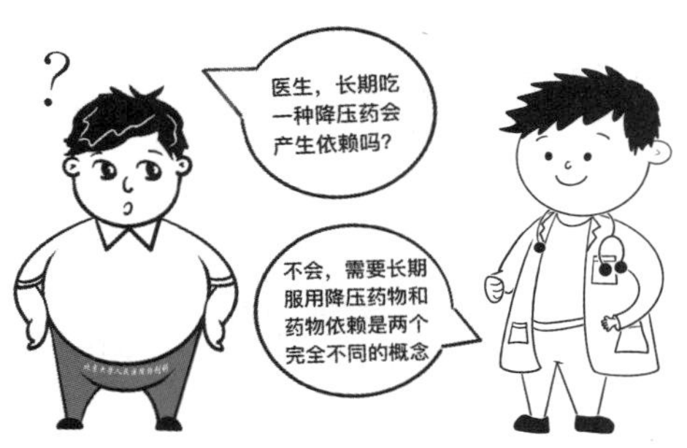

续使用。使用降压药的目的在于控制过高的血压水平，大多数高血压是无法根治的，因此需要长期服用降压药。

需要长期服用降压药和药物依赖是两个完全不同的概念。做一个简单的比喻，我们每天需要吃饭、喝水，这是我们生存必需的条件，而不能认为出现了食物和水依赖或成瘾。

4 长期吃一种降压药会产生耐药【错误☹】

长期吃一种降压药不会产生耐药!

药物的耐药性是指在用药过程中，或者再次服用同类药物时，不能取得满意的治疗效果。药物的耐药性**多发生在长期使用抗菌药的患者中**。然而对于高血压病来说，其性质截然不同于感染性疾病。

目前常用的降压药都不存在耐药的问题，高血压患者可以长期，甚至终身服用。高血压患者的降压药方案一旦确定并达到了很好的降压效果，应当坚持服用。频繁地更换降压药会引起血压的大幅度波动，这种波动在短期内引起的危害可能比高血压本身更大。

有几种情况应当考虑换药或调整治疗方案：首先是出现了不能

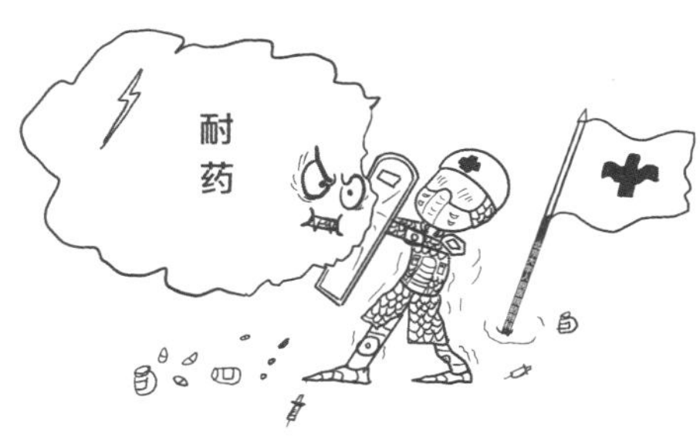

耐受的药物副作用，例如药物过敏或服用血管紧张素转换酶抑制剂（ACEI）类降压药后出现不能耐受的干咳；其次是治疗期间血压水平再度出现持续过高或过低的情况。

5 血压降得越低越好【错误☹】

血压并非降得越低越好！

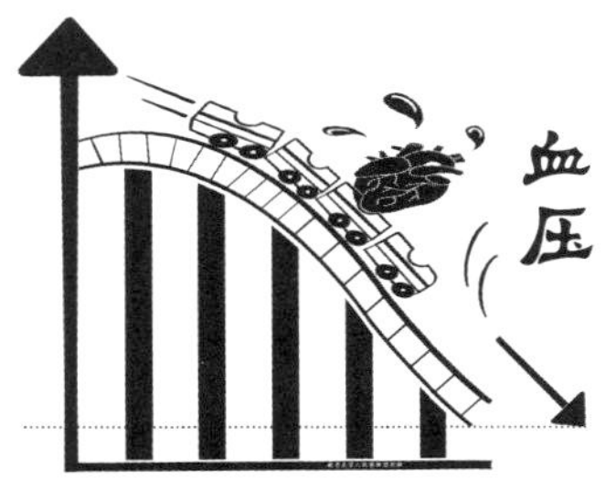

在治疗高血压的时候，最根本的治疗目标是血压达标。因为随着血压的有效降低，心血管风险随之降低，血压并非降得越低越好。有证据表明，**当血压低于一定水平时，人体重要脏器的血流供应将减少，易诱发心脑血管事件。**

降压的目标值不是越低越好。当血压低至某一临界值时，心脑血管事件的危险并不会继续降低，而可能升高。因此，在高血压治疗过程中，为了确定降压的目标，需要对高危患者的冠心病和卒中事件发生风险进行评估。对于冠心病患者，过低的血压水平会引起舒张压进一步降低，而冠状动脉的血流灌注是在舒张期完成的，冠状动脉血流的减少会诱发心肌缺血，可能促进心血管事件的发生而产生不良影响。

6 无症状的高血压不需要治疗【错误☹】

无症状的高血压也需要治疗！

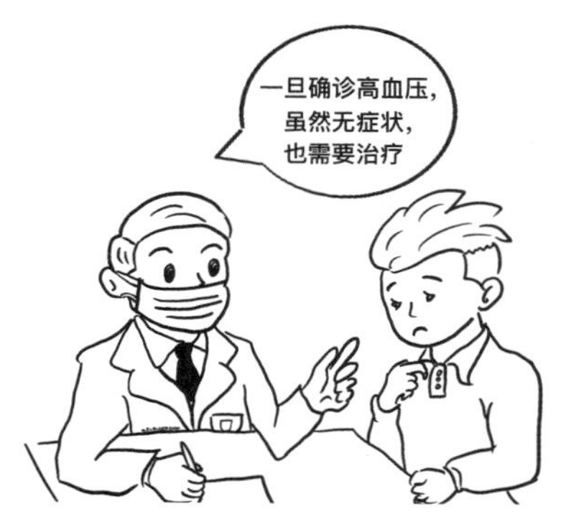

高血压是一种常见的疾病，对人体健康危害严重，因血压持续升高会引起心、脑、肾等器官的损害。在高血压的早期，患者可无自觉症状，故常被忽视，直至出现严重的并发症才就诊。研究发现，血压在115/75～185/115 mmHg的范围内，收缩压每升高20 mmHg或舒张压每升高10 mmHg，心脑血管病的发生率就会成倍增加。**一旦确诊高血压，虽无症状，也需要治疗。**

血压升高的程度与症状是不平行的。有的人可能血压很高，甚至高达220/130 mmHg，**但可以没有症状；有的人可能血压只是轻度升高，**如145/90 mmHg，**就可以出现明显的头晕、头痛等不适。降压治疗以血压测量的数值和靶器官功能损害以及伴随的临床疾病为衡量标准，**不以症状为标准。所以，高血压患者无论有无症状均应治疗，这种治疗是在积极干预生活方式基础上实现的。

7 服用降压药可以跟着感觉走【错误☹】

服用降压药不能跟着感觉走！

有的人认为，只要没有不适症状，高血压就不用治疗，这是非常错误的。

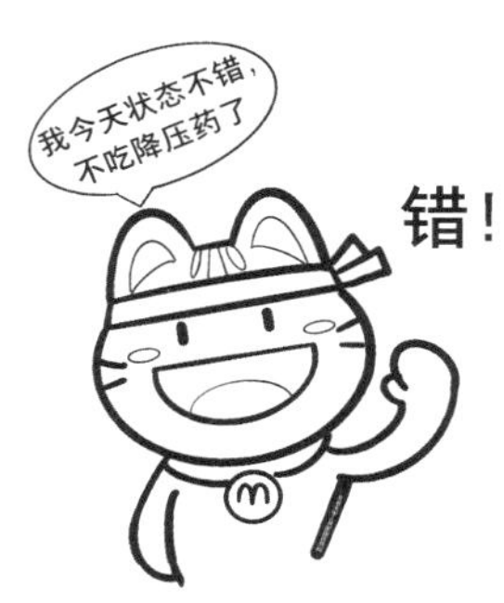

血压的高低与症状的轻重不一定有关系。大部分高血压患者没有症状，有些人血压明显升高，但因为患病时间长，已经适应了高的血压水平，仍没有不适的感觉，直到发生了脑出血，才有了“感觉”。

高血压是用血压计量出来的，不是感觉出来或估计出来的。没有不适感觉，并不能说明血压不高。高血压患者应定期测量血压，如每周测量血压1次。**不能“跟着感觉走”来估计血压。**

8 每天坚持吃药，没有不舒服就不用测量血压【错误☹】

服用降压药治疗的过程中要定期监测血压。

高血压被称作“无声的杀手”，也就是说，高血压患者在出现严重并发症之前往往没有明显的临床症状。因此，**用有无症状来判断降压药的疗效是不可取的。正确的做法是坚持服用降压药治疗的过程中定期监测血压水平以确认疗效。**

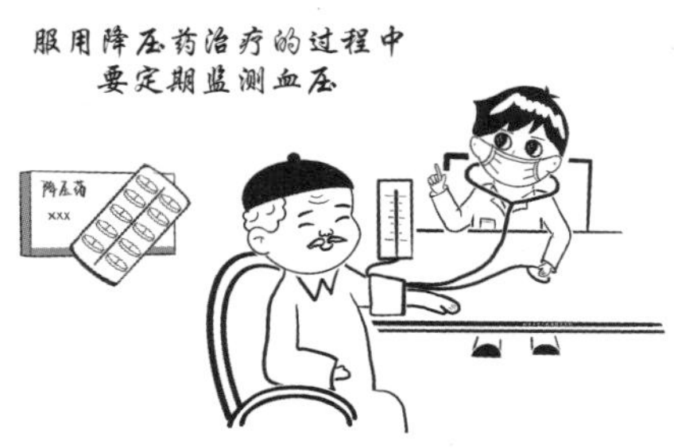

血压控制满意的患者至少3个月测量血压一次，如果血压控制不理想，应当增加测量血压的频率。当血压波动较大时，仅仅依靠到医院复诊时测量血压是不够的，**高血压患者应当学会自我测量血压，**将在家庭中测量的血压值记录下来，提供给医生作为调整药物治疗的依据。有时候，医生会推荐24小时动态血压监测来指导治疗。

9 父母都没有高血压，子女就不会得高血压【错误☹】

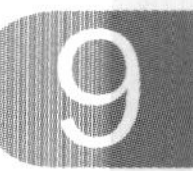

父母都没有高血压，子女也可能会得高血压！

高血压是**一种多因素共同作用**导致的疾病，也是**一种与不良生活方式相关**的疾病，**遗传因素是一种重要的致病因素**。如果父母有高血压，代表一个人有高血压的家族史或遗传易感性，他在年龄增长的过程中患高血压的可能性超过其他人。**但没有遗传易**

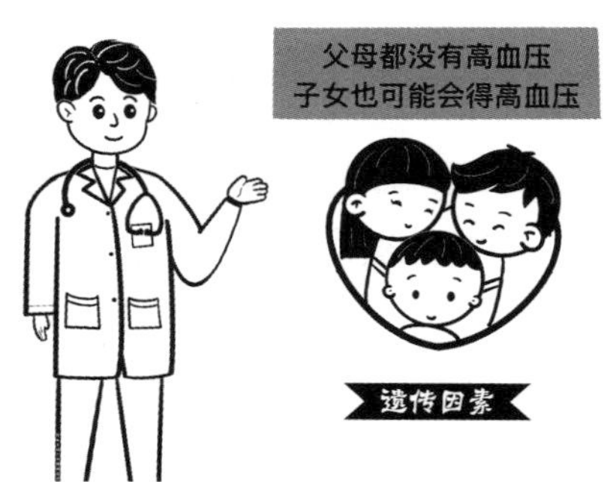

感性绝不意味着不会患高血压，其他危险因素，如肥胖、缺乏运动、高盐饮食的综合作用也可能导致高血压，而且不良的生活方式不仅会引起高血压，还会引起其他疾病，**绝不能因为父母遗传的先天优势而掉以轻心**。

10 对别人效果好的降压药可以效仿服用【错误☹】

降压药不能效仿服用！

我吃这XXX，
效果特别好！
呦，真不错呀
喂，我可听人说了，
XXX那药效果特好，
回来给我买XX盒

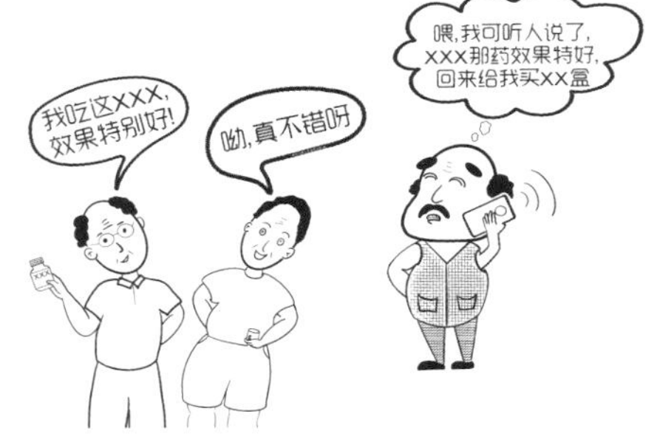

高血压长期得不到控制，会诱发脑出血、冠心病等并发症，服用降压药是有效控制血压水平的方法，但是不少人对服用降压药存在一定的误区。**别人说某种降压药效果好，就自行购买服用**。其实，这种行为**可能会给自己带来一定的危害**。比如某患者用血管紧张素转换酶抑制剂（ACEI）类降压药效果很好，而有些患者服用ACEI类降压药就可能会出现严重干咳的不良反应，因不能耐受而停用这类降压药。

每位高血压患者的病因、病情不同，年龄、体重、饮食、肝肾功能等也存在差异，且降压药的品种繁多，其作用和降压机制也完全不同，患者对药物的反应也不同。正确的做法应该是**在医生的指导下，根据患者血压严重程度、并发症、合并症等进行个体化治疗**，切不可别人用什么药效果好，自己也效仿。

四 健康常识

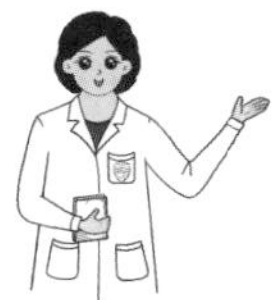

1 高血压危害大吗?

高血压是一种常见病和多发病，一般**起病缓慢**，**早期危害**主要表现为引起头痛、眩晕、耳鸣、心悸气短、失眠、肢体麻木等临床不适。如果高血压长期不治疗或治疗一直不能达标，会引起**长期危害**，主要表现为：

（1）对血管的损害，例如加重全身小动脉硬化，使心、脑、肾等重要器官发生缺血、缺氧、功能受损，促进形成动脉粥样硬化。

（2）可形成动脉瘤，一旦血压骤升，动脉瘤破裂，即有生命危险。

（3）对心脏造成损害，长期血压升高使心脏负荷加重，易发生心室肥厚，进一步导致心脏损害、冠心病、心力衰竭等。

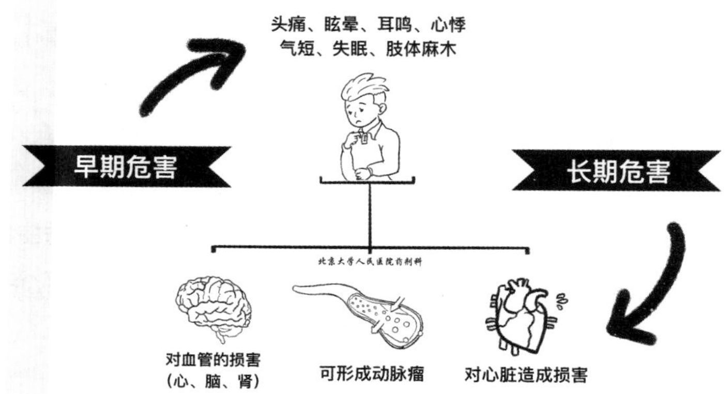

所以高血压患者应重视这一疾病，一旦诊断为高血压，要到正规医院，由医生对高血压的严重程度进行评估，进行**个体化治疗，使血压值达标，以免引起心、脑血管和肾脏等靶器官出现病变，导致心肌梗死、脑卒中和肾衰竭等严重危害。**

2 测量血压时左右臂结果一样吗？

测量血压时，所选择的肱动脉血压基本上代表了我们主动脉的血压。左右两侧上肢肱动脉的解剖起源不完全相同，**但不会导致双上肢血压有太大的差异**。所以，**理论上左右臂的血压值基本上一致。**

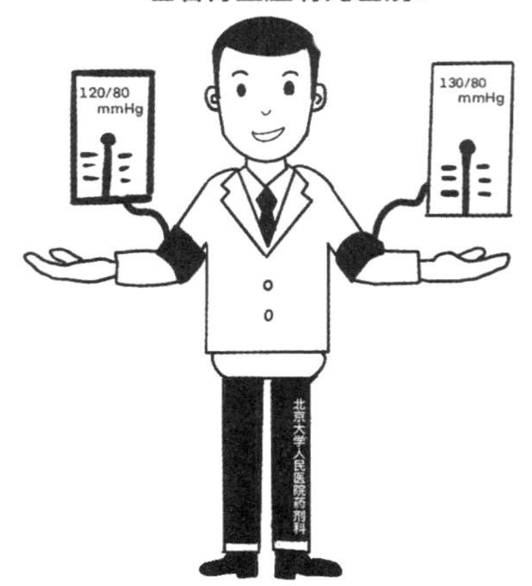

在实际测量时，因为血压会受到心理、生理、周围环境、袖带绑扎的松紧度等诸多因素的影响，测量的血压数值会在小范围内波动，有可能会出现右臂血压高一些，或左臂高一些，这些都是正常的现象。**通常左臂与右臂相差不超过20 mmHg，如果双上肢血压相差超过20 mmHg，就要考虑是否合并了其他疾病**，如主动脉缩窄、大动脉炎、动脉导管未闭、锁骨下动脉发育异常等。此时，需要找医生复测，由医生结合患者的具体情况进行检查，进一步查明原因进行针对性治疗。

3 吃素能降血压吗？

吃素不能降低血压。

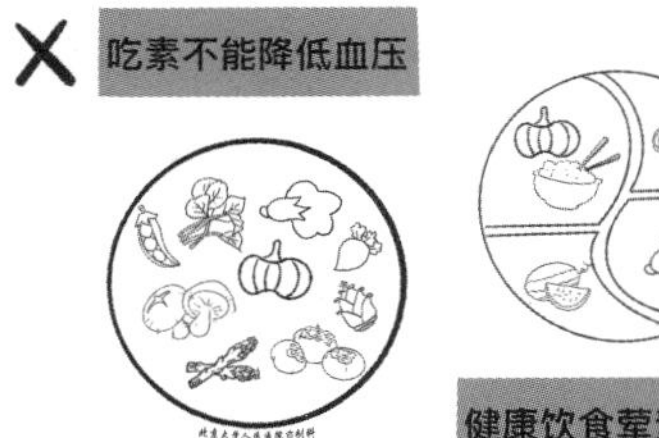

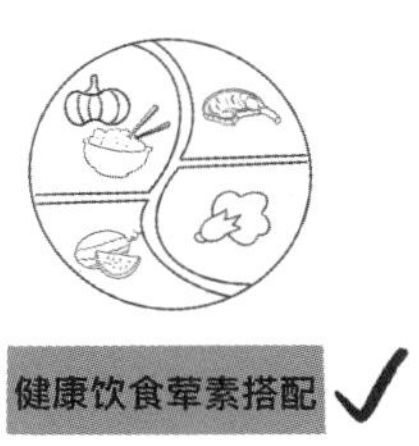

研究显示血压与动物蛋白成负相关，也就是说摄入的动物蛋白越低，血压越高，摄入的动物蛋白越高，血压越低。由此可以看出，**每日摄入一定量动物蛋白对高血压患者是有益的。**

补充动物蛋白有助于降低血压可能与以下因素有关：①能增加大血管的弹性；②通过促进钠的排泄，保护血管壁；③氨基酸参与血压的调节而发挥作用。动物蛋白的氨基酸比例与人体需要的氨基酸比例接近，因此被人体吸收利用的比例较高。

因此，高血压患者不要迷信吃素可以降低血压。**健康的饮食要荤素搭配，适量，营养全面而不过剩。**

4 高血压患者饮食需要注意什么？

90%以上的高血压患者属于原发性高血压，而原发性高血压与不良生活方式密切相关。不良生活方式中排在第一位的就是不合理饮食。**改善饮食结构有利于血压的控制，会对健康有益。**

高血压患者饮食治疗采取的是综合饮食疗法，原则是控制钠盐，减少脂肪摄入并补充适量优质蛋白，增加钙和钾的摄入，多食水果蔬菜，戒烟限酒以及科学饮水。饮食改善的措施有：

（1）**控制总能量**，使自己的体重正常或接近正常。

（2）**均衡摄取各种营养素**，营养素要全面、充足。也就是说，鱼、禽、蛋、奶、瘦肉、海产品、豆类、蔬菜、水果和主食都要吃，同时每日摄取量要满足人体需求。

（3）**控制钠的摄入**，也就是要**少吃含盐多的食物。**

（4）**保证优质蛋白**，也就是每天要保证有一些肉、蛋、奶的摄入。

（5）**增加含钾、钙、镁等矿物质的食物**，多吃蔬菜、干果、海带、紫菜等食物。

（6）**增加含膳食纤维的食物**，要多吃粗粮、蔬菜。

（7）**必须保证维生素的摄入**，包括水溶性维生素和脂溶性维生素。

（8）**减少饱和脂肪酸**，保证必需脂肪酸。少吃肥肉，多吃一些深海鱼和核桃瓜子等干果。

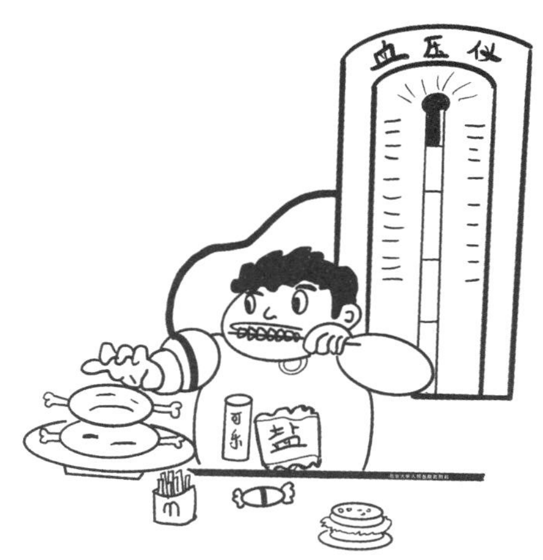

5 高血压患者如何控制盐的摄入?

中国高血压联盟根据我国的国情提出每日摄盐量不超过6克。

以下方法有助于高血压患者减少食盐（氯化钠）摄入:

（1）**炒菜时尽量少放盐。建议使用可定量的盐勺。**为了解决口味问题，在蔬菜炒熟出锅前再放盐，或者使用其他适量调味品（酸、辣、甜）代替盐。

（2）**减少含钠盐量高的酱油**、黄酱及其他调味品用量。

（3）**避免吃含盐的腌制品和含盐多的食品**，如咸菜、酱菜、酱豆腐、泡菜、咸鸭蛋、咸肉、熏肉、午餐肉、香肠、热狗、火腿肠、热汤面、炸酱面、方便面、含盐的汤、苏打饼干、薯片、鱼干、话梅、果脯、肉干等加工食品。

（4）**少吃咸菜，少喝含钠的饮料。**

（5）**肾功能良好的患者可用钾盐代替钠盐。**

（6）**注意"隐形盐"。**只要是含钠的食物都会增加血浆中钠的含量，比如小苏打、味精、食品加工中使用的磷酸氢二钠等，另外有一些甜味的小食品中也含有钠，如糖果、葡萄干、巧克力等。

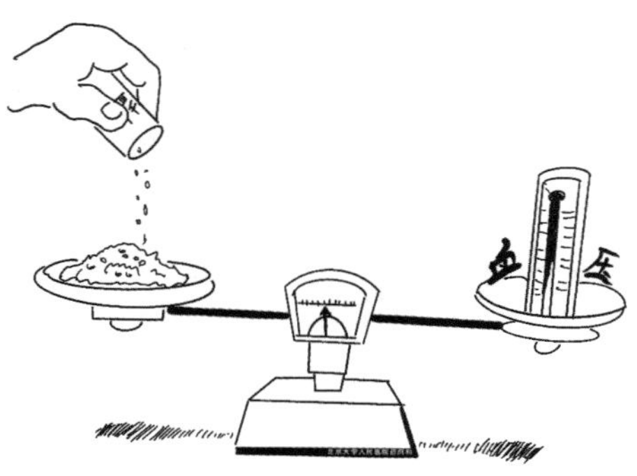

6 高血压患者运动时需要注意什么?

积极规律的运动可降低高血压的患病风险，改善体质和健康水平。大量证据显示，**高血压患者可从适量运动中获益**。运动干预对高血压有重要的治疗作用，可降低血压、改善糖脂代谢等，适量运动可降低高血压患者心脑血管疾病的发生风险。

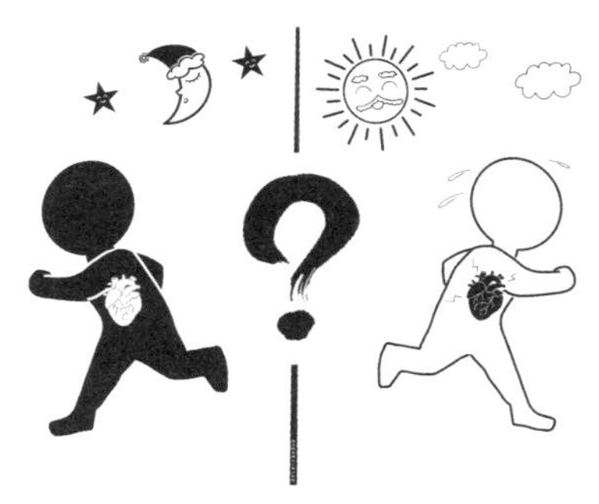

高血压患者应该在血压控制良好的基础上进行体育锻炼。**推荐中低强度运动**，如快步走、慢跑、走跑交替、骑车、游泳、做健美操、跳绳、跳舞和球类运动等。建议每周应进行3天以上的有氧体育锻炼，每次运动的时间应适当，一般30～40分钟为宜。高血压患者运动时需要注意：

（1）5～10分钟的轻度热身活动。

（2）20～30分钟的耐力活动或有氧运动。

（3）放松阶段，约5分钟，逐渐减少用力，使心脑血管系统的反应和身体产热功能逐渐稳定下来。

（4）饭后1小时内、饮酒后、洗澡后、感到疲劳、虚弱等**身体不适时建议暂时不要运动**。

为了长期持久的锻炼效果，高血压患者的运动形式和运动量**最好根据个人的兴趣和身体状况而定**。

高血压患者洗澡时有哪些注意事项?

有调查显示，每年有10%～20%的老年高血压患者在洗澡时突发心脑血管意外。这些意外的发生，主要是由于洗澡的方式、方法不合理。老年高血压患者在洗澡时应注意以下几点：

（1）**不要空腹洗澡：**在洗澡的过程中，人体会消耗很多能量。而老年人体内的能量储存量比年轻人少，如果空腹洗澡，容易发生低血糖。

（2）**洗澡时水温不宜过高：**在洗热水澡时，水温过热会造成血管扩张，导致血压下降，并且由于洗澡处于站立位，使得大脑和心脏等重要器官的血液供应减少，增加心脑血管事件的风险。

（3）**浴室和更衣室的温度不宜太低：**在洗澡前和洗澡后，由于冷热交替刺激，会引起血管的收缩，血管收缩会导致血压升高。环境温度的落差极易导致血压的骤然升降，这就增加了高血压患者发生心脑血管意外的风险。

（4）**不宜在水中久泡：**如果在水中久泡，皮肤和毛细血管都会扩张，进而容易引起大脑的一过性缺血，严重者可能会晕倒。泡澡

高血压人群洗澡时注意事项

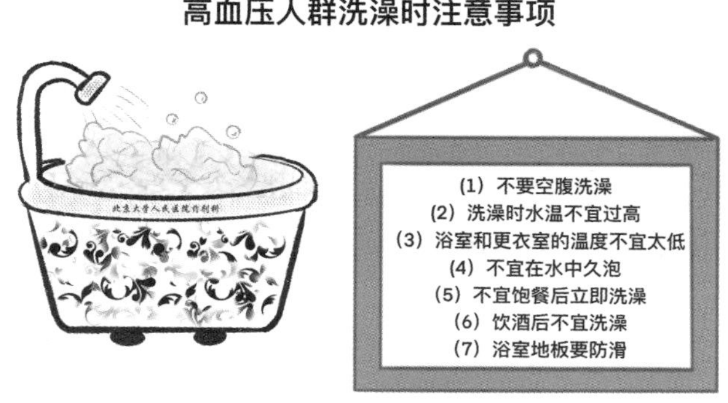

时间宜控制在半小时以内，在出浴后还应休息半小时左右。

（5）**不宜饱餐后立即洗澡：**餐后立即洗澡，会因为皮肤血管扩张而导致胃肠道中的血量相对减少，从而妨碍食物的消化和吸收，**通常建议洗澡宜在进餐1小时后进行。**

（6）**饮酒后不宜洗澡：**饮酒后血管扩张，使机体血容量相对不足，此时洗浴会导致血管进一步扩张，引起血压下降，甚至休克和猝死。

（7）**浴室地板要防滑：**老年高血压尤其注意防滑问题，以防摔倒发生意外。

8 高血压患者在夏季如何保健？

高血压患者在夏季如何保健？

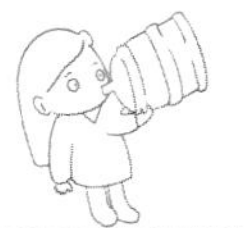

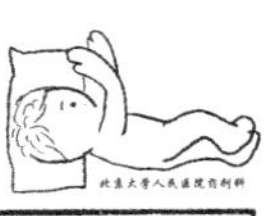

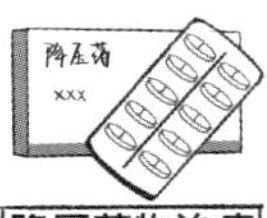

夏季天气炎热，容易出汗失水，高血压患者应特别注意以下几个方面：

（1）**要经常补充水分：**盛夏时节，高血压患者心肌梗死、脑卒中的发生率明显高于其他季节。由于夏季出汗多，血液易浓缩，在人们睡眠或安静等血流缓慢的条件下，就容易形成血栓。因此，高血压患者在夏季首先要重视补充足够的水分，即使感觉不太热和不太渴时也要补水。

（2）**坚持饮食治疗：**高血压患者应进行饮食治疗。高盐饮食明确可使血压升高，也是影响药物降压效果的重要因素之一。因此，高血压患者每日盐摄入量应控制在6克以下，同时提高摄入含钾丰富食品的量。

（3）**降压药物治疗：**人的血压是不断发生变化的。一年中，夏季时气温偏高，血管扩张，所以血压在夏季偏低。因此，高血压患者在夏季应监测血压，合理调整降压药剂量，避免血压过低，诱发心脑血管疾病。

（4）**保证正常睡眠：**应保持血压的昼夜规律。高血压患者夏季夜间睡眠质量下降时，会出现夜间血压升高，加重心脑血管的损害。应做好防暑降温，保证正常睡眠。

9 高血压患者在冬季如何保健？

冬季天气寒冷，容易出现血管收缩，导致血压升高。此时，高血压患者需注意以下几个方面：

（1）**注意防寒保暖，避免严寒刺激：**特别是寒潮袭来，气温骤降时，要注意及时添加衣物。

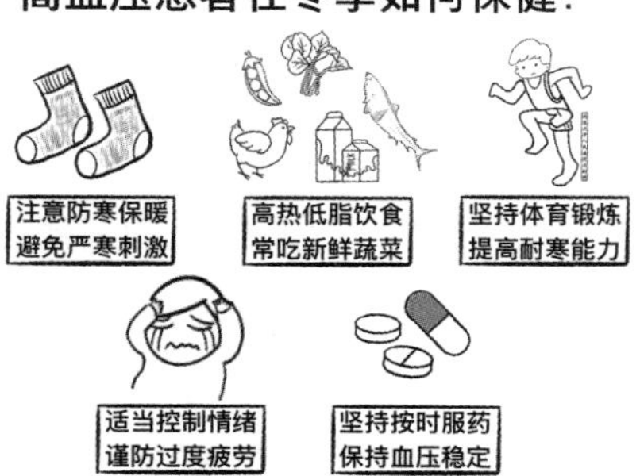

（2）**高热低脂饮食，常吃新鲜蔬菜：**在饮食上应当多吃一些产热量高和营养丰富的食物，如各种肉类、乳类及豆制品；少吃油腻食物；禁忌烟酒。

（3）**坚持体育锻炼，提高耐寒能力：**可参加一些力所能及的文体活动。在冬季，人体容易受凉，只有坚持锻炼，增强体质，才能减少感冒等疾病发生。

（4）**适当控制情绪，谨防过度疲劳：**极度愤怒或紧张都可诱发脑卒中，高血压患者要保持乐观愉快的心情，切忌狂喜暴怒、忧郁、悲伤、恐惧和受惊。

（5）**坚持按时服药，保持血压稳定。**

10 为什么冬天更需要注意高血压?

高血压患者往往害怕过冬天，因为**天气变冷血压就更加难以控制**。冬季，**寒冷刺激使患者交感神经异常兴奋，**造成心脏收缩力增

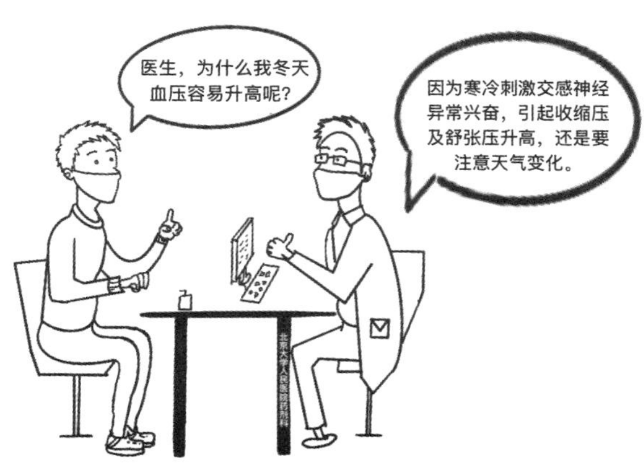

强，周围血管收缩，外周血管阻力增大，可引起**收缩压及舒张压升高**。

在气候变化的情况下，**血压波动性也增大，**并发脑出血、脑梗死及心肌梗死等的患者增多。所以对于高血压患者，特别是老年患者，应该**注意天气变化，**及时到医院门诊就诊复查，根据血压水平及波动情况调整降压药治疗方案。

11 高血压患者如何进行情绪调整?

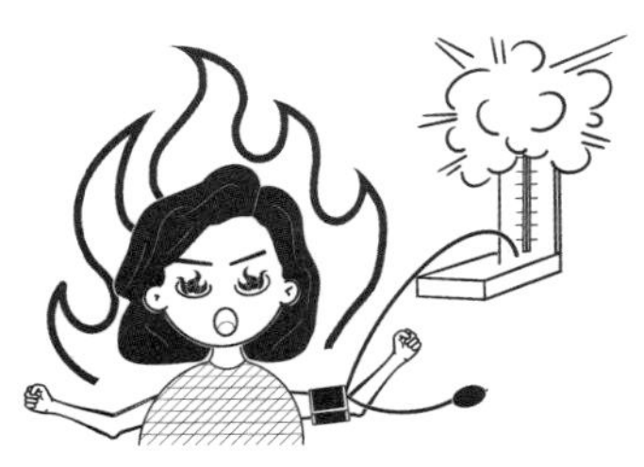

精神心理因素与高血压的发生发展有着密切的关系。长期情绪紧张、心理负担重、压抑、焦虑等都能使中枢神经系统处于兴奋状态，使血压升高。保持良好健康的心态，营造温馨和睦的生活氛围、和谐愉快的工作环境，都可以有效预防和控制高血压。

高血压患者可以采取下面的方式调整自己的情绪：

（1）**正确认识疾病，主动配合治疗：**高血压虽是需要长期治疗的慢性疾病，但并非不治之症。只要坚持长期合理的有效治疗，血压完全可以控制，减少严重并发症发生。**应树立信心，培养积极健康的生活方式，积极配合治疗，**养成遵嘱服药、定期检查的习惯。

（2）**避免不良刺激，保持心情愉快：**一些不良的情绪会通过增加有关激素的分泌，促使小动脉痉挛收缩而使血压产生波动、升高，甚至发生心脑血管并发症。而愉悦、轻松的心境有益于稳定血压。

因此，**高血压患者应尽量避免各种强烈的或长期的精神打击或刺激**，一旦遇到这些负性刺激，应学会“冷处理”。

（3）**培养业余爱好，丰富精神生活：培养一些清闲、优雅、可以陶冶情操、宁心静神的个人爱好和业余活动**，如观察花卉鱼草、欣赏轻松的音乐、练习书法绘画等。还可根据自己的体力情况，适当参加一些旅游、垂钓、跳舞等娱乐活动，从而达到消除紧张疲劳，放松身心的效果。

12 高血压患者能吸烟吗?

建议高血压患者戒烟。吸烟有害健康!

吸烟是重要的导致高血压发生的独立危险因素。有研究表明，**吸烟可使血压正常者的血压升高、心率加快，烟草中含有的尼古丁是引起血压升高的主要原因**。在尼古丁的刺激下，肾上腺会分泌大量的儿茶酚胺，进而使心肌收缩增强，心率加快，同时收缩外周血管，血压升高。有证据表明，**吸一支普通的香烟，可使收缩压升高**

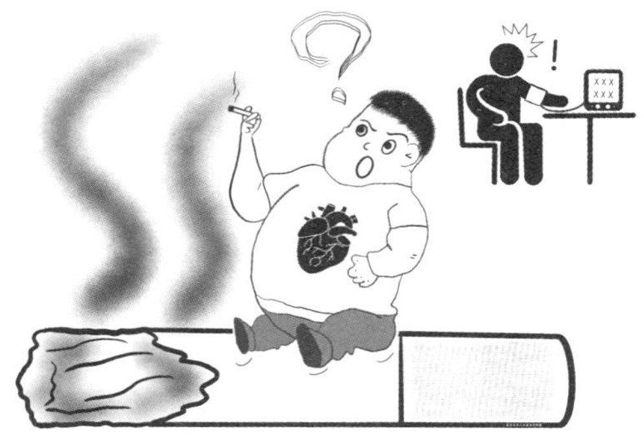

10～30 mmHg。如果长期大量地吸烟（每日吸30～40及以上支香烟），人体内的小动脉就会持续性收缩，随着病情的进展，小动脉壁的平滑肌会发生变形，血管内膜增厚，形成小动脉硬化。

吸烟对血脂代谢也有影响，能使血总胆固醇、低密度脂蛋白水平升高、高密度脂蛋白水平下降，从而加快动脉粥样硬化的进程，容易导致血压急剧显著升高。还有证据表明，烟草会降低人体对降压药的敏感性，这使得此类患者的血压更难控制。因此有吸烟嗜好的人，特别是有高血压等心血管疾病的患者，应尽早戒烟。

13 高血压患者能喝酒吗?

不建议高血压患者饮酒。饮酒可能引起血压升高!

饮酒后，体内皮质激素水平升高，神经兴奋性增加，最终使外周血管收缩，增加外周血管阻力，血压升高。大部分人在饮酒后出现血压一过性升高，也有一些人表现为第二天血压升高。有实验表明，减少饮酒量或者戒酒之后，高血压患者的收缩压及舒张压都会有所下降。所以，对于已有高血压或其他心血管疾病的患者，不建议饮酒。

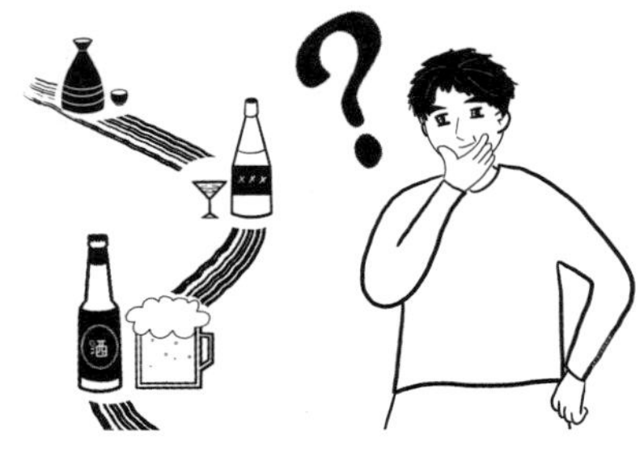

14 高血压患者可以接种流感疫苗吗?

流感是由流感病毒引起的一种急性呼吸道传染病，严重危害人类健康。存在慢性基础疾病的患者如果感染流感病毒后，更容易出现严重症状或死亡。

高血压患者如果血压控制在正常的范围内，病情比较稳定，可以接种流感疫苗，并且推荐优先接种。对于血压波动大，身体状况没有稳定的高血压患者，建议暂缓接种。应当注意的是，高血压患者如果存在以下情况是不可以打流感疫苗的：①对疫苗所含成分过敏者；②正患其他急性疾病者，建议症状消退后再接种。

接种流感疫苗是预防流感最有效的手段之一，能不能接种疫苗，应结合自身具体情况来决定。

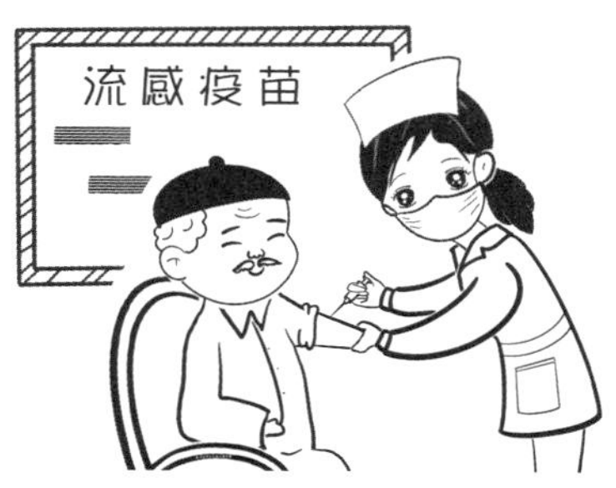

糖尿病篇

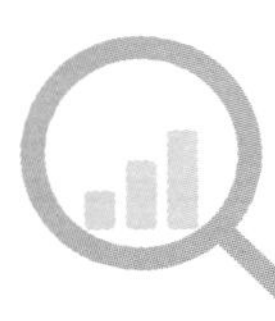

一 疾病知识简介

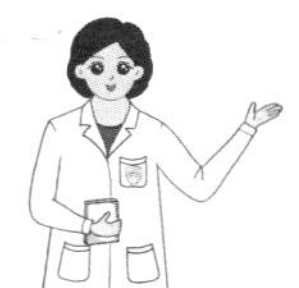

1 什么是糖尿病？

糖尿病是一种内分泌代谢性疾病，**糖尿病的发生与胰岛素有关。胰岛素**是人体内唯一一种可以使血糖降低的激素，主要由胰岛β细胞分泌。糖尿病是由于遗传和环境因素相互作用，引起胰岛素分泌缺陷以及体内细胞组织对胰岛素敏感性降低，使胰岛素不能正常发挥作用，进而引起蛋白质、脂肪、水和电解质等一系列代谢紊乱综合征，其中以**高血糖**为主要标志。临床典型糖尿病病例可出现吃得多、喝水多、小便多、体重减轻等表现，即**“三多一少”**症状。

糖尿病的流行病学调查显示，我国糖尿病患病率仍在上升，18岁及以上人群糖尿病的患病率为11.2%，各民族间有较大差异，各地区之间也存在差异。

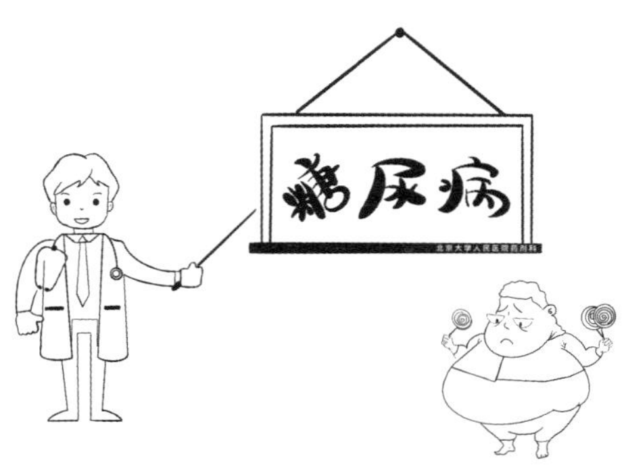

2 糖尿病患者有哪些症状?

糖尿病患者一般会经历几个阶段：①已经存在糖尿病相关的**病理生理改变**，但是**糖耐量仍正常**；②随着病情进展，出现**糖尿病前期**，即正常葡萄糖稳态与糖尿病高血糖之间的一个中间状态，包括空腹血糖受损和（或）糖耐量异常；③进展为糖尿病。**在糖尿病前期**，一般没有明显的不适症状和临床表现，这一阶段主要依靠检测血糖而发现。进展为糖尿病的患者，不同类型的糖尿病，表现出来的症状略有差异。

1型糖尿病（T1DM）：多见于青少年，一般**起病较急**，在疾病得到诊断和治疗前可表现为**多饮**、**多尿**、**多食**和**体重下降**的症状，通常我们称之为**"三多一少"**。少数患者可能会以糖尿病酮症酸中毒昏迷或急腹症为首次发病的临床表现。也有部分成年1型糖尿病患者起病缓慢，早期无明显的临床表现，需要借助血糖检测及相关检查确诊。

2型糖尿病（T2DM）：**以成年人多见**，常在40岁以后起病，大多起病隐匿，半数患者早期无任何症状。很多患者因出现慢性并发

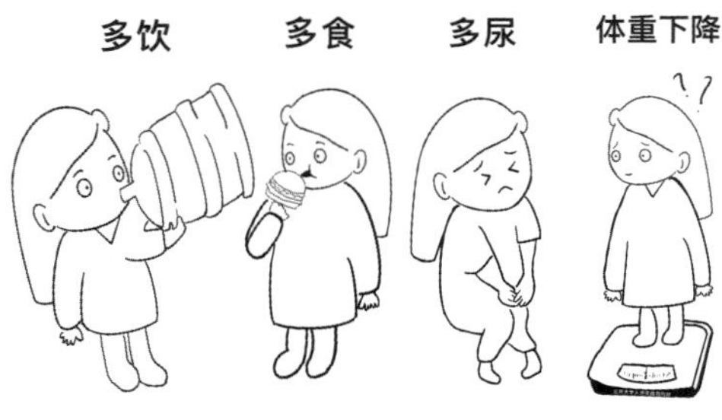

症或在健康体检时发现患病，常有家族史。经常与肥胖症、血脂异常、高血压等疾病同时或者先后发生。随着我国青少年人群中肥胖患病率的增加，在40岁前发生糖尿病的人数逐渐增多。有些血糖浓度明显升高的糖尿病患者还可以有视力改变、皮肤感染、外阴炎（女性）、包皮炎（男性）、牙龈炎等。在糖尿病发病过程的早期，有些患者可有低血糖表现，即在餐后3～5小时后出现心慌、恶心、出冷汗等症状。

糖尿病的并发症：当糖尿病控制不好时，病情进展到一定程度后会引起糖尿病的并发症，出现相应器官受损的症状。①**眼睛：**血糖长期升高可导致视网膜血管病变，引起视力下降甚至失明。糖尿病患者发生白内障、青光眼等眼病的机会也明显增多。②**足部：**足部受伤后伤口难以愈合，可出现伤口感染和溃疡（糖尿病足）。病情严重者，可发生全身感染和骨髓炎等，治疗效果差时可导致截肢。③**心血管：**糖尿病患者多并发肥胖、高血压、血脂异常等，这些都是导致动脉粥样硬化的危险因素，因此糖尿病患者发生动脉粥样硬化的风险较高。④**肾脏：**糖尿病会继发糖尿病肾病，最终可能导致肾衰竭，是糖尿病致死的重要原因。肾衰竭严重时需要依靠透析和肾移植来维持生命。⑤**神经：**最常见的是多发性神经炎，产生肢端感觉异常，有过敏、刺痛、灼热感、袜套样的感觉，是导致糖尿病足的主要原因。糖尿病还可以影响自主神经系统，导致胃肠功能、生殖系统功能和心脏功能的紊乱。⑥**感染：**糖尿病容易并发各种细菌、真菌感染，如反复发作的肾盂肾炎、膀胱炎，疖、痈等皮肤化脓感染，足癣、体癣等真菌感染等。

3 如何诊断糖尿病?

我国糖尿病的诊断标准目前采用1999年世界卫生组织（WHO）推荐的糖尿病诊断标准：糖尿病症状（**“三多一少”典型症状**）加任意时间静脉血浆葡萄糖≥11.1 mmol/L（200 mg/dl）**或**空腹血糖≥7.0 mmol/L（126 mg/dl）**或**口服葡萄糖耐量试验（OGTT）2小时血糖≥11.1 mmol/L（200 mg/dl）。没有糖尿病典型临床症状时必须重复检测以确认诊断。

在有严格质量控制的实验室条件下，可采用标准化检测方法测定糖**化血红蛋白**（HbA1c）作为糖尿病的**补充诊断。**美国糖尿病协会（ADA）和中华医学会糖尿病学分会（CDS）均已建议将**糖化血红蛋白**（HbA1c）≥6.5%作为糖尿病的补充诊断标准。

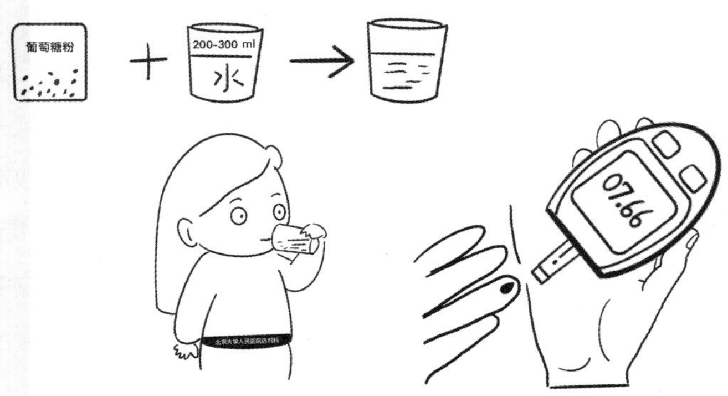

4 糖尿病有几种类型?

一般按病因将糖尿病分为**4种类型**：1型糖尿病（T1DM）、2型糖尿病（T2DM）、妊娠期糖尿病和特殊类型糖尿病。

（1）**1型糖尿病**：指胰岛β细胞被破坏，不能产生胰岛素，导致胰岛素绝对缺乏而引起的糖尿病。但不包括那些已阐明病因的胰岛β细胞破坏所致的糖尿病，包括**免疫介导型**和**特发性1型糖尿病**。

（2）**2型糖尿病**：指胰岛素调控葡萄糖代谢能力的下降（**胰岛素抵抗**）伴胰岛β细胞功能缺陷所导致的胰岛素分泌减少（**相对减少**）而引起的糖尿病。2型糖尿病病因和发病机制尚不明确，临床表现各不相同。

（3）**妊娠期糖尿病**：指妊娠期间出现的糖耐量降低或糖尿病。在糖尿病诊断之后妊娠者称为糖尿病合并妊娠。

（4）**特殊类型糖尿病**：指由如下**某种因素导致的糖尿病**。①胰岛β细胞功能基因缺陷；②胰岛素作用的基因缺陷；③胰源性糖尿病；④内分泌疾病；⑤药物或化学制剂所致；⑥感染；⑦非常见免疫介导性糖尿病；⑧其他与糖尿病相关的遗传综合征。

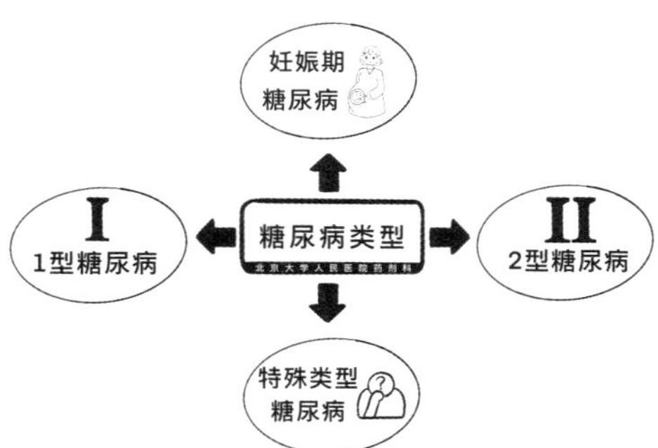

5 什么是1型糖尿病？其临床特征是怎样的？

1型糖尿病是指胰岛β细胞数量显著减少或消失所导致的胰岛素分泌显著下降或缺乏，导致胰岛素绝对缺乏而引起的糖尿病。**多发于儿童和青少年时期**，病因和发病机制尚不清楚。

目前，1型糖尿病的主要临床特征：

（1）**一般发病年龄小于30岁**；

（2）“**三多一少**”的临床症状比较明显；

（3）**非肥胖体型**；

（4）胰岛功能差，空腹或餐后的血清C肽浓度明显降低或缺少，须终**身注射胰岛素治疗维持**；

（5）起病迅速；

（6）易发生酮尿或酮症酸中毒；

（7）出现自身免疫标志物，如血谷氨酸脱羧酶抗体（GADA）、胰岛细胞抗体（ICA）、人胰岛细胞抗原2抗体等。

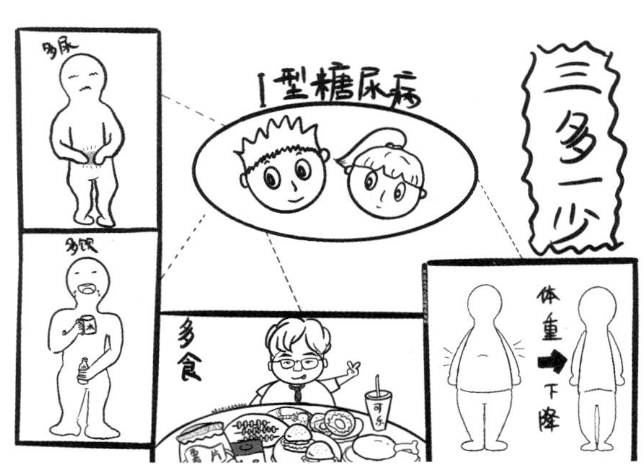

暴发性1型糖尿病是急性起病的1型糖尿病，其主要临床特征包括起病急、高血糖症状出现时间非常短（通常不到1周）、诊断时几乎没有C肽分泌、诊断时存在酮症酸中毒、大多数胰岛相关自身抗体阴性、血清胰酶水平升高、疾病发作前有流感样症状和胃肠道症状。

另外，需要注意的是，血清C肽和血谷氨酸脱羧酶抗体及其他与1型糖尿病相关的自身免疫标志物的检测有助于1型糖尿病与2型糖尿病的鉴别诊断，但不作为建立诊断的必要证据。尽管儿童糖尿病患者中1型糖尿病常见，但儿童和青少年2型糖尿病的发病率正在不断增加，已成为社会关注的问题。

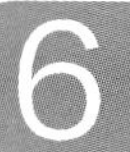

6 什么是2型糖尿病？其临床特征是怎样的？

2型糖尿病是指胰岛素调控葡萄糖代谢能力的下降（胰岛素抵抗）伴胰岛β细胞功能缺陷所导致的胰岛素分泌减少（相对减少）而引

2型糖尿病
多见于中老年人
和肥胖者
北京大学人民医院药剂科

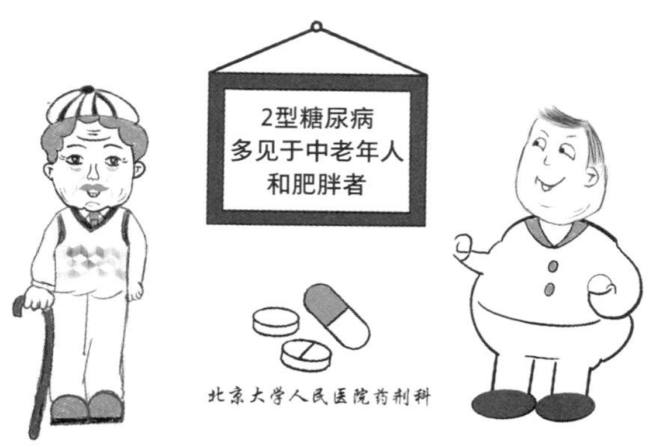

起的糖尿病，**占糖尿病患者总数的90%**。我国糖尿病患者绝大多数属于2型糖尿病。2型糖尿病常于**中年起病**，但随着社会经济的发展，发病年龄**日趋年轻化**，其发病机制尚不明确。

2型糖尿病的发病与年龄增长、肥胖和某些不良生活方式有密切的关系，多见于**中老年人和肥胖者**。2型糖尿病的临床特征为：

（1）缓慢起病，症状大多不明显；

（2）伴有**肥胖、2型糖尿病家族史**；

（3）通常没有酮症；

（4）C肽水平正常或升高；

（5）糖尿病相关自身免疫标志物阴性；

（6）发病初期以生活方式干预、**口服降糖药为主要治疗方式**，必要时应用胰岛素治疗。

7 1型糖尿病和2型糖尿病的区别是什么？

糖尿病是由于机体不能正常利用葡萄糖而导致血液中葡萄糖过高的一种慢性疾病，主要分为两种类型即1型糖尿病和2型糖尿病。

当体内产生胰岛素的细胞被破坏，**胰岛素绝对缺乏就会导致1型糖尿病**。正是因为缺乏胰岛素，使得1型糖尿病患者的糖代谢不能够得到正常的进行，能量储备减小，脂肪和蛋白质分解增加，因此1型糖尿病的患者往往很瘦，过去将这种类型称为胰岛素依赖型糖尿病，现在称为1型糖尿病。一般来说1型糖尿病**发病年龄**小于30周岁，多在**儿童期发病**，是儿童最常见的糖尿病类型。**目前尚缺乏有效途径预防1型糖尿病**。

1型糖尿病主要是由于胰岛素绝对缺乏
2型糖尿病主要是由于胰岛素不能正常发挥作用
北京大学人民医院药剂科

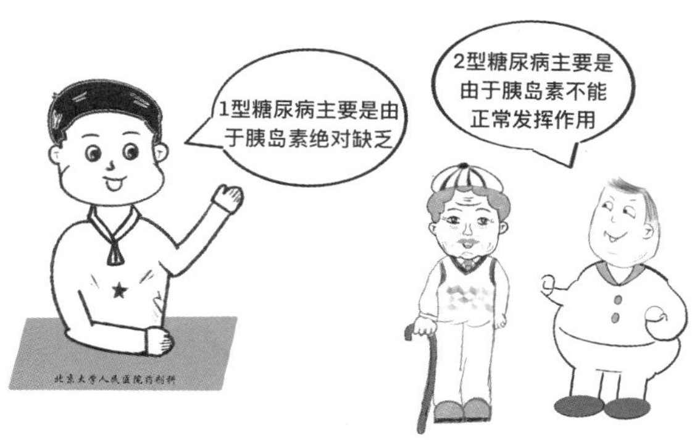

2型糖尿病主要是由于机体内的胰岛素不能正常发挥作用（胰岛素抵抗），或者是体内的胰岛β细胞分泌胰岛素不足。2型糖尿病的**发病年龄通常在40岁以上**，起病比较隐匿缓慢，症状可能不明显或者根本没有症状。**不良的生活方式是2型糖尿病的主要原因**，患者往往伴有肥胖，且常有2型糖尿病的家族史。

8 什么人容易得2型糖尿病？

不良的生活方式是2型糖尿病的主要病因，此外**环境和遗传因素**也会影响2型糖尿病的发生。

具有下列因素的人群患2型糖尿病的风险增加，主要包括：①具有糖调节受损史；②年龄≥40岁；③超重、肥胖（BMI ≥24 kg/m^2，或男性腰围≥90 cm，女性腰围≥85 cm）；④父母或兄弟姐妹中有人患2型糖尿病；⑤某些易患糖尿病的高危种族；⑥有巨大儿（出生体重≥4 kg）生产史，妊娠期糖尿病史；⑦高血压（血

不良生活方式

肥胖
血脂高
喝甜饮
饮酒
可乐
果汁
奶茶
睡眠不足
吃饭太快
吸烟

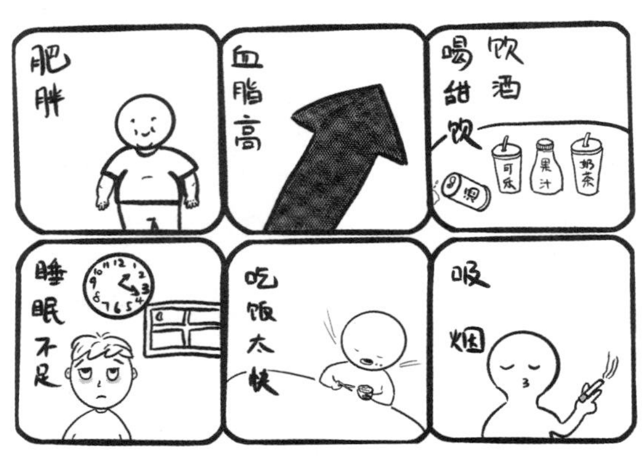

压≥140/90 mmHg），或正在接受降压治疗；⑧血脂异常，或正在接受调脂治疗；⑨心脑血管疾病患者；⑩久坐生活方式；⑪多囊卵巢综合征患者；⑫有一过性糖皮质激素诱导性糖尿病病史者；⑬严重精神病和（或）长期接受抗抑郁症药物治疗的患者。

9 糖尿病有哪些危害?

糖尿病是人类健康“无声的、甜蜜的”杀手。糖尿病的可怕之处在于其可能导致的一系列并发症。这些并发症是对健康的最大危害，特别是心血管并发症是2型糖尿病致死的主要诱因。

糖尿病的并发症可分为**急性并发症**和**慢性并发症**两大类，这些并发症是糖尿病患者致死、致残和生活质量降低的主要原因。糖尿病引起的危害主要包括:

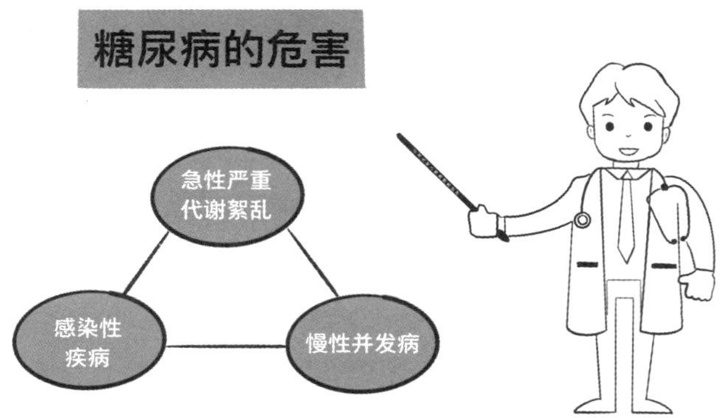

（1）**急性严重代谢紊乱。**如糖尿病酮症酸中毒、非酮症高渗性糖尿病昏迷、乳酸酸中毒等，若不及时救治甚至可以危及生命。

（2）**感染性疾病。**因糖尿病患者抵抗力低下，常发生疖、痈等皮肤化脓性感染，女性患者可见膀胱炎和肾盂肾炎等。

（3）**慢性并发症，**如微血管病变（糖尿病肾病、糖尿病视网膜病变）、大血管病变（动脉粥样硬化）、神经系统并发症（中枢神经系统、周围神经系统、自主神经病变）、糖尿病足等。

10 老年人易得糖尿病吗?

老年人是糖尿病的高发病人群。世界卫生组织的资料表明，65岁以上老年人糖尿病患病风险是20～40岁人群的10倍。老年人的糖尿病**大多数为2型糖尿病，**少数为1型或迟发1型糖尿病。

研究提示，2型糖尿病为多基因遗传性疾病，多个致病基因具有累积作用。除基因的影响外，糖尿病在老年人群中高发还因为老年

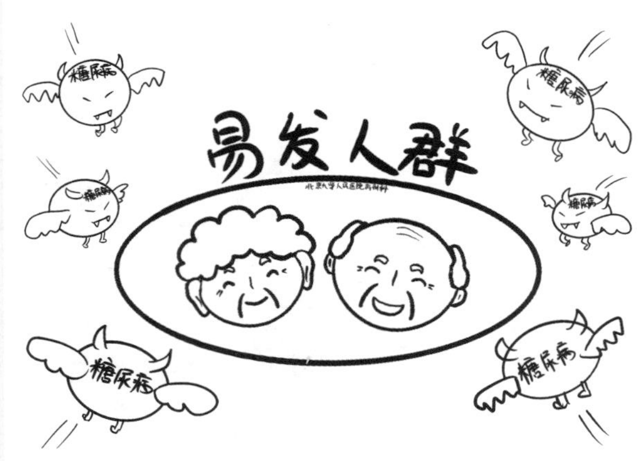

人本身所具有以下特点：

（1）**体力活动减少，肌肉萎缩**，摄取葡萄糖的能力降低，导致胰岛素敏感性下降；

（2）**食物中饱和脂肪酸的增多和膳食纤维的不足**（食品过于精细），降低机体对胰岛素的敏感性。腹型肥胖、脂肪的向心性分布可以引起胰岛素抵抗，在胰岛素抵抗及代偿性高胰岛素血症的基础上可发生胰岛素抵抗综合征；

（3）人在逐渐衰老过程中，**基础代谢率逐渐下降**，参与人体活动的各级组织尤其是肌肉代谢能力下降，机体对葡萄糖的利用能力下降。所以糖尿病具有“增龄效应”，即**年龄越大发病风险越高**。

11 老年糖尿病有什么特点？

2型糖尿病是我国老年糖尿病的**主要类型**。进入老年期之前诊断

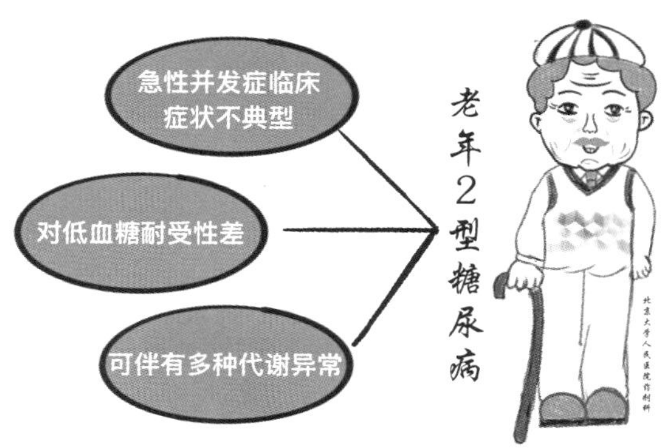

为糖尿病的患者大多病程较长，**慢性并发症常见。**新诊断的老年糖尿病多起病缓慢，无症状或症状不明显，多在常规体检或因出现并发症、伴发病，检查血糖或尿糖时发现，诊断糖尿病时一般已存在多种并发症，且比较严重。

老年糖尿病患者的病程、身体状况、肝肾等重要脏器功能、合并用药情况、经济状况及医疗支持、对治疗的预期以及其预期生存期与中青年糖尿病患者相比均有不同。老年糖尿病有以下特点：

（1）老年糖尿病**急性并发症临床症状不典型，**往往同时与其他疾病伴发，易误诊或漏诊。

（2）老年糖尿病患者**对低血糖耐受性差，**且易出现无症状性低血糖及严重低血糖，反复低血糖发生会加剧老年糖尿病患者的认知障碍，甚至诱发严重的心脑血管事件。

（3）老年糖尿病患者**可伴有多种代谢异常，**部分可同时合并多种其他疾病。

另外，老年糖尿病患者随着年龄的增加，其听力、视力、认知能力、自我管理能力下降，在药物治疗过程中要关注用药安全，特别是要避免重复用药或遗漏用药。

12 什么是妊娠期糖尿病？

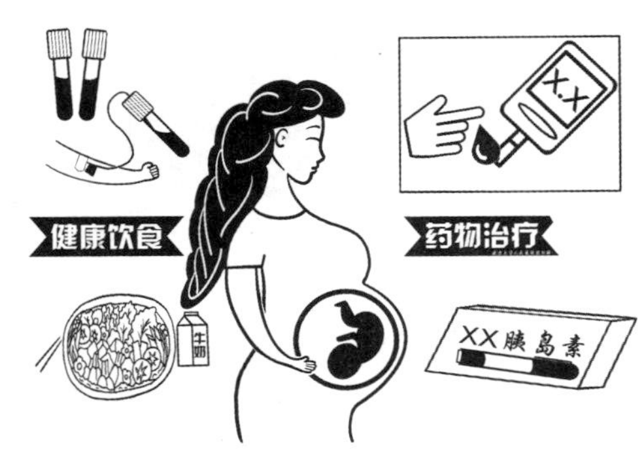

妊娠期间出现的糖耐量降低或糖尿病称为妊娠期糖尿病。妊娠期糖尿病包含部分妊娠前已有糖耐量降低或糖尿病，在怀孕期间首次被诊断的患者。**妊娠期糖尿病一般发生在妊娠中后期**，患者血糖波动相对较轻，血糖容易控制。**多数患者可通过严格地饮食计划和运动使血糖控制良好，**必要时需要使用胰岛素控制血糖。妊娠期高血糖可能会使母亲发展为2型糖尿病、胎儿在子宫内发育异常、新生儿畸形、巨大儿（增加母、婴在分娩时发生并发症与创伤的危险）和新生儿低血糖。

合并以下情况的妊娠期妇女有较高的患糖尿病风险：曾经患有妊娠期糖尿病、曾经分娩过巨大儿（新生儿的出生体重等于或大4 kg）、肥胖、多囊卵巢综合征、有糖尿病家族史、早孕期空腹尿糖阳性、无明显原因的多次自然流产史、胎儿畸形史及死胎史、新生儿呼吸窘迫综合征分娩史等。这类人群应尽早监测血糖，以诊断或排除妊娠期糖尿病。

在诊断糖尿病之后妊娠者称为糖尿病合并妊娠。**糖尿病患者合并妊娠时血糖水平波动较大，血糖较难控制，大多数患者需要使用胰岛素控制血糖。**

13 什么是糖化血红蛋白?

糖化血红蛋白（HbA1c）是血液中红细胞内的血红蛋白与葡萄糖结合的产物，其性质稳定，不易降解，其浓度与血糖浓度成正比。通常可以反映近8～12周的血糖控制情况。糖化血红蛋白的特点决定了它在糖尿病监测中具有重要意义：

（1）血糖越高，糖化血红蛋白就越高，所以糖化血红蛋白能**反映血糖控制水平。**

（2）由于血糖是不断波动的，每次抽血只能反映抽血这个时间点的血糖水平，而**糖化血红蛋白则是逐渐生成的，**短暂的血糖浓度升高或降低不会引起糖化血红蛋白的大幅度变化，并**可以在餐后进行测定。**

（3）糖化血红蛋白**性质稳定，**不易分解，所以它能很好地**反映较长时间（采血前2～3个月）内的平均血糖水平。**

世界卫生组织（WHO）建议在条件具备的国家和地区采用糖化血红蛋白（HbA1c）补充诊断糖尿病。诊断标准为糖化血红蛋白（HbA1c）≥6.5%。为了与WHO诊断标准接轨，我国也推荐在采用标准化检测方法且有严格质量控制的医疗机构，可以将糖化血红蛋白（HbA1c）≥6.5%作为糖尿病的补充诊断标准。

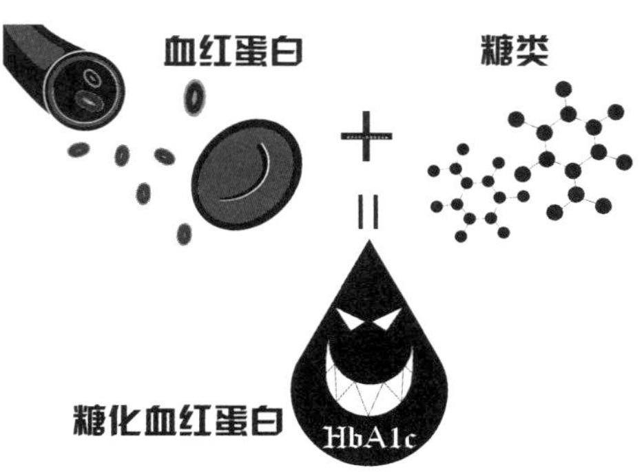

14 什么是胰岛素?

胰岛素是由胰岛β细胞分泌的唯一**直接降低血糖的激素**，它受内源性或外源性物质如葡萄糖、乳糖、核糖、精氨酸、胰高血糖素等的刺激而分泌。胰岛素由**A、B两个肽链组成**。人胰岛素A链有21个氨基酸，B链有30个氨基酸，共51个氨基酸组成。胰岛β细胞中储备胰岛素约200 U，每天分泌约40 U。空腹时，血浆胰岛素浓度较低，进餐后血浆胰岛素水平可增加5～10倍。胰岛素的生物合成速度受血浆葡萄糖浓度的影响。当血糖浓度升高时，胰岛β细胞中胰岛素合成分泌增加。

胰岛素在体内的**生理作用**主要是**调节机体代谢过程**：

（1）**糖代谢**：促进组织细胞对葡萄糖的摄取和利用，促进糖原合成，抑制糖异生（非糖物质生成葡萄糖），使血糖降低。

（2）**脂肪代谢**：促进脂肪酸合成和脂肪贮存，减少脂肪分解。

（3）**蛋白质代谢**：促进氨基酸进入细胞，促进蛋白质合成的各个环节以增加蛋白质合成。

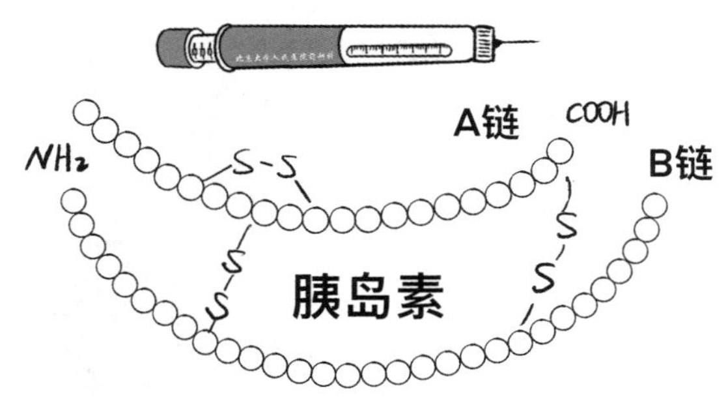

15 什么是口服葡萄糖耐量试验？

口服葡萄糖耐量试验（OGTT）是一种葡萄糖负荷试验，用于**了解胰岛β细胞功能和机体对血糖的调节能力，是诊断糖尿病的主要依据，**广泛应用于临床实践中。口服葡萄糖耐量试验（OGTT）应在清晨空腹进行，成人口服75 g无水葡萄糖，儿童需按每千克体重1.75 g无水葡萄糖计算，总量不超过75 g。75 g无水葡萄糖须溶于250～300 ml水中，5～10分钟内喝完。开始饮用葡萄糖水后2小时测定静脉血葡萄糖浓度，即为口服葡萄糖耐量试验（OGTT）2小时血糖。

空腹血糖、随机血糖或口服葡萄糖耐量试验（OGTT）2小时血糖是诊断糖尿病的主要依据，没有糖尿病典型临床症状时必须重复检测以确认诊断。

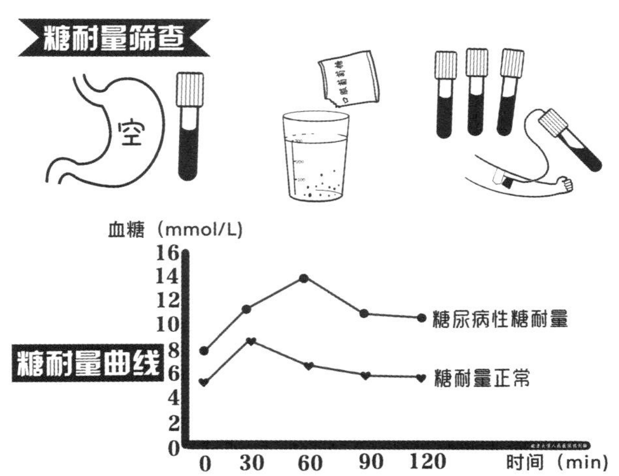

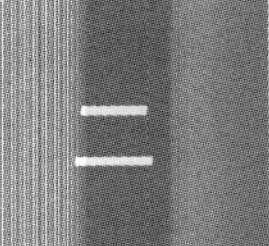

二 安全合理用药

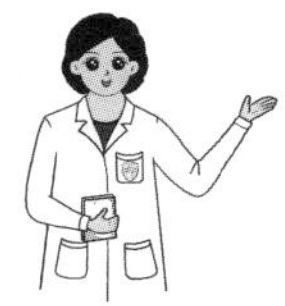

1 口服降糖药有哪几种?

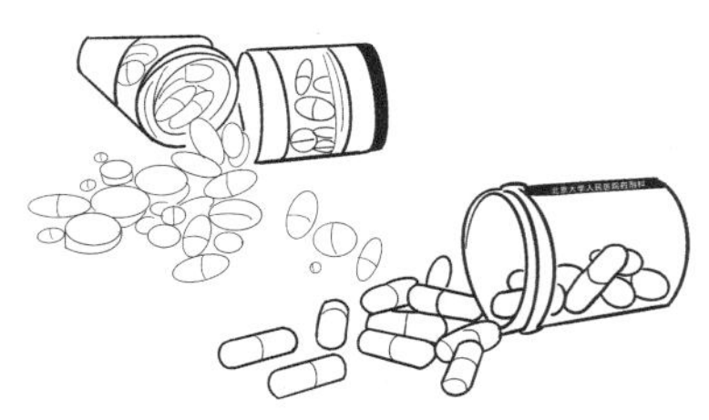

除了改变生活方式外，糖尿病患者通常还需要药物治疗来控制血糖。糖尿病治疗的口服药物包括：双胍类、磺脲类、α-糖苷酶抑制剂、格列奈类、噻唑烷二酮类（格列酮类）、二肽基肽酶Ⅳ抑制剂（DPP-4抑制剂，列汀类）、钠-葡萄糖共转运蛋白2抑制剂（SGLT2抑制剂，列净类）。

根据作用机制的不同，口服降糖药又可分为促胰岛素分泌剂和非促胰岛素分泌剂（通过其他机制降低血糖的药物）。

（1）**促胰岛素分泌剂**

- **磺脲类**：与胰岛β细胞的作用位点结合，刺激胰岛素分泌，降低餐后血糖浓度。目前常用的磺脲类药物主要为格列本脲、格列美脲、格列齐特、格列吡嗪和格列喹酮。

- **格列奈类**：与胰岛β细胞的作用位点结合，刺激胰岛素分泌，降低餐后血糖浓度。常用的格列奈类药物有瑞格列奈、那格列奈和米格列奈。

- **二肽基肽酶Ⅳ抑制剂（DPP-4抑制剂，列汀类）**：作用于二肽基肽酶Ⅳ，升高内源性胰高血糖素样肽-1（GLP-1）、葡萄糖依赖性促胰岛素多肽（GIP）的浓度，以葡萄糖依赖的方式增加胰岛素的释放并降低胰高血糖素水平，以降低餐后血糖浓度。常用的二肽基肽酶Ⅳ抑制剂（DPP-4抑制剂）有西格列汀、沙格列汀、维格列汀、利格列汀和阿格列汀。

（2）**非促胰岛素分泌剂：**

• **双胍类：**通过减少糖异生，增加外周组织对葡萄糖的利用来降低血糖浓度。常用的药物为二甲双胍。对于单独通过生活方式干预不能使血糖浓度达标的糖尿病患者，**二甲双胍通常推荐作为一线治疗药物**。

• **噻唑烷二酮类：**通过增加外周骨骼肌细胞对胰岛素的敏感性，以降低空腹血糖浓度。常用的药物有罗格列酮和吡格列酮。

• **α-糖苷酶抑制剂：**通过减缓肠道对碳水化合物的吸收，主要降低餐后血糖浓度。常用的药物有阿卡波糖、伏格列波糖和米格列醇。

• **钠-葡萄糖共转运蛋白2抑制剂（SGLT2抑制剂）：**通过阻断肾脏对葡萄糖的重吸收，促进从尿液中排泄多余的葡萄糖而降低血糖浓度。常用的药物有达格列净、恩格列净、卡格列净和艾托格列净。

2 什么时间口服降糖药？

口服降糖药的服用时间是由降糖药的药理作用决定。不同的降糖药，服用时间也不同。

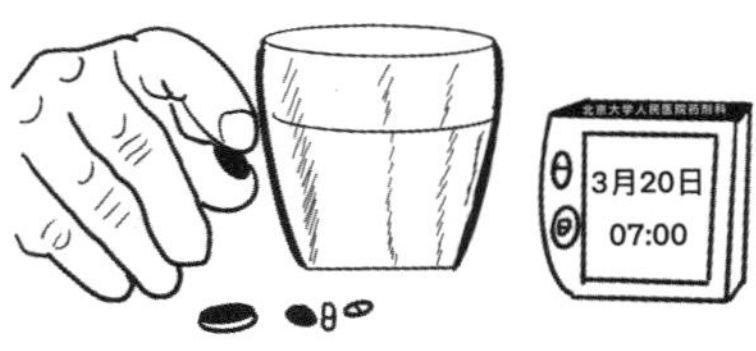

（1）**餐前服用的降糖药：**

• **磺脲类降糖药**，如格列本脲、格列喹酮和格列吡嗪普通片等，主要是**促胰岛素分泌剂，降低餐后血糖浓度**，一般要求在**饭前30分钟**左右服药。格列美脲为长效磺脲类促胰岛素分泌剂，一般一天服用1次，建议于第一次正餐前或餐中服用。

• **格列奈类降糖药**，如瑞格列奈和那格列奈，又称为餐时血糖调节剂，作用迅速而短暂，要求于**餐前1～15分钟**服用。

• **二甲双胍肠溶片**，推荐在**餐前30分钟**服用，主要是由于肠溶制剂在空腹的状态下不会影响其到达肠道发挥作用的时间。

（2）**餐中或餐后服用的降糖药：**

• **二甲双胍普通片**，推荐在每餐中间或在餐后立刻服药，可避免药物对胃的刺激，减少其引起的胃肠道不良反应。

• **α-糖苷酶抑制剂**，如阿卡波糖，推荐**餐中嚼服**，以更好地发挥其减缓肠道对碳水化合物的吸收，降低餐后血糖浓度。

（3）**不受进餐影响的降糖药：**

• **胰岛素增敏剂**，如吡格列酮，通过增加外周骨骼肌细胞对胰岛素的敏感性，以降低空腹血糖浓度。这类药物作用时间较长，不受进餐影响，可在任意时间服用，通常一日服用1次。

• **二肽基肽酶Ⅳ抑制剂（DPP-4抑制剂）**，如西格列汀、沙格列汀、维格列汀、利格列汀和阿格列汀，这类药物口服不会引起低血糖，而且口服吸收不受食物的影响，因此餐前餐后服用均可。

• **钠-葡萄糖共转运蛋白2抑制剂（SGLT2抑制剂）**，如达格列净、卡格列净、恩格列净，这类药物作用时间长，口服给药时间不受进餐影响，一般推荐每日早晨服用。

3 降糖药的治疗原则是什么?

随着糖尿病治疗药物不断推陈出新，药物的选择也越来越多。对于降糖药的选择需要考虑到每位患者的个人需要和病情变化，随着时间的推移，可能还会调整原有的治疗方案来控制血糖水平。降糖药的一般**治疗原则如下：**

（1）**根据糖尿病的不同类型选药：1型糖尿病患者自始至终都应使用胰岛素治疗。**2型糖尿病患者一般**首先选用口服降糖药**，但在下列情况下须用胰岛素治疗：①饮食、运动及口服降糖药效果不好；②出现严重急、慢性并发症（如酮症酸中毒、糖尿病视网膜病变、尿毒症）；③处于急性应激状态（如严重感染、大型创伤及手术、急性心脑卒中等）；④妊娠期。

（2）**根据2型糖尿病的自然病程选药：**在2型糖尿病早期，胰岛素抵抗伴代偿性的胰岛素水平升高。患者首先应该考虑选择改善胰岛素抵抗和（或）延缓葡萄糖吸收的药物。随着病情进一步发展，

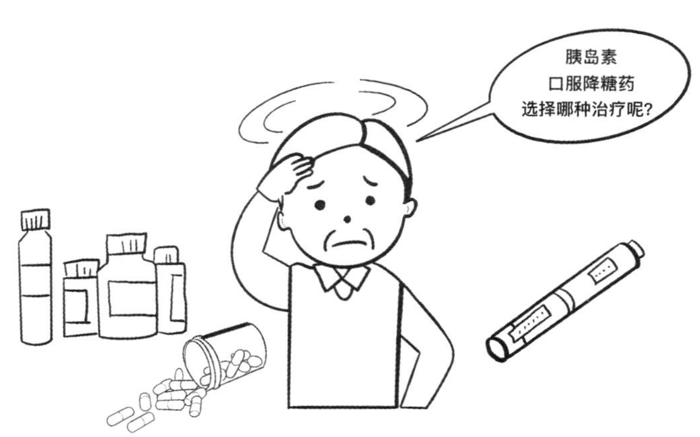

胰岛素分泌功能逐渐衰退，此时需再加用促进胰岛素分泌的药物。

（3）**根据高血糖类型选药：**如空腹血糖不高，只是餐后血糖高，则首选α-糖苷酶抑制剂。

（4）**根据体型选药：**2型糖尿病肥胖者，可以首选如二甲双胍、α-糖苷酶抑制剂（如阿卡波糖）；2型糖尿病消瘦者，推荐首选磺脲类降糖药或噻唑烷二酮类。

（5）**根据年龄选药：**老年患者对低血糖感知能力差，须选择低血糖发生风险低、安全性高，且方便服用的药物，如二甲双胍、α-糖苷酶抑制剂（如阿卡波糖）、二肽基肽酶Ⅳ抑制剂（DPP-4抑制剂）等。对于儿童来讲，首选推荐的药物是胰岛素和二甲双胍。

（6）**根据有无合并症选药：**如果糖尿病患者同时伴有肥胖、高血压、高血脂、冠心病等疾病，可考虑优先选用对心血管有潜在获益的药物，比如二甲双胍、钠-葡萄糖共转运蛋白2抑制剂（SGLT2抑制剂）。

（7）**根据患者对服药的依从性选药：**对于需要经常出差、进餐不规律或是用药依从性差的糖尿病患者，一般推荐选择每天服用一次的药物更为方便，可提高患者的用药依从性。

4 降糖药联合使用的原则是什么？

饮食和运动是控制2型糖尿病（T2DM）高血糖的**基本措施，在饮食和运动不能使血糖控制达标时，应及时采用包括口服药治疗在内的药物治疗。**2型糖尿病（T2DM）是一种进展性疾病，在2型糖尿病（T2DM）的自然病程中，胰岛β细胞功能随着病程的延长

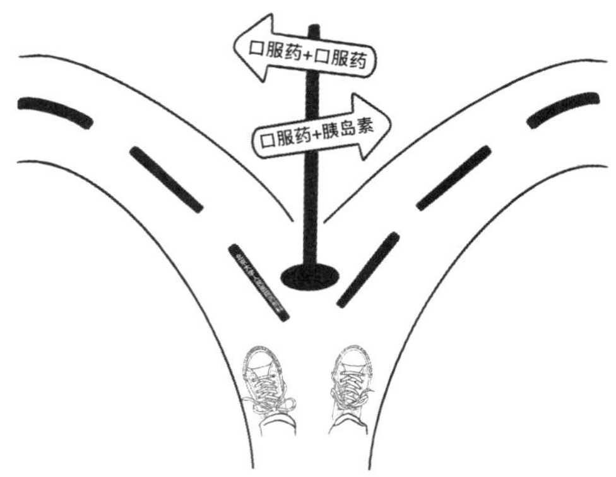

而逐渐下降，胰岛素抵抗的程度变化不大。因此，随着2型糖尿病（T2DM）病程的进展，患者对药物控制血糖的依赖逐渐增大，临床上常采用**口服降糖药之间联合**治疗或者**口服降糖药与注射降糖药联合治疗**，如胰岛素、胰高血糖素样肽-1受体激动剂（GLP-1RA）之间的**联合治疗**。

降糖药物联合使用的一般原则是：

（1）**应联合使用降糖机制不同的药物**：当使用一种降糖药治疗而血糖不达标者，可采用2种甚至3种不同作用机制的药物联合治疗，也可加用胰岛素联合治疗。避免联合使用作用机制相同的药物，如格列美脲和格列喹酮都属于磺脲类降糖药，一般不将这两种药物联用。

（2）**单一降糖药不能很好地控制血糖时，应尽早联合用药**：不要等到单一药物达最大剂量仍无效时才考虑联合使用其他药物。

（3）**联用的药物种类不宜过多**：一般联用2种药物，必要时可联用3种或加用胰岛素治疗，避免联用4种及4种以上的药物。

（4）**合并动脉粥样硬化性心血管病或心血管风险高的2型糖尿病患者**：不论其糖化血红蛋白（HbA1c）是否达标，只要没有禁忌证，都应在二甲双胍的基础上加用具有动脉粥样硬化性心血管病获益证据的胰高血糖素样肽-1受体激动剂（GLP-1RA）或钠-葡萄糖共转运蛋白2抑制剂（SGLT2抑制剂）。

（5）**合并慢性肾脏疾病或心力衰竭的2型糖尿病患者：**不论其糖化血红蛋白（HbA1c）是否达标，只要没有禁忌证，都应在二甲双胍的基础上加用钠-葡萄糖共转运蛋白2抑制剂（SGLT2抑制剂）。合并慢性肾脏疾病的2型糖尿病患者，如不能使用钠-葡萄糖共转运蛋白2抑制剂（SGLT2抑制剂），可考虑选用胰高血糖素样肽-1受体激动剂（GLP-1RA）。

5 二甲双胍为什么被称作“神药”？

“神药”二甲双胍的真相

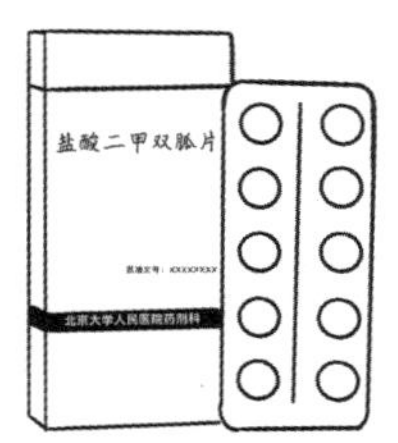

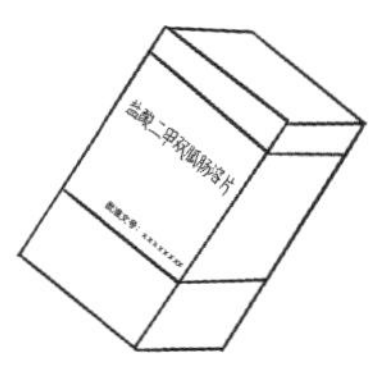

二甲双胍自1957年问世以来，在历经60余年的起起落落后，现已成为世界范围内使用最广泛的口服降糖药，其降糖的有效性与安全性获得了广泛的认可。美国糖尿病协会《糖尿病诊疗指南》中推荐二甲双胍作为**2型糖尿病的一线用药。**《中国2型糖尿病防治指南（2020年版）》也明确指出生活方式干预和二甲双胍为2型糖尿病患者高血糖的一线治疗，若无禁忌证，二甲双胍应一直保留在糖尿病的治疗方案中。

二甲双胍之所以被称为“神药”，是因为随着对这个药物的深入研究，发现了其除**降糖之外还有许多其他的作用**。

（1）**治疗多囊卵巢综合征（PCOS）：**多囊卵巢综合征的主要临床表现有高胰岛素血症、停止排卵、胰岛素抵抗及高雄激素血症等。多年的临床应用证实二甲双胍可以改善胰岛素抵抗，可有效降低体内的促卵泡激素（FSH）、黄体生成素（LH）水平，恢复卵巢功能，调整月经和降低雄激素水平，因此可治疗与多囊卵巢综合征有关的月经失调，改善月经状况和恢复排卵，治疗雄激素过多症状，如多毛、痤疮。

（2）**延缓衰老：**实验表明二甲双胍可以通过抗炎与抗活性氧等防止DNA受损伤，抑制神经酰胺，以减少老年人成肌细胞数目和改善组织功能。美国食品药品管理局（FDA）已批准了“用二甲双胍对抗衰老”的临床试验。

（3）**降低体重：**研究表明二甲双胍主要通过升高血液中生长分化因子15（GDF15）水平来抑制食欲，从而达到减重的目的。

（4）**保护心血管：**大量研究显示，二甲双胍用于心肌缺血再灌注损伤、心肌肥厚和心力衰竭、动脉粥样硬化、高血压等模型动物时，对心脏的代谢、结构和功能有直接影响，可发挥心血管保护作用。

（5）**改善血脂：**二甲双胍可诱导脂肪的氧化，减少脂肪的合成，显著降低2型糖尿病患者血浆中甘油三酯、胆固醇和低密度脂蛋白水平。

（6）**防脱发：**2020年6月，美国加州大学洛杉矶分校的一个研究团队在《细胞》子刊上发表了他们的研究成果，发现二甲双胍溶液可能通过诱导处于休止期的毛囊自噬来刺激毛囊进入生长期，促进毛发生长。

（7）**抗肿瘤：**流行病学调查发现，糖尿病患者服用二甲双胍后，恶性肿瘤的发病率降低。临床前研究确定二甲双胍的抗肿瘤机制可能与损害细胞代谢并抑制致癌信号通路有关。多项荟萃分析结果显示，二甲双胍治疗与肺癌、前列腺癌、直肠癌、乳腺癌等癌症风险降低相关。

（8）**治疗自闭症：**麦吉尔大学的研究人员发表在《自然》子刊*Nature Medicine*的文章指出，二甲双胍可治疗某些形式自闭症的脆性X综合征，改善他们的言语、行为和社交互动障碍。

（9）**逆转肺纤维化：**美国阿拉巴马大学伯明翰分校的研究人员发现，在人类特发性肺纤维化患者和用博莱霉素引发的小鼠肺纤维化模型中，二甲双胍可以加快已经产生的纤维化组织的消融，逆转已经产生的纤维化。

（10）**逆转认知障碍：**二甲双胍可激活卒中模型小鼠新生的神经干细胞，促进分化，并导致运动功能恢复。二甲双胍会增加成年雌性小鼠神经前体细胞的大小，并促进雌性动物脑损伤模型认知的恢复。

“神药”二甲双胍**虽然多能，但并不是万能**。它的这些**新作用目前大多数只是在动物身上证实，还有待进行人体的进一步实验**。我们仍须客观地评价和使用二甲双胍，重视其安全性和适用人群，特别是患者应在专业的医生和药师的指导下**合理使用二甲双胍**。

6 二甲双胍片、二甲双胍肠溶片、二甲双胍缓释片有什么区别？

缓释片和肠溶片都是药物的特殊剂型。缓释片是通过适宜的方法延缓药物在体内的释放、吸收、代谢和排泄过程，从而达到延长药效的一类剂型。与普通片剂相比，缓释片**服药次数较少**，使用方便且使体内药物浓度更平稳，有利于降低药物毒副作用。**肠溶片**是用肠溶材料涂覆在药物固体制剂外表面制成的片剂。患者服用后，药物在胃内能保持完整，**在肠道内释放**。肠溶片可防止药物在胃内

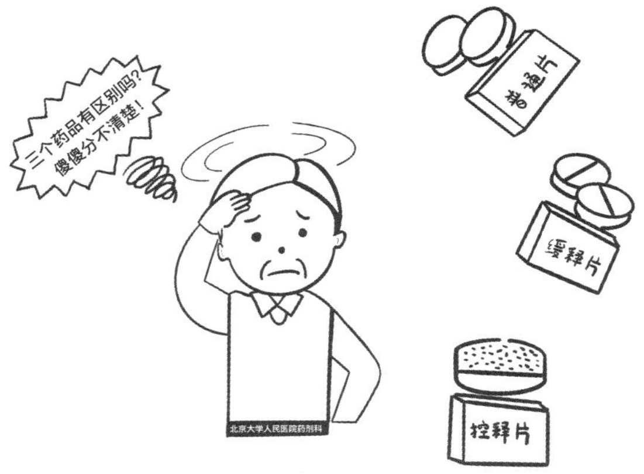

分解失效，**减少药物对胃的刺激**。

二甲双胍，既有普通片，又有肠溶片及缓释片，虽然都是同一化学成分，但**制剂工艺不同**决定了药物在**服用时间和服用次数上的差异**。

（1）**二甲双胍片：**是最快在胃内达到溶解的剂型。由于它分解吸收速度较快，有药物发挥降血糖作用的峰值，在控制餐后血糖方面较好，但引起的不良反应也比较多，不少患者服用后都会产生胃肠道不良反应。一般一天给药2～3次，最好在用餐时或餐后服用，减少胃肠道不适。若是餐后服用仍有不适，可考虑更换其他剂型。

（2）**二甲双胍肠溶片：**与二甲双胍普通片相比，二甲双胍肠溶片在胃中不崩解，不会对胃黏膜造成刺激，在一定程度上减少了二甲双胍引起的恶心、呕吐、腹痛、腹胀、腹泻和厌食等胃肠道不良反应，还可减少上消化道对药物的损耗和酶解，增加其生物利用度。二甲双胍肠溶片**空腹服用**效果更佳，**推荐在餐前半小时服用，**血药浓度高峰与餐后血糖水平高峰更趋同步，能有效地控制餐后高血糖。二甲双胍肠溶片在服用的时候一定**不能掰开或者嚼碎服用，**避免破坏其肠溶效果。

（3）**二甲双胍缓释片：**通过制剂工艺，缓释片使二甲双胍缓慢溶解、释放和吸收，降低对胃肠道的刺激，同时也减少了患者服药的频率，提高了患者的用药依从性。相较于普通片和肠溶片，**缓释片一天只需服用一次**，可在晚餐时或餐后立即服用。二甲双胍缓释片一定要**整片吞服，不能掰开或嚼碎服用**，避免破坏其缓释的作用。

二甲双胍的剂型选择**因人而异**，需要综合考虑患者的身体状况、生活习惯和喜好等。一般来说，二甲双胍片经济实惠，但需要多次服用，不太适合平时工作比较忙而不方便带药的患者，或者很容易忘记服药的患者。如果在服用二甲双胍片时，反复出现胃肠道反应且不能耐受时，可以考虑服用二甲双胍肠溶片。上班族和记忆力减退的老年患者，可以选择二甲双胍缓释片，以提高用药的依从性。

7 与二甲双胍有相互作用的药物有哪些?

二甲双胍是治疗2型糖尿病患者一线药物，若无禁忌证，二甲双胍应一直保留在糖尿病的治疗方案中。但2型糖尿病患者常合并高血压、冠心病、肾病、视网膜病变、糖尿病足等多种疾病，需要合用多种药物。因此，要格外关注与二甲双胍有临床意义的药物相互作用。

（1）西咪替丁用于缓解胃酸过多引起的胃痛、胃灼热、反酸，可以使二甲双胍在血中的浓度升高，故两药必须合用时，应该减少二甲双胍的剂量。

（2）**二甲双胍通过肾脏排泄，**所以一些理论上**与二甲双胍竞争肾小管运转系统的药物**可能会影响二甲双胍的排泄，如治疗心脏疾

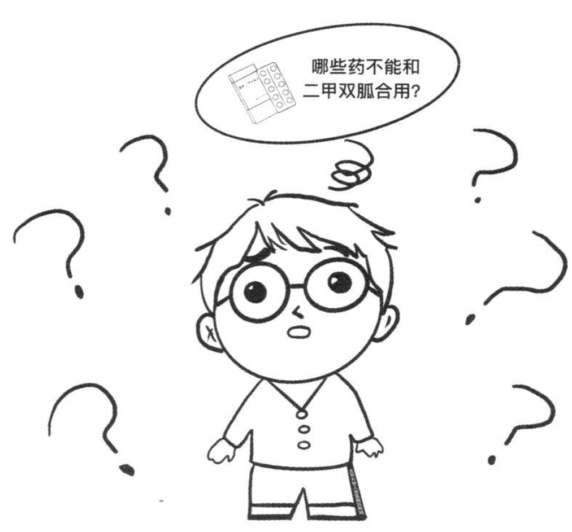

病的药物地高辛、普鲁卡因胺和奎尼丁，镇痛药吗啡，抗疟药奎宁，治疗胃、十二指肠溃疡的药物雷尼替丁，治疗高血压药物氨苯蝶啶，抗菌药甲氧苄啶和万古霉素等。合用时，建议密切监测血糖的变化情况，及时调整药物剂量。

（3）二甲双胍有增加**华法林**的抗凝血倾向。

（4）**树脂类药物**可减少二甲双胍的吸收。

（5）二甲双胍与**利尿剂**呋塞米（俗称速尿）合用时，二甲双胍在体内的生物利用度增加，呋塞米的血药浓度则下降。

8 服用二甲双胍出现胃肠道反应需要立即停药吗?

胃肠道反应是二甲双胍最常见的不良反应，包括腹泻、恶心、呕吐、胃胀、厌食、消化不良、腹部不适等，这些不良反应通常发

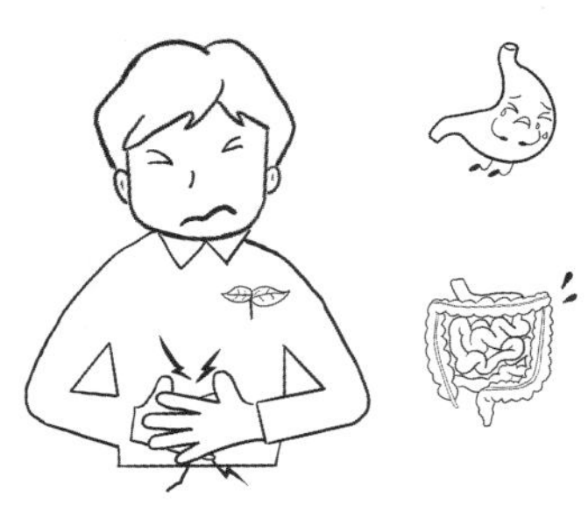

生在**用药初期**，绝大多数发生于用药前10周。国内研究报道二甲双胍的胃肠道反应发生率为15%，其发生率与患者的体重、二甲双胍的用药剂量没有明显的相关性，即每天1000 mg与每天2500 mg的起始剂量胃肠道反应发生率相当，但严重程度不同。随着二甲双胍服药时间的延长和恰当的剂量调整，这一不良反应会逐渐减轻甚至消失。

因此，当服用二甲双胍发生胃肠道不良反应时，不必急于停药或换药，可从**小剂量开始使用，逐渐增加剂量**，服用时间可选择在**餐中或餐后**，这样可帮助患者逐渐耐受二甲双胍治疗初期的胃肠道反应。**二甲双胍肠溶片和缓释片具有更好的胃肠道耐受性**，如患者不能耐受普通片，可试用缓释剂型。当然，如果服用二甲双胍出现严重的胃肠道症状时，应立即停药，并及时就医。

9 二甲双胍损伤肝肾吗?

二甲双胍应用于临床较久，是2型糖尿病治疗的**一线药物**，若无禁忌证，二甲双胍应一直保留在糖尿病的治疗方案中。

二甲双胍通过胃肠道吸收进行血液循环，几乎不与血浆白蛋白结合，不经过肝代谢，在体内也不降解，而是直接作用于肝和肌肉，减少肝糖异生，增加肌肉葡萄糖酵解。因此，**二甲双胍无肝毒性。**肝功能正常者在推荐剂量范围内用药，不会造成肝损害。但**肝功能**

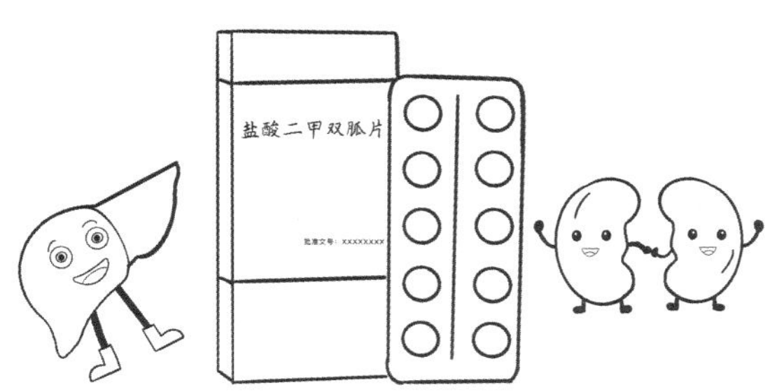

已经受损者使用二甲双胍时应谨慎，因为肝功能受损会明显限制其对乳酸的清除能力，使得二甲双胍降糖过程中产生乳酸积聚的风险增加。目前建议血清转氨酶超过3倍正常上限或有严重肝功能不全的患者应避免使用二甲双胍。

二甲双胍大部分以药物原形经肾脏排泄，所以**二甲双胍本身没有肾毒性，不会损伤肾**。但二甲双胍需要通过肾脏排泄，所以服用二甲双胍时，对肾功能有要求。肾功能严重受损时，二甲双胍经肾脏排泄明显减少，清除半衰期延长，导致血浆二甲双胍浓度上升，不良反应如乳酸性酸中毒发生风险增加。目前研究证明二甲双胍可用于轻度至中度肾功能损害的患者，但是仍**禁用于严重肾功能损害的患者**。对于中度肾功能下降的患者，可以通过仔细检查剂量和进行监测将服用二甲双胍的风险最小化，从而使患者从二甲双胍中获益。

10 二甲双胍对维生素B_{12}的吸收有影响吗？

二甲双胍对维生素B_{12}的吸收会有一定的影响。已有研究显示，随着**二甲双胍用量的增加和使用时间的延长，维生素B_{12}缺乏的发生**

风险随之增加。国内荟萃分析显示，二甲双胍可增加维生素B_{12}缺乏症的风险。其机制可能为：①小肠蠕动的改变刺激肠道细菌过度生长，竞争性抑制维生素B_{12}吸收；②维生素B_{12}内因子水平的变化及钴胺素内吞受体的相互作用；③二甲双胍可以抑制回肠末端维生素B_{12}内因子复合物钙依赖性吸收（该抑制作用可以通过补充钙剂逆转）。虽然二甲双胍可导致血清维生素B_{12}水平降低，但可改善细胞内维生素B_{12}代谢。长期使用二甲双胍者可每年测定1次维生素B_{12}水平，如缺乏应适当补充维生素B_{12}。

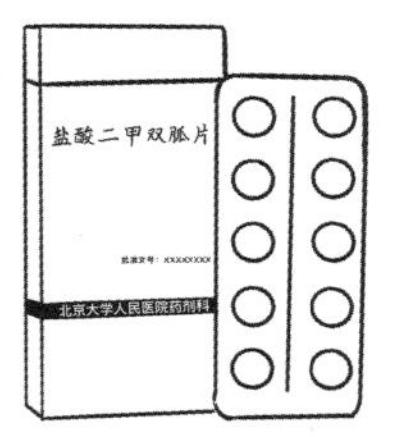

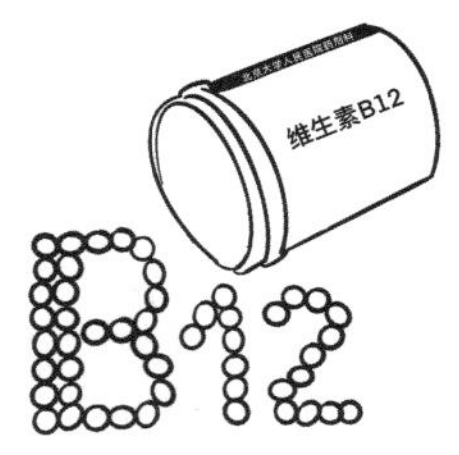

除了长期应用二甲双胍可导致维生素B_{12}吸收不良外，还有其他原因也可导致维生素B_{12}吸收不良，包括：①萎缩性胃炎；②长期携带影响胃肠道吸收功能的细菌，如幽门螺杆菌；③长期服用抑酸药，如H_2受体拮抗剂和质子泵抑制剂；④慢性酒精中毒；⑤胃肠道手术；⑥胰腺外分泌功能缺陷；⑦干燥综合征或系统性硬化症等。

故服用二甲双胍的患者如合并上述危险因素，应加强维生素B_{12}水平监测，如缺乏应及时适当补充维生素B_{12}。

11 服用二甲双胍时可以饮酒吗?

正在服用二甲双胍治疗的患者应尽量避免同时饮酒，因为酒精在肝细胞内氧化过程中使乳酸生成增加，与二甲双胍一起服用更是增加了乳酸酸中毒的风险。另外**不推荐糖尿病患者在使用降糖药物**

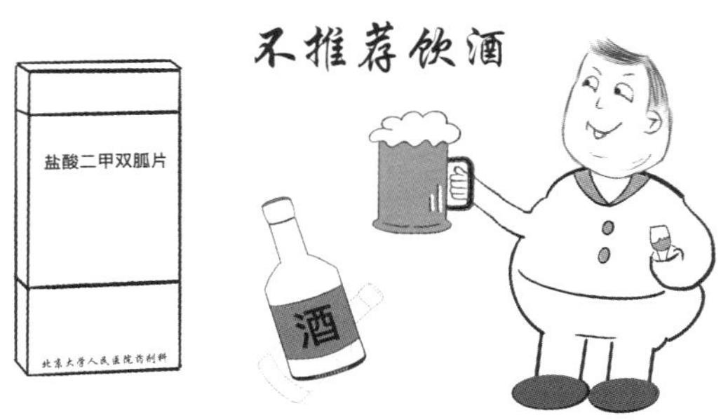

治疗期间饮酒，这是因为酒精本身能耗竭肝糖原的储备，特别是糖尿病患者在空腹情况下饮酒，容易引起低血糖。低血糖所带来的伤害比高血糖的要严重很多，不仅会让患者四肢无力、头晕，甚至可能会因为急性并发症而发生危及性命的风险。

12 阿卡波糖应该什么时候服用?

服用阿卡波糖推荐**每日2～3次，用餐前即刻整片吞服或与前几口食物一起咀嚼服用**，这样才可以发挥较好的疗效。

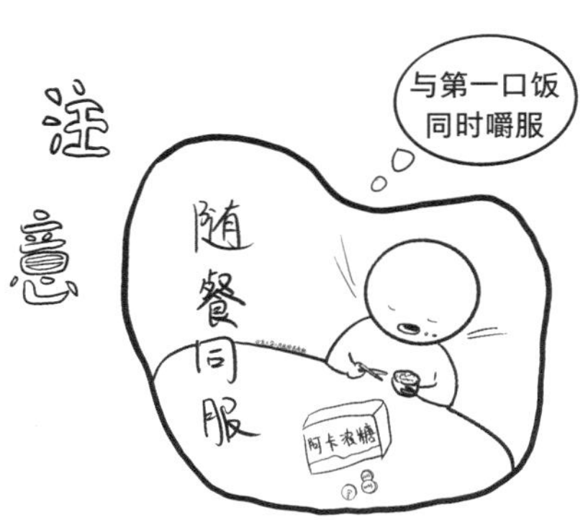

阿卡波糖属于α-糖苷酶抑制剂，通过抑制肠道内多种α-糖苷酶的活性，使碳水化合物分解为葡萄糖的速度减慢，从而减缓肠道内葡萄糖的吸收而达到降低血糖水平的目的，**适用于以碳水化合物为主要食物成分的餐后血糖浓度升高**的患者。因此阿卡波糖空腹服用效果差，需要和食物一起服用才会起到降低餐后血糖的作用。阿卡波糖若在进食前过早服用，药物尚未起作用就很快从肠道排出；若进餐后很长时间才开始服用，食物已被吸收或α-葡萄糖苷酶已占据了其作用位点，药物同样不能发挥作用。**所以阿卡波糖如不按推荐的时间服药很可能造成患者血糖控制不好，影响糖尿病的治疗效果。**

13 磺脲类药物应该什么时候服用？

推荐在**餐前20～30分钟服用磺脲类药物，且服用磺脲类降糖药物后一定要进餐，以避免低血糖的发生。**

磺脲类药物属于促胰岛素分泌剂，主要通过刺激胰岛β细胞释放胰岛素，增加体内的胰岛素水平而降低血糖浓度。此外，其还能通过抑制胰岛α细胞分泌胰高血糖素，增强胰岛素的敏感性，有效缓

餐前20～30分钟服用

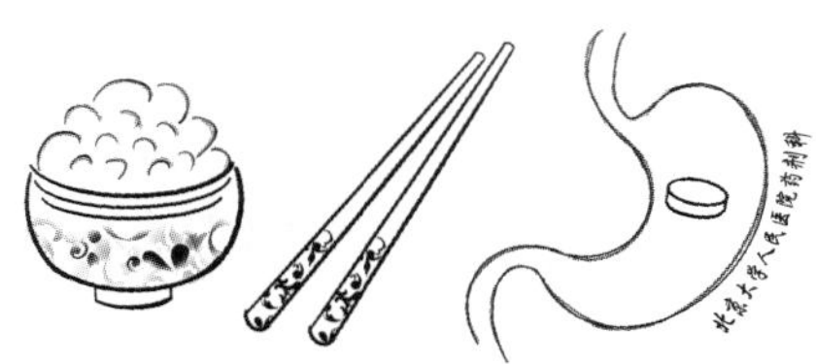

解胰岛素抵抗，发挥降血糖作用。由于大多数**磺脲类降糖药起效时间需要约30分钟**，而降糖作用的高峰一般在服药后2～3小时出现，因此在餐前20～30分钟服用磺脲类降糖药，随着食物的消化吸收，药物的作用也在增强，餐后2小时左右，药物作用较强，有利于控制餐后血糖。

14 磺脲类药物是否有长效和短效之分?

磺脲类药物的作用半衰期不同，其发挥的药效有长短之分。因此磺脲类药物可以分为：

（1）**短效**磺脲类药物：如格列喹酮、格列吡嗪等，推荐每日服用3次。

（2）**中效**磺脲类药物：如格列苯脲和格列齐特，一般推荐每日服用2次。

（3）**长效**磺脲类药物：如格列美脲，推荐每日服用1次。此外，格列吡嗪控释片、格列齐特缓释片是通过制剂工艺来进一步延长格列吡嗪、格列齐特的作用时间，以达到长效的作用，通常推荐每日服用1次。

以餐后血糖浓度升高为主的患者，宜选择短效磺脲类药物。以空腹血糖浓度升高为主的患者或空腹、餐后血糖均高的患者，宜选择中效或长效磺脲类药物。

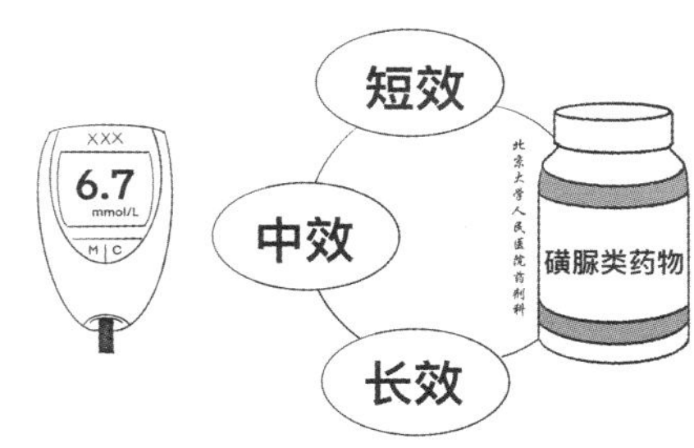

15 格列奈类药物应该什么时候服用?

格列奈类药物被称为"餐食血糖调节剂",一般餐前即刻服用。

该吃饭了
我得马上吃药
格列奈类药物
批准文号：XXX

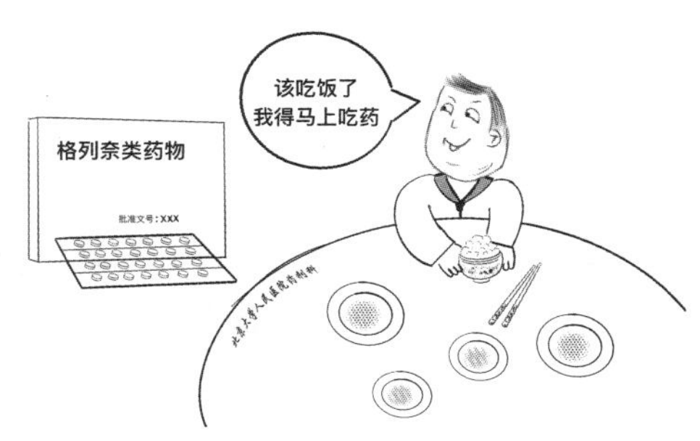

正常人餐后出现胰岛素分泌高峰，而2型糖尿病患者餐后胰岛素分泌高峰延迟、降低甚至消失，导致餐后高血糖。格列奈类药物为非磺脲类促胰岛素分泌剂，口服后吸收进入血液到达胰岛β细胞促进其分泌胰岛素，随着药物在血液内浓度逐渐升高，胰岛素的分泌也逐渐增多，格列奈类药物相当于恢复糖尿病患者餐后胰岛素分泌时相。格列奈类药物进入人体到发挥最大作用所用时间与进食后血糖达到最高时所用时间一致，即格列奈类药物模仿胰岛素的生理分泌，所以**要求格列奈类药物餐前即刻服用**。

16 噻唑烷二酮类药物适用于哪些患者?

噻唑烷二酮类药物主要通过增加靶细胞对胰岛素作用的敏感性而降低血糖浓度，其本身对胰岛素分泌没有影响，但需要有胰岛素存在时，才能产生效应，常用的药物有罗格列酮、吡格列酮。噻唑

烷二酮类药物主要用于**其他降血糖药物疗效不佳的2型糖尿病，尤其是胰岛素抵抗患者**，可单独应用，也可与磺脲类药物和胰岛素联合应用，包括：

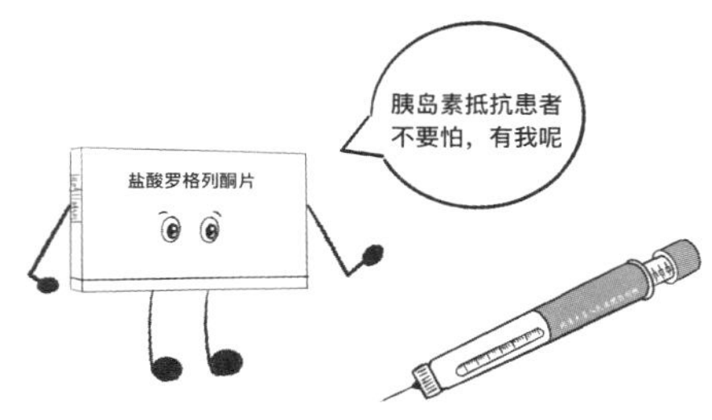

（1）二甲双胍单用治疗效果不佳者，联用噻唑烷二酮类药物后可提高降糖疗效。

（2）胰岛素治疗时，血糖控制差的糖尿病患者，联用噻唑烷二酮类药物可控制血糖，并减少胰岛素用量和注射次数。

（3）由于噻唑烷二酮类药物具有改善脂质代谢紊乱作用，适合用于伴血脂异常的2型糖尿病患者。

17 哪些患者不适合使用二肽基肽酶Ⅳ抑制剂（DPP-4抑制剂）?

二肽基肽酶Ⅳ抑制剂（DPP-4抑制剂）作用于**二肽基肽酶Ⅳ**，升高内源性胰高血糖素样肽-1（GLP-1）、葡萄糖依赖性促胰岛素多肽（GIP）的浓度，以葡萄糖依赖的方式增加胰岛素的释放并降低胰高血糖素水平，以降低餐后血糖浓度。目前临床上常用的二肽基肽酶Ⅳ抑制剂（DPP-4抑制剂）有维格列汀、沙格列汀、西格列汀等。二肽基肽酶Ⅳ抑制剂（DPP-4抑制剂）适用于**单纯饮食和运动治疗控制不佳的2型糖尿病患者，可以单一给药，也可以与其他药物联合治疗**。

这些患者不适合使用
DPP-4抑制剂
北京大学人民医院药剂科

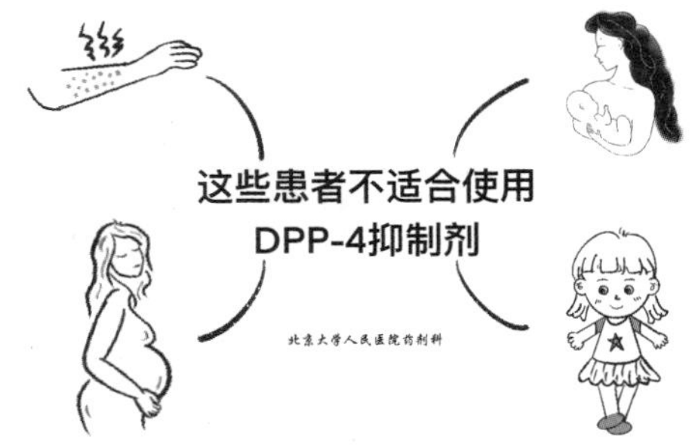

以下几类患者**不适合应用二肽基肽酶Ⅳ抑制剂**（DPP-4抑制剂）：

（1）对二肽基肽酶Ⅳ抑制剂（DPP-4抑制剂）中任何成分**过敏**者禁用该类药物。

（2）**1型糖尿病**患者或治疗糖尿病**酮症酸中毒**患者不应该使用此类药物。

（3）**孕妇：**目前没有在妊娠期妇女中进行充分的研究，因此二肽基肽酶Ⅳ抑制剂（DPP-4抑制剂）在妊娠期妇女中使用的安全性未知。不建议在妊娠期妇女中使用。

（4）**哺乳期**女性：已知二肽基肽酶Ⅳ抑制剂（DPP-4抑制剂）中的西格列汀能够从哺乳期大鼠乳汁中分泌，但尚无二肽基肽酶Ⅳ抑制剂（DPP-4抑制剂）能否在乳汁中分泌的数据，故此类药物不宜用于哺乳期女性。

（5）**18岁以下患者：**目前尚无此类药物在18岁以下儿童和青少年患者中使用的安全性和有效性数据，因此18岁以下患者不建议应用此类药物。

18 服用钠-葡萄糖共转运蛋白2抑制剂（SGLT2抑制剂）有哪些注意事项?

钠-葡萄糖共转运蛋白2抑制剂（SGLT2抑制剂）属于新型口服降糖药，主要通过阻断近曲小管对葡萄糖的重吸收，从而**促进尿糖的排泄**，达到降低血糖浓度的目的。目前在临床上常使用的钠-葡萄糖共转运蛋白2抑制剂（SGLT2抑制剂）有达格列净、恩格列净和卡格列净等，可单用或联合其他降糖药治疗成人2型糖尿病。服用钠-葡萄糖共转运蛋白2抑制剂（SGLT2抑制剂）须注意:

（1）达格列净和恩格列净餐前或餐后均可服用，卡格列净则须在每天的第一次正餐前口服。

（2）钠-葡萄糖共转运蛋白2抑制剂（SGLT2抑制剂）的主要不良反应为**增加泌尿生殖道感染**。钠-葡萄糖共转运蛋白2抑制剂（SGLT2抑制剂）增加了泌尿生殖道局部的葡萄糖浓度，使细菌和霉菌感染的机会增加。为避免生殖道和泌尿道感染的发生，对于**半年内反复发生泌尿生殖道感染的患者不推荐使用**。在使用过程中，如果发生感染并需要抗感染治疗时，建议暂停使用钠-葡萄糖共转运

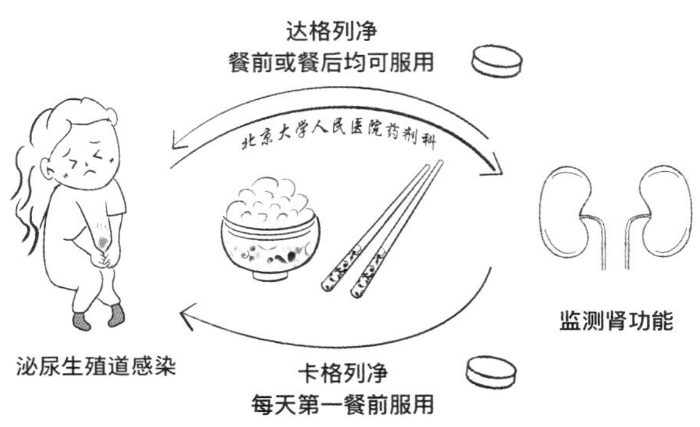

糖尿病篇

蛋白2抑制剂（SGLT2抑制剂），感染治愈后，可继续使用。使用钠-葡萄糖共转运蛋白2抑制剂（SGLT2抑制剂）过程中，尤其是使用的第1个月，需要关注是否出现感染的症状和体征，如果患者出现泌尿道和生殖道感染的症状，应就医并做相关检查以明确有无感染。使用钠-葡萄糖共转运蛋白2抑制剂（SGLT2抑制剂）的患者，建议注意个人外阴部卫生，适量饮水，保持小便通畅，减少感染的发生。

（3）钠-葡萄糖共转运蛋白2抑制剂（SGLT2抑制剂）起始**治疗前须检测肾功能**，并根据肾功能确认是否可以使用钠-葡萄糖共转运蛋白2抑制剂（SGLT2抑制剂）治疗。服用此药治疗过程中，每年至少监测一次肾功能。

19 口服降糖药漏服怎么办?

对于糖尿病患者，在口服降糖药治疗期间，**规律服药是非常必要的**。如果偶尔出现了漏服，建议**根据正在服用的降糖药种类、漏服的时间、当时血糖控制情况等采取不同的处理办法**。特别要记住一定**不能一次性服用2倍剂量**的口服降糖药。

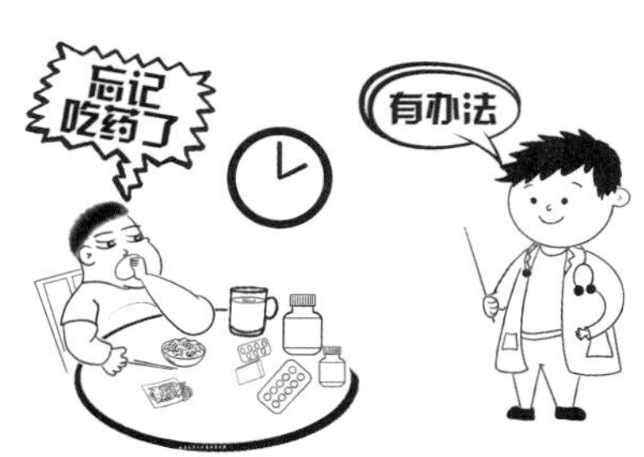

（1）**磺脲类药物**：①短效磺脲类药物（格列喹酮、格列吡嗪），通常每餐前半小时服用。忘记服用降糖药有以下几种情况：如到了**进餐前才想起来**，可以将**进餐时间往后推半小时**。如直到饭后

两餐之间才想起来，则需要立即**测一个随机血糖**，若血糖浓度轻度升高，可以增加活动量而不再补服；若血糖浓度明显升高，可以当时减量补服。如到了**下一餐前才想起来**漏服药，需要**测餐前血糖**。如餐前血糖浓度升高不明显，则按原剂量服药，无须调整。如餐前血糖浓度升高明显，可酌情临时增加餐前用药剂量或适当减少当餐的进食量，以使血糖尽快恢复到正常范围。切不可把上一次漏服的药物加到下一次中一并服下，以免造成低血糖。②**中长效磺脲类药物**，如格列吡嗪控释片、格列齐特缓释片、格列美脲，这类药物通常要求患者早餐前半小时服用，每日一次。如早餐前漏服而午餐前想起，可**根据血糖情况**，按原剂量补服；若如午餐后才想起来，视情况服半量；若已接近下次服药时间，不要中途补服，且下次不要服用双倍药量。

（2）**格列奈类**：如那格列奈、瑞格列奈。对此类药物漏服的处理方法**与短效磺脲类药物类似**。

（3）**α-糖苷酶抑制剂**：如阿卡波糖，一般与饭同服，每日3次，不用餐则不服药。若**餐中想起**漏服，可以**马上补服或**餐后即刻嚼服。如果发现时已错过进食时间，则不提倡补服。不能在餐后补服这类药物，否则其降糖效果会大打折扣。

（4）**二甲双胍**：普通片和缓释片在餐中或餐后服用；肠溶片在餐前服用；一般每日2～3次。一旦忘记服药请尽快服用。但若已接近下次服药时间，则不要中途补服，且下次不要服用双倍药量。

（5）**噻唑烷二酮类（胰岛素增敏剂）**：如罗格列酮、吡格列酮。服药时间与进食无关，一般餐前服用即可，每日1次。如忘记服药，应尽快补服。若已接近下次服药时间，不要中途补服，且下次不要服用双倍药量。

（6）**二肽基肽酶Ⅳ抑制剂（DPP-4抑制剂）**：如西格列汀、沙格列汀等。这类药物只需每日1次服用，餐前、餐后皆可，漏服后于当日补服即可。若已接近下次服药时间，不要中途补服，且下次不要服用双倍药量。

（7）**钠-葡萄糖共转运蛋白2抑制剂**（SGLT-2抑制剂）：如达格列净、卡格列净等。这类药物一般推荐晨起服用，每日1次，服药时间不受进食时间限制。若晚餐前发现漏服，随时按原药量补服即可。因为本类药物有利尿作用，晚餐后不建议补服，可通过增加运动量控制血糖，且下次不要服用双倍药量。

20 胰高血糖素样肽-1受体激动剂（GLP-1RA）可用于哪些患者?

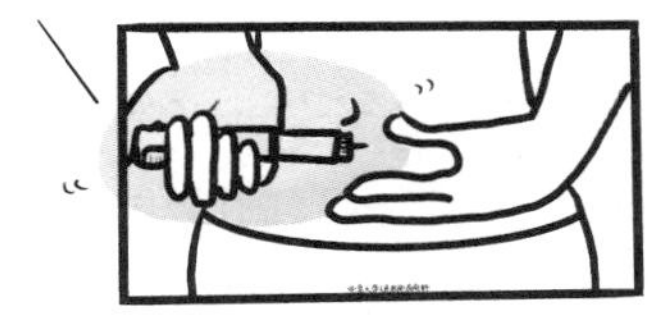

胰高血糖素样肽-1受体激动剂（GLP-1RA）通过模拟天然胰高血糖素样肽-1（GLP-1）激活GLP-1受体，以葡萄糖浓度依赖的方式增强胰岛素分泌、抑制胰高血糖素分泌，并能够延缓胃排空，通过中枢性的食欲抑制来减少进食量，从而起到降低血糖浓度的作用。GLP-1RA不仅降糖效果显著，单独使用发生低血糖的风险小，同时兼具减重、降压、改善血脂等作用。因此GLP-1RA作为新型降糖药物已纳入治疗糖尿病患者的药物治疗路径。2型糖尿病患者口服二甲双胍和（或）磺脲类降糖药治疗失效后，加用GLP-1RA可进一步改善血糖。对于伴动脉粥样硬化心血管疾病（ASCVD）或高危心血管疾病风险的2型糖尿病患者，GLP-1RA

已被推荐为首选联合用药之一，并且低血糖风险较小。

目前临床上使用的GLP-1RA有利拉鲁肽、度拉糖肽、贝那鲁肽、艾塞那肽、利司那肽、洛塞那肽等。根据药物作用时间的长短，可以将GLP-1RA分为短效、长效及超长效制剂。短效制剂包括贝那鲁肽、艾塞那肽及利司那肽，一般需要每日1~3次皮下注射；长效制剂包括利拉鲁肽，需要每日1次皮下注射；超长效制剂包括度拉糖肽、艾塞那肽周制剂（微球剂型）及聚乙二醇洛塞那肽，一般需要每周1次皮下注射。

21 利拉鲁肽和艾塞那肽可以作为减肥药吗？

利拉鲁肽和艾塞那肽都属于胰高血糖素样肽-1受体激动剂（GLP-1RA），可有效降低血糖浓度，能部分恢复胰岛β细胞功能，降低体重，改善血脂谱及降低血压，可单独使用或与其他降糖药联合使用。

利拉鲁肽和艾塞那肽确实可以使**糖尿病患者降低食欲和减轻体**

利拉鲁肽和艾塞那肽
不建议单独
作为减肥药应用

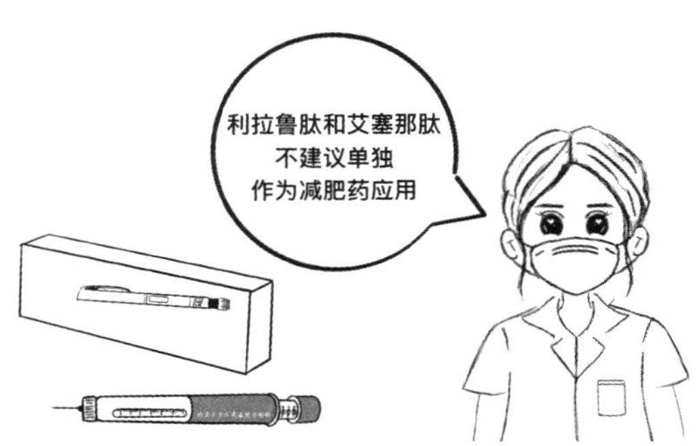

重，但这两个药物在我国批准的适应证是用于2型糖尿病患者的血糖控制，因此不建议单独作为**减肥药应用**。利拉鲁肽和艾塞那肽对伴动脉粥样硬化心血管疾病（ASCVD）或高危心血管疾病风险的2型糖尿病患者或是合并严重肥胖的患者获益更大，并且低血糖风险较小。

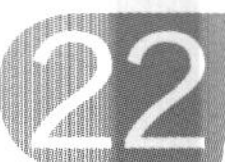

22 哪些糖尿病患者需要使用胰岛素治疗？

胰岛素治疗是控制高血糖的重要手段。1型糖尿病为胰岛素依赖型，患者需依赖胰岛素维持生命，也必须使用胰岛素控制高血糖，并降低糖尿病并发症的发生风险，需要采用胰岛素进行治疗。

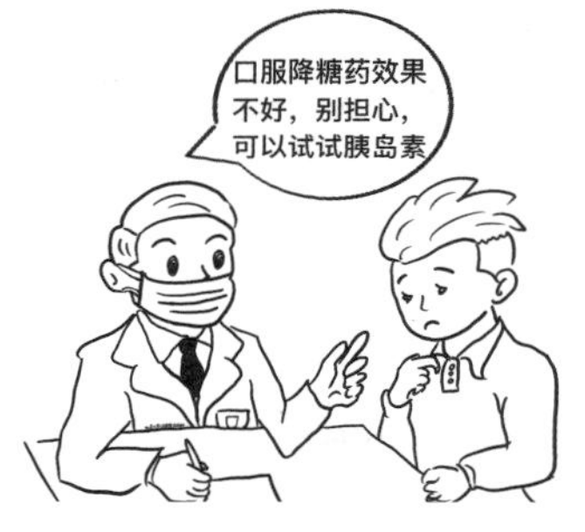

2型糖尿病虽不需要胰岛素来维持生命，但当**口服降糖药效果不佳或存在口服药使用禁忌时，仍须使用胰岛素**，以控制高血糖，并减少糖尿病并发症的发生风险。

一般患者有以下情况时，也需要考虑应用胰岛素治疗：①出现急性并发症，如高渗性昏迷、乳酸酸中毒、酮症酸中毒或反复出现酮症；②有血糖控制不良的增殖性视网膜病变；③合并重症糖尿病肾病；④合并神经病变导致严重腹泻、吸收不良综合征；⑤合并严重感染、创伤、急性心肌梗死、脑血管意外和大手术等应激状态；⑥肝、肾功能不全；⑦妊娠期、哺乳期妇女；⑧磺脲类药物原发性或继发性失效；⑨患者同时使用糖皮质激素；⑩某些原因引起的糖尿病，如坏死性胰腺炎。

23 什么是餐时胰岛素?

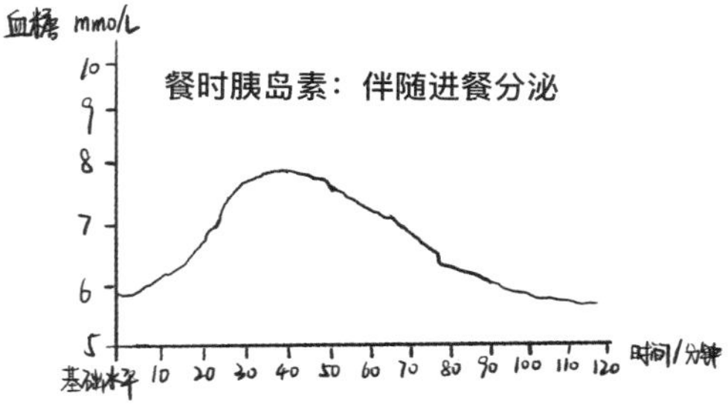

正常人胰岛素的生理性分泌可分为基础胰岛素分泌和进餐后的胰岛素分泌，这两部分胰岛素分泌量大约各占50%。

餐时胰岛素：伴随进餐分泌

北京大学人民医院药剂科

进餐后的胰岛素分泌是指进食后，在食物的刺激下（当血糖浓度＞5.55 mmol/L时），机体胰岛素的分泌立即增加，从而抑制餐后血糖浓度的急剧升高。随着消化过程的结束，血糖逐渐下降，在进食后2～3小时胰岛素的大量分泌结束，恢复到基础胰岛素分泌的状态。

餐时胰岛素是指**短效胰岛素或超短效胰岛素类似物**。这类胰岛素注射液在给药后主要是模拟进餐后的胰岛素分泌，可更好地**控制餐后血糖**。

24 什么是基础胰岛素?

正常人胰岛素的生理性分泌可分为基础胰岛素分泌和进餐后的胰岛素分泌，这两部分胰岛素分泌量大约各占50%。

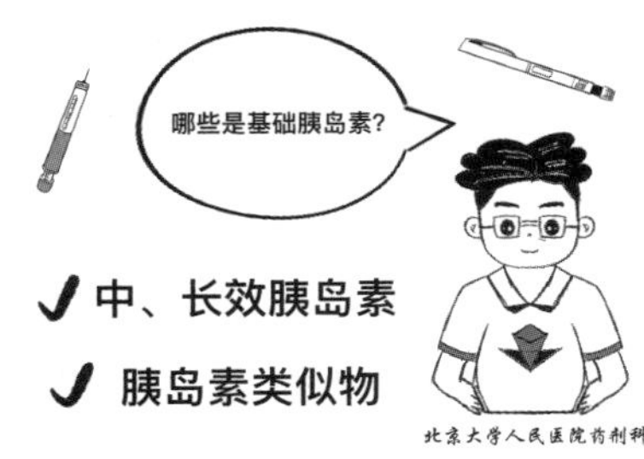

基础胰岛素分泌，是指24小时胰**岛细胞持续脉冲式分泌**的微量胰岛素（0.5～1单位/小时），也就是说基础胰岛素分泌指不依赖于进食或空腹状态下的胰岛素分泌。基础胰岛素的主要生理作用是通过抑制肝脏糖原分解及糖异生来减少葡萄糖的产生和维持周围组织器官（如大脑和肌肉等）对葡萄糖的利用，使**空腹状态下血糖保持在正常水平**。

糖尿病患者采用胰岛素治疗的理想目标是模拟生理胰岛素分泌，以控制空腹血糖和餐后血糖。为了更好地**控制空腹血糖在正常水平**，可以**选用中、长效胰岛素或长效胰岛素类似物**，这类胰岛素我们称之为**基础胰岛素**。

25 什么是预混胰岛素?

预混胰岛素，顾名思义就是将**短效和中效胰岛素**制剂提前进行**不同比例混合**后得到的胰岛素制剂。预混胰岛素综合了短效胰岛素和中效胰岛素的优点，可最大限度地为患者提供便利，减少每日注射胰岛素的次数，只需一支胰岛素就可满足患者对基础胰岛素和餐时胰岛素的需求。如精蛋白重组人胰岛素混合注射液（30R）中含有30%的短效胰岛素和70%的中效胰岛素。

预混胰岛素

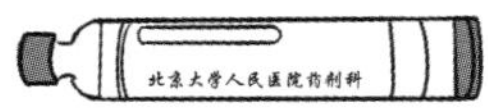

26 妊娠期妇女可以使用哪些胰岛素？

胰岛素**按来源**分类，可分为动物胰岛素、重组人胰岛素和人胰岛素类似物；按**作用时间**分类，可分为超短效胰岛素类似物、短效胰岛素、中效胰岛素、长效胰岛素类似物，以及短效和中效胰岛素按照一定比例混合而成的预混胰岛素。

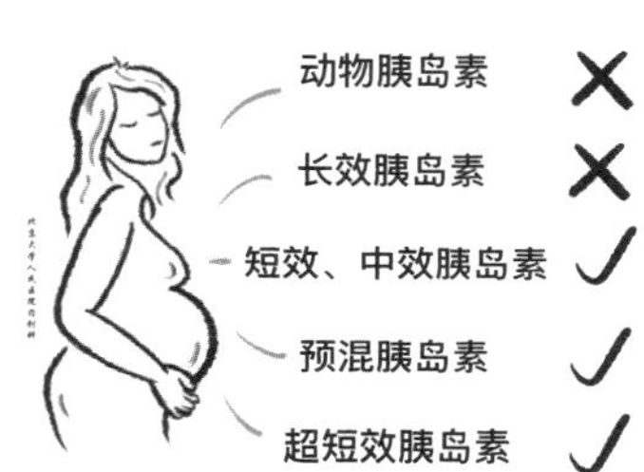

孕妇不同于普通糖尿病患者，**不是所有胰岛素都能用于孕妇**。考虑到动物胰岛素具有免疫原性，容易产生胰岛素抗体，因此**不主张在妊娠期使用动物胰岛素**。此外，由于长效胰岛素类似物在妊娠期妇女中使用的安全性尚未得到证实，因此也**不主张妊娠期妇女用长效胰岛素类似物**。

目前**可用于孕妇的胰岛素主要包括短效、中效人胰岛素**，以及**由两者按一定比例混合而成的预混胰岛素**。此外，**超短效胰岛素类似物**已被证实对母婴是安全的，现已被国家药品监督管理局和美国食品药品管理局批准用于妊娠期糖尿病患者。

27 哪些胰岛素注射前需要摇匀？如何正确摇匀？

临床上常用的胰岛素种类繁多，使用过程中，对于预混的胰岛

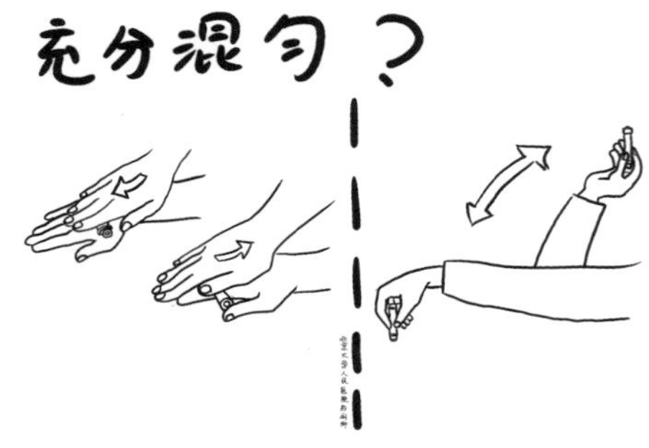

素和低精蛋白胰岛素等胰岛素混悬液，**如注射前不摇匀或摇匀方法不正确，会降低胰岛素释放的稳定性，增加血糖波动，不能平稳控制血糖。**

可以通过以下几种方法简单辨认需要混匀的胰岛素：

（1）**看外观。**需要混匀的胰岛素静置后一般都会分层，上层多为透明的液体，下层呈白色的云雾状。在混匀后，整支胰岛素笔芯会呈均匀的云雾状混悬液。并且需要混匀的胰岛素笔芯里都有数量不等的小玻璃珠，这些玻璃珠是用来帮助胰岛素混匀的。

（2）**看名称。**胰岛素名称中含有“预混”“混合”，以及“30”“50”“70”这类表示混合比例的数字的胰岛素笔芯，在每次使用前都需要混匀。胰岛素名称中含有“精蛋白（NPH）”字样的，这类胰岛素中都含有鱼精蛋白和锌离子，在每次使用前需要混匀。

（3）**看说明书。**如果通过以上方法仍不能辨别胰岛素注射前是否需要混匀，可以阅读胰岛素笔芯的说明书，需要用前混匀的胰岛素在药品说明中都会明确指出。

胰岛素具体摇匀方法：将胰岛素笔芯平放在手心中，水平滚动10次，然后用手握住胰岛素笔芯，通过肘关节和前臂的上下摆动、上下翻动10次，使瓶内药液充分混匀，直至胰岛素转变成均匀的**白色云雾状液体**。

28 如何储存胰岛素?

胰岛素是一种蛋白质分子，存放的稳定性容易受到温度、光照、震动等多种因素影响。如胰岛素存放的温度如果小于0℃，其活性会遭到破坏，而存放温度过高，胰岛素的活性会降低。因此，要关注胰岛素的储存条件，避免因储存不当而导致胰岛素的失活。

通常胰岛素的储存要求有:

（1）**温度:①未开封**的胰岛素:需要在2～8℃的冰箱内冷藏保存，切勿冷冻，这样的储存条件下，胰岛素可以保存至外包装标注的有效期。②**已开封**正在使用的胰岛素:正在使用的胰岛素不建议再放入冰箱内冷藏保存，一般建议放置在室温下保存，这样的储存条件下可以保存4周（28天）。

（2）**避免受热或阳光照射。**

（3）**防止震荡。**

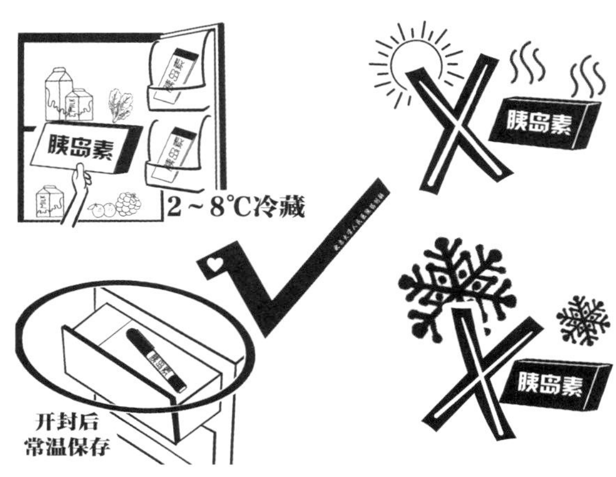

29 经常注射胰岛素的部位出现红肿、皮疹、硬结，该怎么办？

注射胰岛素的部位出现红肿、皮疹、硬结、脂肪萎缩等多见于胰岛素**局部过敏或胰岛素注射不规范**引起的并发症，目前尚没有快速有效的恢复方法。特别是出现的皮下硬结自行恢复需要很长时间，这会极大地减少胰岛素注射的有效面积。因此在使用胰岛素注射液皮下注射的过程中，要尽量避免产生局部注射的红肿、皮疹、硬结等症状，通常建议糖尿病患者：

（1）**尽量使用人胰岛素注射液。**动物胰岛素通常更易发生局部过敏反应，而人胰岛素局部过敏的发生率较低。如使用人胰岛素仍出现局部皮肤红斑、皮疹等过敏反应，要及时停用胰岛素并到医院就诊。

（2）**避免反复多次在同一部位注射胰岛素。**很多糖尿病患者习惯在一个部位注射胰岛素，这是导致皮下硬结的主要原因。因为胰岛素在同一部位的反复注射刺激，会导致局部皮下脂肪肥大、纤维

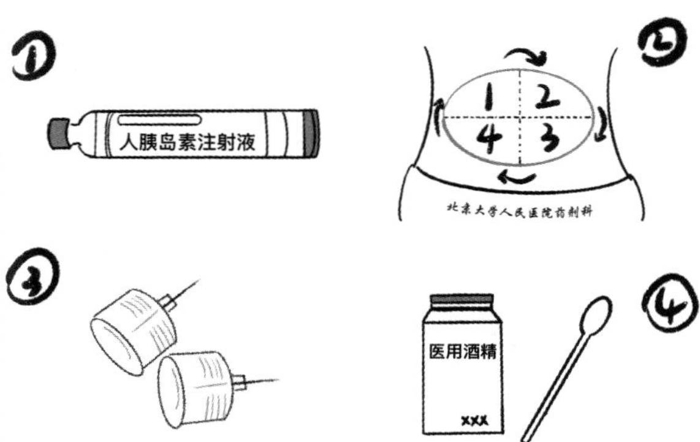

组织增生，从而造成皮下硬结的出现，并影响胰岛素的吸收。因此建议糖尿病患者**注射胰岛素采取轮换部位注射。**人体适合注射胰岛素的部位是腹部、手臂前外侧、大腿前外侧和臀部外上1/4。为了“合理规划”注射部位，可将身体上适宜注射的部位划为许多线条，每条线上可注射4～7次，两次注射点相隔距离最好是2厘米。

（3）**避免反复多次使用一个针头。**有统计表明，针头重复多次使用会增加皮下硬结的发生率。在显微镜下可以观察到重复使用的针头会变钝、出现毛刺、弯曲和倒钩，使用这种变形的针头会造成皮下组织的微型创伤，时间长了会导致皮下脂肪硬结的产生。**建议糖尿病患者使用胰岛素笔的针头一次一换。**

（4）**做好注射部位的消毒。**糖尿病患者的注射用品如胰岛素笔、针头、无菌棉签等要放在固定的位置，不能随意和其他物品混放。特别是注射用的针头，不能用手直接碰触，避免污染。在进行注射时，需要做好注射部位的皮肤消毒，在没有严格消毒的情况下就进行皮下注射很容易导致皮下感染，造成红肿、硬结。

30 餐前忘记注射胰岛素怎么办？

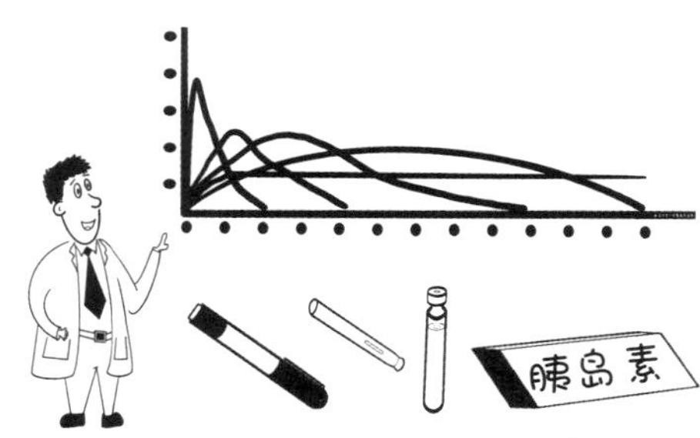

对于使用胰岛素的糖尿病患者，规律皮下注射是控制血糖平稳的基础。由于**每种胰岛素起效和维持时间不同，**如果不按规定时间注射，胰岛素发挥作用的时间

和血糖浓度升高时间不匹配，就很可能发生低血糖，对身体造成不良的影响，因此按时皮下注射非常必要。如果偶尔出现忘打胰岛素的情况，首先要**确认使用的是哪种胰岛素**，然后再想想吃完饭有多长时间了。特别要记住，一定**不能把漏注射的胰岛素剂量与下次注射的胰岛素剂量合并注射**，避免发生低血糖风险，造成身体损害。

（1）**餐时胰岛素：**包括超短效胰岛素类似物、短效胰岛素。起效快，起效时间一般为15～30分钟，作用高峰为2～4小时，持续时间为6～8小时。如果忘打这类胰岛素分三种情况处理：①刚吃饭或者刚吃完饭想起忘打胰岛素，可以立刻补打。②已经吃完饭超过30分钟甚至1小时，则需要先测一下自己的血糖，如血糖浓度不高，或者稍微高一点儿，就不建议补打了；如果血糖浓度很高，建议补打，补打量一般为原注射剂量的一半，补打之后也要多测血糖，注意自己的血糖变化，避免低血糖的发生。③临近下一餐才想起忘记打胰岛素，则不建议再补打了。

（2）**基础胰岛素：**包括中、长效胰岛素、长效胰岛素类似物。起效慢，起效时间一般为3～4小时，作用高峰为14～20小时，持续时间为24～36小时。如果忘记注射，可以在想起的时间点补注，但须注意以后注射胰岛素的时间点要改成这个补注时间点，保证胰岛素两次注射间隔为规定的时间间隔。

（3）**预混胰岛素：**这类胰岛素的起效时间快，一般为0.5～1.5小时，作用高峰为2～8小时，持续时间为14～20小时。如果在早餐前忘打，可以在餐后立刻补打。同时期间要注意监测血糖，血糖浓度过低时要及时加餐。如果想起来时已接近中午，这时应该及时测量血糖，当血糖值超过10.0 mmol/L时，那么可以在午餐前临时注射一次餐时（超短效或短效）胰岛素，千万不要把早晚两次预混胰岛素合并成一次在晚餐前注射，以免发生夜间低血糖风险。

三 常见误区

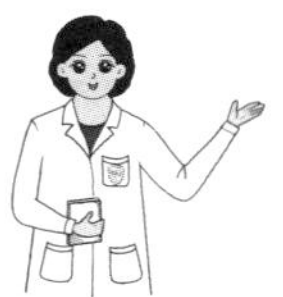

1 消瘦的人不会患糖尿病【错误☹】

消瘦的人也可能会得糖尿病！

糖尿病是一种内分泌代谢疾病，是由于遗传和环境因素相互作用，引起人体胰岛β细胞胰岛素分泌缺陷以及体内细胞组织对胰岛素敏感性降低，使胰岛素不能正常发挥作用，进而引起蛋白质、脂肪、水和电解质等一系列代谢紊乱综合征，其中以**高血糖**为主要标志。

虽然糖尿病与肥胖有一定相关性，但并不代表只有肥胖的人才得糖尿病，尤其在糖尿病早期，消瘦可能是血糖浓度偏高或未得到有效控制的表现，所以**体重正常或消瘦的人也有可能患糖尿病。**

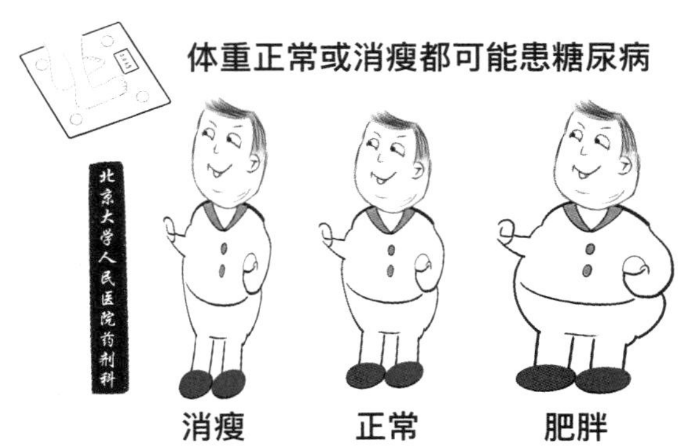

2 无糖食品不升高血糖浓度【错误☹】

无糖食品也可能升高血糖浓度！

无糖食品一般指不含蔗糖、葡萄糖、麦芽糖或果糖的食品，其甜味可由糖醇或甜味剂等替代品替代。市场上出售的无糖食品种类繁多、质量参差不齐。事实上，市场上有不少标注为“无蔗糖”的食品，往往只是不添加蔗糖，有时候却在其配料表中发现加有白砂糖、葡萄糖或者麦芽糊精。这有点像玩“文字游戏”，因为蔗糖和白砂糖原本就是一回事，只是叫法不同而已。并且要知道，无蔗糖不等于无其他单糖（葡萄糖、果糖、半乳糖）或双糖（乳糖、麦芽糖等）。无论吃进哪种糖，都是在肠道中被分解、转化为单糖后被人体吸收、利用。在各类糖中，人体对单糖的吸收速度最快，蔗糖次之，而淀粉则需要逐级分解后才能被人体吸收，因而吸收速度较慢。因此，**糖尿病患者应尽量避免食用单糖、双糖，以防止进食后血糖浓度迅速升高。**

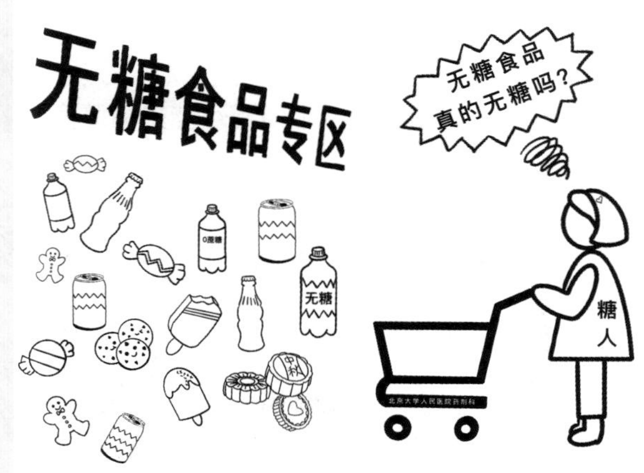

此外，像无糖蛋糕、无糖饼干、无糖面包等这些食物含有大量碳水化合物，和我们吃的米饭成分差不多。而这些碳水化合物在体内经过消化分解，依旧是可以形成葡萄糖的，也自然会升高血糖浓度。因此，不要因为写着无糖就以为吃了不会升高血糖浓度。如果不加节制地食用这些无糖食品，也会使糖尿病患者出现血糖浓度升高、病情反复的情况。

3 不吃糖就一定不会得糖尿病【错误☹】

不吃糖也可能会得糖尿病！

糖是人体组织细胞的重要组成成分，是每日都要摄入的重要基础营养要素，是人体所需能量的重要来源。如果人体没有充足的糖类供应，就可能会出现血糖浓度过低。严重低血糖可能导致昏迷，对机体造成不可逆的损害。

糖尿病与吃糖并无直接关系。多吃糖未必得糖尿病，少吃糖未

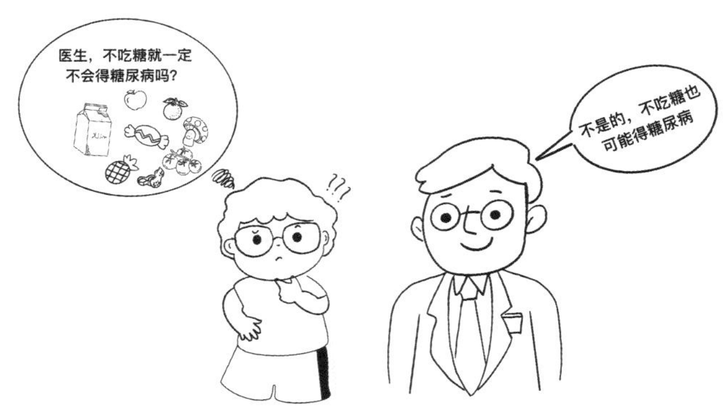

必不得糖尿病。糖尿病的发病与遗传因素、饮食不当、缺乏运动、肥胖、吸烟、酗酒等诸多因素有关。胰岛β细胞分泌的胰岛素是在人体中控制血糖水平的物质。因此如果胰岛功能好，可以正常分泌胰岛素，摄入较多的糖也可以被有效利用，血糖不会升高浓度。反之，若因多种原因导致胰岛功能异常，则少吃甚至不吃糖，也可能会使血糖浓度升高，引起糖尿病。

4 糖尿病患者不能吃水果【错误☹】

糖尿病患者是可以吃水果的。

糖尿病患者在血糖控制稳定的情况下，可以有选择性地吃水果，重点要关注所吃水果的品种、数量及时间。糖尿病患者宜选择**含糖量较低的水果**，如梨、苹果或桃等，而相对含糖量高的水果如香蕉、桂圆或荔枝等不宜多吃。食用水果的数量不宜太多，一般中等大小的水果（如苹果）吃一个为宜。**进食水果的时间应选择在两餐之间或运动后**。不建议用餐前后或用餐时吃水果，吃水果后应适当减少主食的量。

含糖量较低的水果

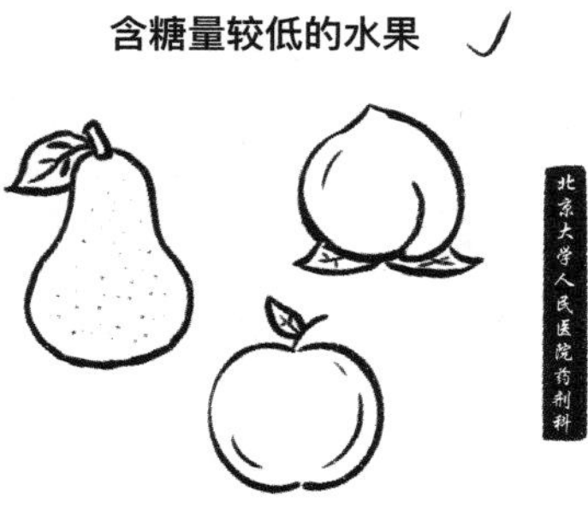

5 测血糖前需要把所有降糖药都停掉【错误☹】

测血糖前是否该停用降糖药须要结合实际情况而定。

检测血糖是监测糖尿病病情和控制情况的必要手段。血糖包括空腹血糖和餐后血糖，广义上还包括糖化血红蛋白，它反映的是平均2~3个月的血糖水平。不同的检测项目的目的和意义不同，对是否停服降糖药的要求也是不一样的。

（1）**检测空腹血糖：**当空腹时测量的血糖数值为空腹血糖水平。空腹检查要求检查前至少8小时没有任何能量的摄入，因此当天晨起**测空腹血糖前不能服用降糖药。**如果早晨吃完降糖药再去测空腹血糖，不仅测得的空腹血糖不准，更会有发生低血糖的风险。

（2）**检测餐后2小时血糖：**对于已经明确诊断的糖尿病患者，化验餐后血糖多数是为了了解药物治疗是否使餐后血糖得到良好控制，因此在化验血糖前，应**正常使用降糖药，**并还需要保持与日常一样的运动量、饮食量，让医生了解目前糖尿病治疗方案是否合理。

（3）**检测糖化血红蛋白：**糖化血红蛋白主要是反映糖尿病患者在2~3个月内平均血糖水平，是糖尿病控制情况的主要监测指标之一。此项检查**不会受进食、用药情况的影响，**糖尿病患者可以**随时**抽血进行化验检测。

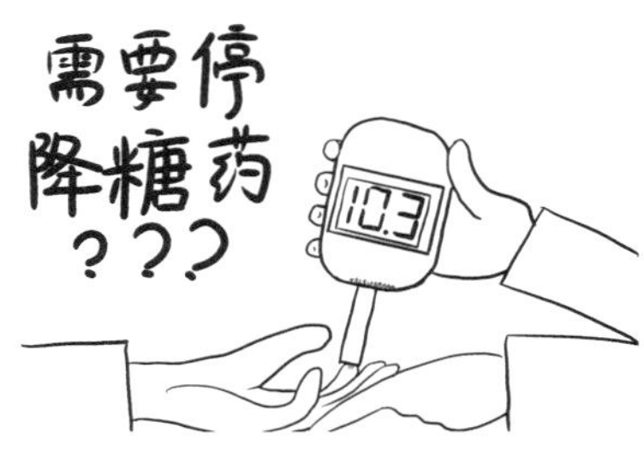

6 使用胰岛素会产生依赖性【错误☹】

使用胰岛素不会产生依赖性！

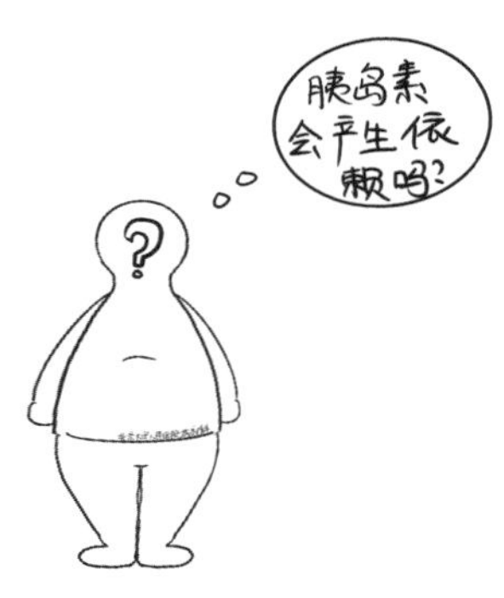

胰岛素是人体根据进餐量和血糖水平分泌的一种激素，是**体内唯一能直接发挥降糖作用的激素**，其降糖作用是其他物质不能替代的。对自身无法分泌胰岛素的1型糖尿病和胰岛素分泌不足的2型糖尿病患者而言，需要补充外源性胰岛素，将血糖控制在正常范围。胰岛素长期使用，是控制血糖和病情的需要，并不存在成瘾的问题。所以，“一打上胰岛素就会产生依赖性，再也撤不下来”的说法是错误的。

需不需要用胰岛素进行治疗，用了后是否需要停用，关键取决于患者的病情，主要看患者自身的胰岛素分泌状态。

7 已经开封使用的胰岛素必须要再放回冰箱【错误☹】

已经开封使用的胰岛素不是必须要再放回冰箱。

很多患者认为胰岛素必须放在冰箱里保存，这就导致一些经常在外出差的患者不愿意接受胰岛素治疗，耽误了病情。确实通常胰岛素的储存需要在冰箱内2～8℃的温度下冷藏保存，切勿冷冻。在

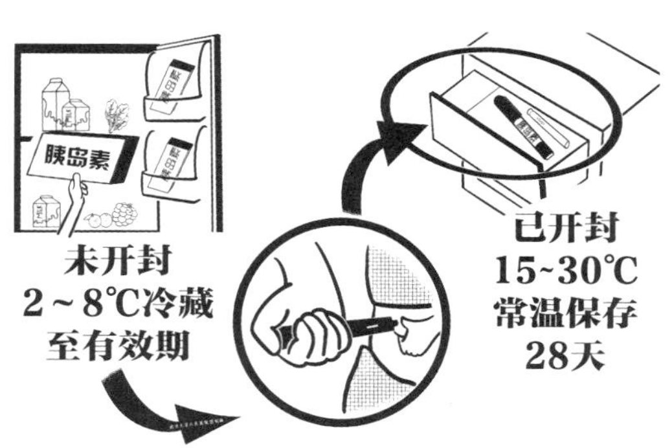

这样的储存条件下，胰岛素可以保存至外包装标注的有效期。**冰箱内2～8℃储存适用于那些尚未开封使用的胰岛素制剂。**对于**已经拆封使用的胰岛素制剂一般推荐放置于常温**（不高于30℃）**下保存，**不要放置在过热或阳光直射的环境下，这样的储存条件下可以保存4周（28天）。

一般从冰箱里取出来的胰岛素应当先放至室温再进行注射，以避免低温药液对机体产生刺激。因此对于已经开封使用的胰岛素不用特意再放进冰箱，可以在常温下保存使用4周。

糖尿病篇

8 胰岛素只要放进冰箱冷藏室就不会出现问题【错误☹】

胰岛素放进冰箱冷藏室也可能会出现问题！

冰箱冷藏室内不同的地方，温度会有所不同。一般来说，靠近冰箱冷藏室内壁的地方比其他地方的温度更低。有些冰箱由于比较老旧，**冷藏室后部靠近制冷区域的内壁会结冰结霜，**如果胰岛素紧

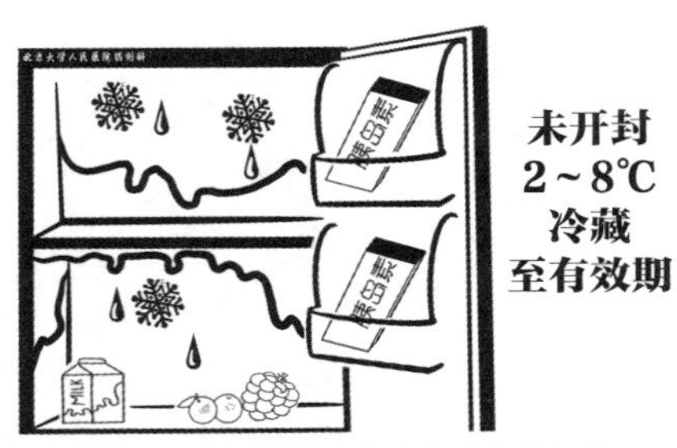

注意：内壁结冰结霜！

贴冰箱后壁或侧壁保存就有可能结冰。**结冰后的胰岛素就不能再使用了**。胰岛素属于蛋白质，温度过低（<0℃）的条件下，**蛋白质会变性失活**，胰岛素活性遭到破坏，即便恢复正常温度，也不要继续再使用。

因此胰岛素放入冰箱冷藏室中也须注意尽量不要贴壁，从冰箱中取出一支新的胰岛素时，一定要先检查有无结冰现象，以免在不经意间使用了已经失效的胰岛素。

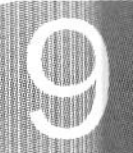

9 人体的血糖浓度越低越好【错误☹】

人体的血糖浓度并非越低越好！

如果人体的血糖浓度越低越好，那么医生就不会谈“低血糖”色变了。血糖浓度是指血液中葡萄糖的浓度，葡萄糖是人体非常重要的组成部分，也是人体的能量来源。人体每天都需要大量的糖来给组织提供更多的能量和动力，维持各个组织和器官的正常运转。因此血糖必须保持在一定的水平，才能够满足各种器官和组织的需

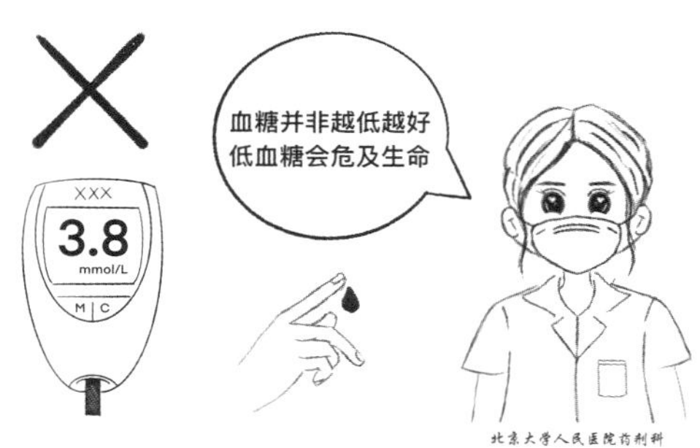

求。血糖浓度过高或过低都会对身体造成危害。

糖尿病患者血糖浓度低于3.9 mmol/L即为低血糖。**低血糖**可以**影响各个系统的代谢甚至危及生命**，所以医生会针对不同病情的糖尿病患者提出个体化的血糖浓度控制目标，既设定了高限，也给出了低值。特别是对于老年人、低血糖频发、无症状性低血糖以及合并严重心脑血管疾病的患者，血糖浓度的控制不宜过低，尤其**不能追求越低越好**。

10 胰岛素注射针头可以重复使用【错误☹】

不建议重复使用胰岛素注射针头！

很多患者为了节省费用或出于其他原因，重复使用胰岛素针头，其实这种做法是错误的。

胰岛素注射针头重复使用后，针头中**残留的药液会影响胰岛素剂量的准确性**，并且使用后的针头内**残留的胰岛素可能形成结晶，堵塞针头**，影响注射。此外有统计表明，针头重复多次使用会增加皮下硬结的发生率。在显微镜下可以观察到，重复使用的针头会变钝，出现毛刺、弯曲和倒钩。使用这种变形的针头会造成皮下组织的微型创伤，不仅增加注射的疼痛感，影响注射的依从性，而且时间长了会导致皮下脂肪硬结的产生，使血糖控制不佳。所以，还是建议避免重复使用胰岛素的注射针头。

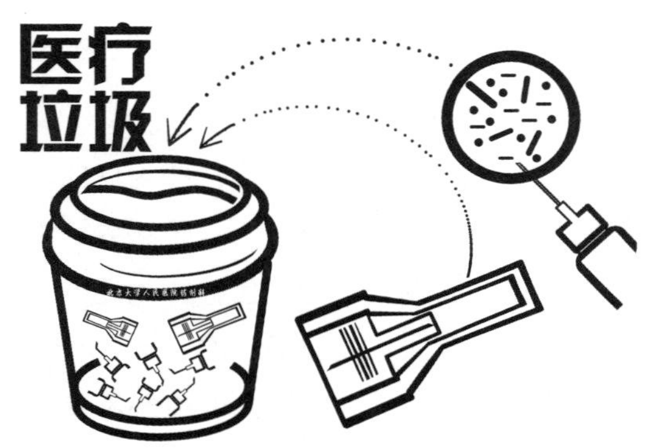

四 健康知识

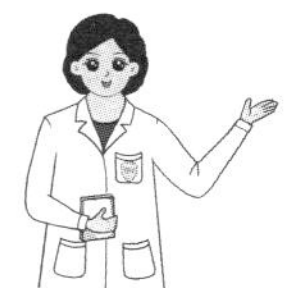

1 糖尿病患者如何进行自我血糖监测？

通常糖尿病患者需要进行自我血糖监测。目前推荐自测血糖的方法是采用血糖仪。使用**血糖仪时应该定期校准，**保证试纸干燥无污染，不使用过期试纸。进行自我血糖监测一定要按照血糖仪的使用要求进行测量，一般为：

（1）**检测步骤：**酒精棉清洁待测手指末端，采血针刺破皮肤，取**一滴血**于试纸上，插入血糖仪读数。

（2）**需要注意：**测试前应该**温暖双手，**采血针调整到合适深度。正确的采血方法是血糖监测准确的保证。

（3）**监测血糖的时间：**应该选择有代表意义的时间点如**三餐前后、睡前、夜间、运动后**以及有不适症状时等，检测后及时做好记录。

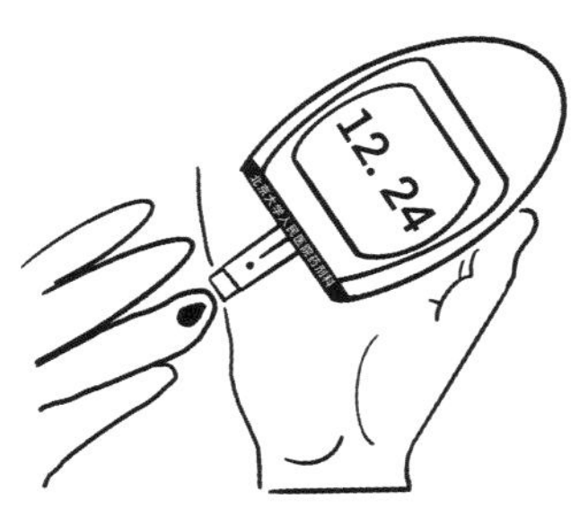

2 糖尿病患者在饮食上需要注意什么？

糖尿病患者的饮食健康非常重要。改变饮食模式与习惯、调整营养素结构对控制血糖非常重要。一般建议糖尿病患者的饮食要遵循下面的原则：

（1）**根据自身情况：**饮食计划个体化，尽量做到平衡膳食，合理摄入各种营养素。

（2）**合理控制热量摄入：**达到或维持标准体重。

（3）**适当控制碳水化合物摄入：**但不宜控制过严。主食控制过严虽然对降低血糖浓度有帮助，但可能对血脂代谢有不利影响。

（4）**摄入适量的蛋白质：**蛋白质是具有构成、修复、更新人体组织及调节生理功能等作用的重要营养素。糖尿病患者的蛋白质摄入量与一般人群类似，通常不超过能量摄入量的20%。

（5）**控制脂肪和胆固醇的摄入：**过高的脂肪摄入量可导致心血管病发病风险增加。限制膳食胆固醇摄入有助于控制血胆固醇水平，建议将膳食胆固醇摄入限制在每天300 mg以内。

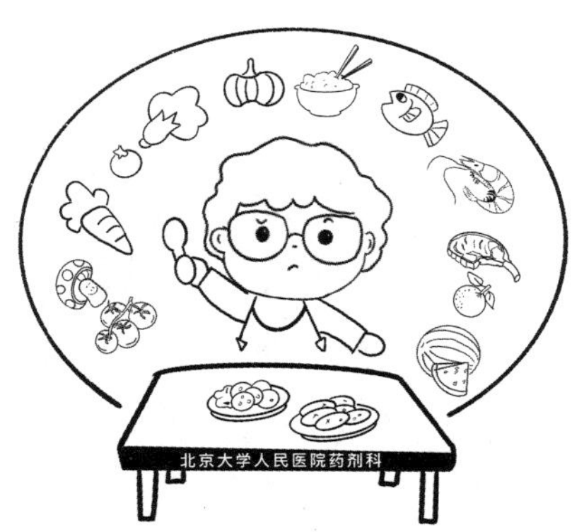

（6）**适量补充膳食纤维：**膳食纤维有助于糖尿病患者长期控制血糖，豆类、富含纤维的谷物类、水果、蔬菜和全麦食物均为膳食纤维的良好来源。

（7）**维生素及无机盐供给量应满足机体需要：**它们是调节生理功能不可缺少的营养素。

（8）**一日至少三餐：**尽量少量多餐，每餐定时定量。

对于老年、儿童、使用胰岛素治疗的患者、易出现低血糖的患者，两餐之间应有加餐，但不应增加食物总量。

3 什么是糖类？

碳水化合物又称为糖类，是由碳、氢、氧三种元素组成的一大类有机化合物，是自然界存在最多、分布最广的一类重要的能量来源。**糖类主要包括：单糖、双糖和多糖。**

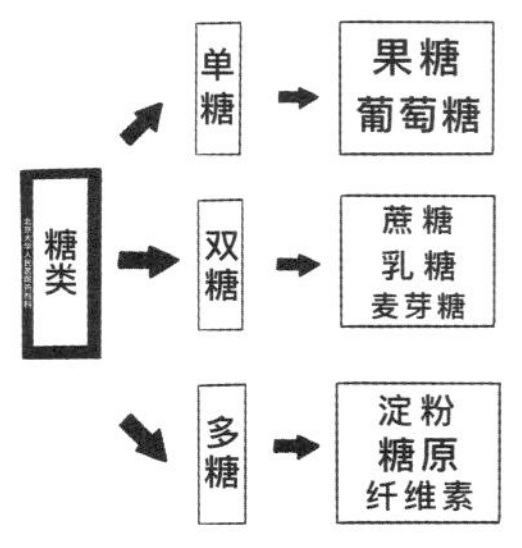

（1）**单糖：**不能再水解的糖，是由3~6个碳原子组成的糖，如葡萄糖、果糖和半乳糖等。单糖吸收较快，升高血糖浓度作用明显。

（2）**双糖：**是由2个相同或不相同的单糖分子缩合而成，常见的有蔗糖（俗称白糖、砂糖或红糖）、乳糖和麦芽糖等。双糖在体内的消化吸收也比较容易。

（3）**多糖：**是由多个单糖聚合而成的高分子化合物，多糖广泛分布在动植物体内，分为能被人体消化吸收的多糖，如淀粉、糊精和糖原，以及不能被人体消化吸收的多糖，如膳食纤维。

各种糖类在体内**吸收的速度按快慢**依次为：**单糖＞双糖＞多糖。**糖尿病患者可以适量吃含有多糖的食物，而应尽量避免吃含有单糖、双糖的食物。因为单糖和双糖容易被人体吸收，直接进入血液，引起体内血糖浓度的迅速升高。但糖尿病患者并不是绝对不能吃单糖和双糖食物，当发生低血糖或血糖浓度较低时，可以通过吃单糖或双糖来纠正。

4 什么是血糖生成指数?

血糖生成指数（GI），指的是分别摄入含50 g碳水化合物的某种食物与50 g葡萄糖在2小时内血浆葡萄糖曲线下的面积比，是衡量摄入某种食物或某种膳食组成对血糖浓度影响的指标。

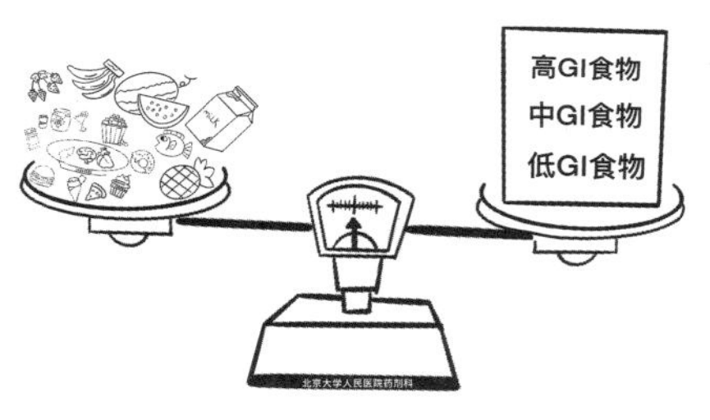

GI高，表示食物进入胃肠道后消化快，吸收完全，葡萄糖迅速进入血液，**血糖波动大；而GI低，**则表示食物在胃肠道内停留时间长，释放缓慢，葡萄糖进入血液后浓度峰值低，下降速度慢，血糖波动比较小。因此，了解食物的GI，合理安排膳食，对于调节和控制人体血糖水平发挥着重要作用。一般来说，**面食的GI比米饭低，**粗粮和豆类的GI低于米面。**糖尿病患者应尽量选择GI低的食物**。常见糖类的GI见表1，常见食物的GI见表2。

表1 常见糖类的血糖生成指数

食物	GI（%）	食物	GI（%）
葡萄糖	100	蔗糖	65.0
麦芽糖	105	巧克力	49.2
绵白糖	83.8	乳糖	46.0
蜂蜜	73.5	果糖	23.0
胶质软糖	80.0	方糖	65.0

表2 常见食物的血糖生成指数

食物	GI（%）	食物	GI（%）	食物	GI（%）
馒头	88.1	熟甘薯	76.7	西瓜	72.0
大米饭	83.2	南瓜	75.0	菠萝	66.0
面条	81.6	熟土豆	66.4	香蕉	52.0
烙饼	79.6	甘薯（生）	54.0	猕猴桃	52.0
油条	74.9	山药	51.0	柑橘	43.0
小米	71.0	扁豆	38.0	葡萄	43.0
胡萝卜	71.0	绿豆	27.2	梨	36.0
玉米粉	68.0	四季豆	27.0	苹果	36.0
荞麦	54.0	大豆	18.0	鲜桃	28.0
藕粉	32.6	魔芋	17.0	柚子	25.0

5 糖尿病患者如何选择水果?

水果里含有丰富的维生素和矿物质，气味芬芳，色彩亮丽，是人们非常喜欢的一种食物。糖尿病患者常因为水果中含有复合糖（同时包括蔗糖、葡萄糖和果糖）而不敢吃水果。**其实糖尿病患者是可以吃水果的，但是有一定要求。**

对于血糖浓度较高或者不稳定的患者，不建议大量摄入水果。可以先将西红柿和黄瓜等蔬菜当水果吃。血糖稳定后，可以在减少主食的基础上，每天进食少量水果，一般每日200 g水果，同时减少25 g主食。**选择合适的时间吃水果**，建议把水果放到加餐时间吃，也就是两次正餐之间（如上午9—10点或者下午3点左右），少量多次，每次100 g为宜。此外，对**水果种类的选择也很重要**，水果中碳水化合物的含量一般为6%～20%，应**尽量选择含糖量低且血糖生成指数（GI）较低的水果**。日常做好血糖的自我监测，**结合血糖控制情况评估水果摄入是否过量。**

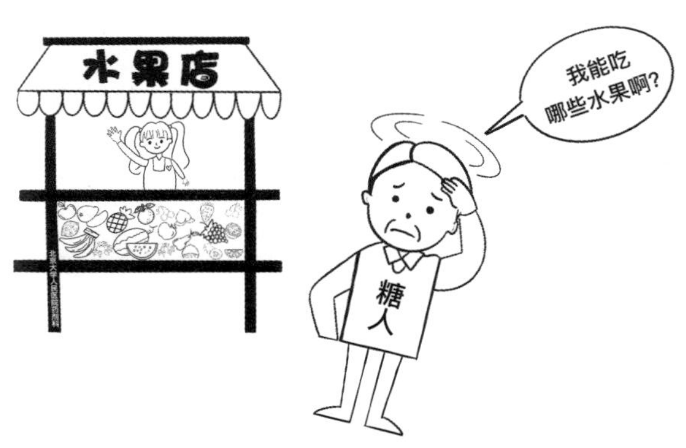

6 糖尿病患者需要控制食盐的摄入吗?

糖尿病患者需要控制食盐的摄入。食盐摄入量限制在每天5 g以内，合并高血压的患者可进一步限制摄入量。

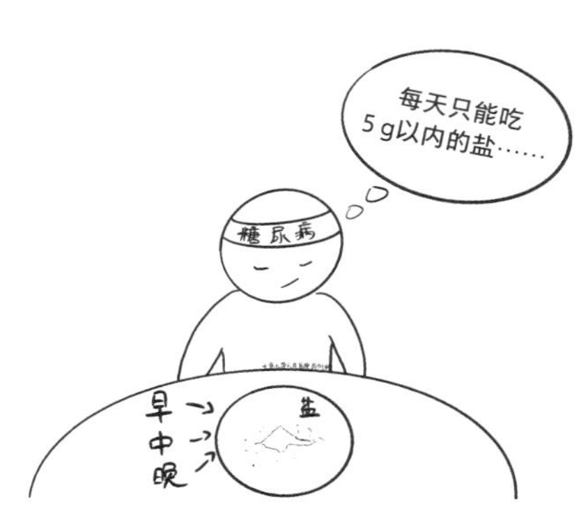

有研究发现，食物中钠（食盐的主要成分是氯化钠）的含量与淀粉的消化、吸收速度以及血糖有直接关系。**食盐可以通过刺激淀粉酶活性来加速淀粉消化或加速小肠对葡萄糖的吸收。**进食含盐食物者的血浆葡萄糖浓度比进食不含盐食物者的高。同时，摄入盐过多可造成水钠潴留，引起高血压，高血压则又会加重糖尿病病情。另外酱油和食盐一样，可以提供很多的钠离子。5 ml酱油中的钠离子含量相当于1 g食盐中的钠离子含量。糖尿病患者除了减少食盐、酱油的摄入外，也要减少所有高钠食物的摄入，包括腌菜、酱菜、香肠、腊肉等腌制食品以及罐头食品。

7 糖尿病患者需要额外补充维生素吗?

维生素是维持人体生命活动所必需的营养素，其代谢不产生能量，对血糖没有直接影响。平时糖尿病患者只要科学饮食，均衡营养，不挑食，并适当地多吃一些含有所需维生素的食物即可，**一般无须长期额外补充维生素**。某种维生素摄入过多，也会有健康风险。

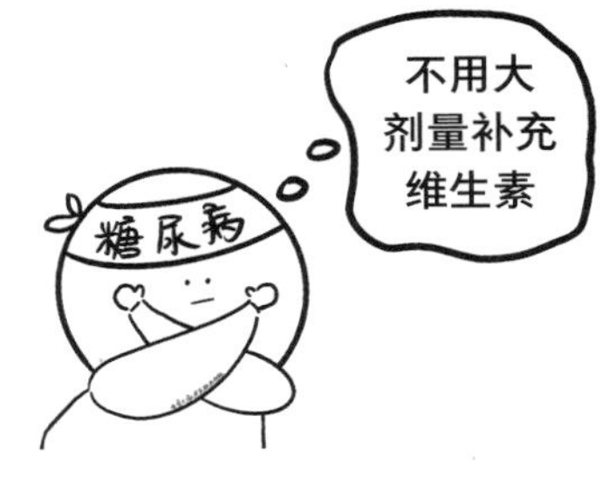

糖尿病患者有可能会出现缺乏B族维生素，特别是长期服用二甲双胍者。建议可定期检测体内维生素水平，如发现缺乏，需要在医生指导下适量补充相应的维生素。

8 糖尿病患者运动时需要注意什么？

运动可维持机体能量平衡，加强外周组织利用葡萄糖，**运动锻炼在2型糖尿病患者的综合管理中占重要地位**。规律运动可增加胰岛素敏感性、改善机体成分及生活质量，有助于控制血糖、减少心血管危险因素，而且对糖尿病高危人群一级预防效果显著。流行病学

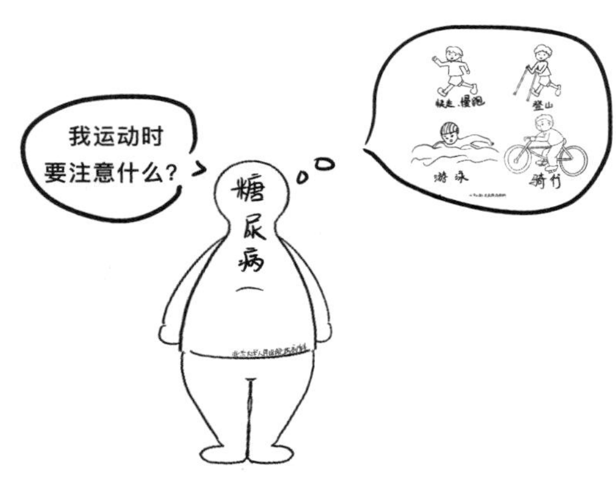

研究结果显示，规律运动8周以上可将2型糖尿病患者的糖化血红蛋白（HbA1c）浓度降低0.66%。

糖尿病患者运动也是有禁忌证的。空腹血糖>16.7 mmol/L、反复低血糖或血糖波动较大、有糖尿病酮症酸中毒等急性代谢并发症、合并急性感染、增殖性视网膜病变、严重肾病、严重心脑血管疾病（不稳定性心绞痛、严重心律失常、一过性脑缺血发作）等情况下的糖尿病患者**不适宜运动**，在病情控制稳定后方可逐步恢复运动。

糖尿病患者的运动须遵循个体化原则。运动项目要与患者的年龄、病情、喜好及身体承受能力相适应，并定期评估，适时调整运动计划。在运动中，一般应遵循以下原则：

（1）运动的选择应**简单和安全**。

（2）注射胰岛素的人群，运动前最好将**胰岛素注射在身体的非运动区**。

（3）最好在**运动前和运动后各测一次血糖**，以掌握运动强度与血糖变化的规律，还应重视运动后的迟发低血糖。

（4）在正式运动前应先做**低强度热身**运动5~10 min。

（5）运动过程中**注意心率变化**及感觉。

（6）运动时要**及时补充水分**，以补充汗液的丢失。

（7）运动即将结束时，再做5~10 min的恢复整理运动，并逐渐使心率降至运动前水平，不要突然停止运动。

（8）运动后仔细**检查双脚**，发现红肿、青紫、水疱、血疱、感染等，应及时请专业人员协助处理。

9 糖尿病与体重有什么关系?

肥胖可导致严重的代谢异常和各种疾病，包括糖尿病、高血脂、高血压、冠心病、胰腺炎和肿瘤等。**超重和肥胖是2型糖尿病发病的危险因素**。我国与肥胖相关的2型糖尿病的发病率在近10年中增加了50%。腹型肥胖者可能更易发生糖尿病。肥胖的产生与遗传，甜食、饮料、肉类、快餐等饮食导致的热量摄入超标，缺少运动的不健康生活方式等密切相关。改变生活方式以减轻体重，可有效减少2型糖尿病的发病风险。

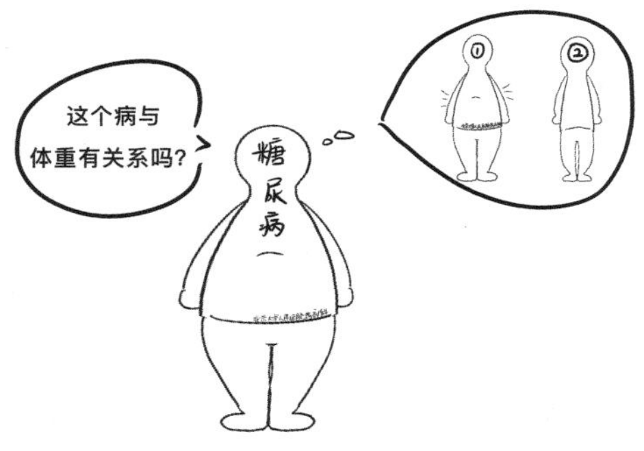

10 糖尿病患者能喝酒吗?

糖尿病患者不宜饮酒。若饮酒应注意，尽可能饮用低度酒，并控制在适当的限量以下。建议成年男性一天饮用的酒精量不超过

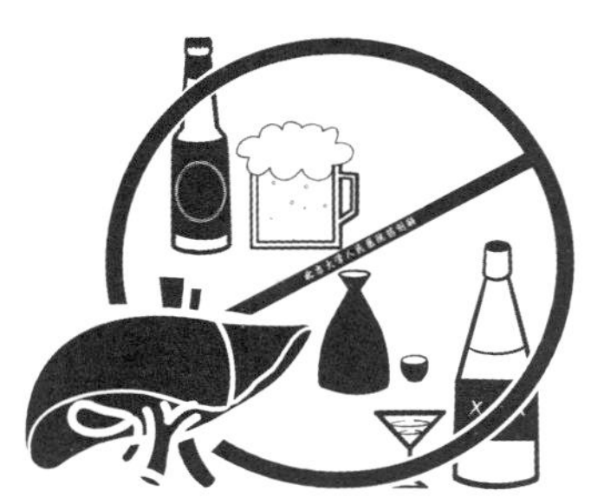

25 g，成年女性一天饮用的酒精量不超过15 g（15 g酒精相当于350 ml啤酒、150 ml葡萄酒或45 ml蒸馏酒），每周饮酒不超过2次。酒精产生的能量较碳水化合物和蛋白质都高，1 g酒精在人体代谢可以产生29.3千焦（7千卡）能量，所以**饮酒摄入的热量应计算在全日总热量之内**。

另外，糖尿病患者一般需要使用降糖药控制血糖，如**口服磺脲类降糖药的糖尿病患者，饮酒后可能会出现恶心、心慌、脸红和头痛；注射胰岛素的糖尿病患者，饮酒后可能会导致低血糖的发生，这类患者须尽量避免饮酒**。特别是合并血脂异常、胰腺炎、胆囊炎、末梢神经病变的糖尿病患者禁止饮酒。

11 糖尿病患者如何预防低血糖？

糖尿病患者出现低血糖引起的危害很大。在低血糖的发生初期，大多表现为头晕、乏力、面色苍白、饥饿感、视力模糊、心悸、恶心呕吐、出汗或四肢发冷等症状。如果此时未能及时补充含糖物质，继续发展下去，便可出现头痛、头晕、意识模糊、嗜睡、定向力障碍、抽搐，甚至低血糖昏迷，严重时可危及生命。

因此，糖尿病患者在治疗过程中要尽量避免出现低血糖，并做好相应的预防措施，一般须注意的事项如下：

（1）**正确使用降糖药：**降糖药的过量或不规律使用会导致低血

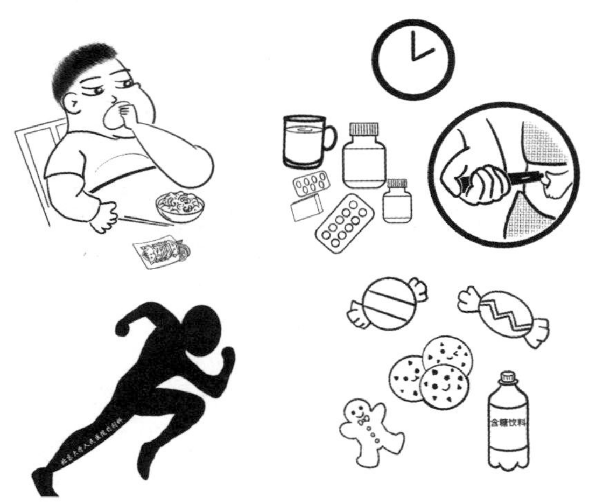

糖。因此，糖尿病患者一定应按照医嘱规律服用降糖药，并定期监测血糖。

（2）**保证适宜的运动量：**虽然运动可以帮助控制血糖，可是也须注意运动量，不要为了能使血糖下降而过度运动。过度运动会造成身体能量的过度消耗，而此时若能量摄入不足，则更易消耗肌肉中的葡萄糖，导致低血糖的出现。因此糖尿病患者在运动时须严格按照身体情况进行**适宜运动，控制运动量**。

（3）**养成良好的生活习惯：**糖尿病患者要按时进食，生活规律，良好的生活习惯能够有效预防低血糖。

（4）**随身携带食物：**糖尿病患者平时应随身携带食物，如含糖饮料、蛋糕、饼干、糖果等，尤其是运动时要自带糖果等备用，一旦出现轻微低血糖症状，可立即食用补充糖分。做好预防措施，可有效缓解低血糖症状。

12 日常生活中糖尿病患者如何选择鞋袜?

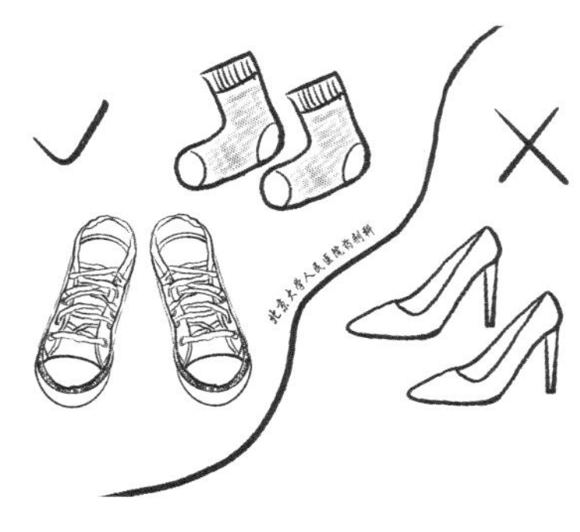

糖尿病患者易发生神经病变和血管病变，可发展为糖尿病足。不合适的鞋袜是引发糖尿病足的风险之一。当鞋、袜不合适时，可引起足部反复压力刺激，影响局部循环，使局部缺血加重，导致皮肤损伤、溃疡、坏疽等。因此，**糖尿病患者应选择舒适合脚的鞋袜**，以保护双足。一般选鞋子的原则为：

（1）**鞋子要足够宽大通气**：适合糖尿病患者的**鞋子要足够宽大通气**，不能太紧。每次脱鞋后应检查一下双脚，若发现局部发红，说明鞋子过于窄小，应及时更换。

（2）**平日应穿着平底软布鞋**：布鞋空气流通性能较好，可减轻足部出汗，降低引起足部皮肤过敏或感染的危险性。**也可穿休闲鞋，少穿皮鞋、硬底鞋、坡跟鞋，更不要穿高跟鞋**，因为高跟鞋会给足趾施加额外压力，从而影响血液循环，甚至造成挤压伤或水疱。

（3）**鞋子头部不要太挤**：鞋子头部要预留一定的宽度和长度，避免夹挤而影响末梢循环。

（4）**运动时应穿运动鞋**：运动鞋要合适且保持鞋内干燥与卫生。勤洗袜子和鞋垫，防止发生脚气。

（5）**坚持每天都对鞋内进行检查**：避免鞋内进入异物如沙砾、石子等，造成足部皮肤损伤。

（6）**最好在下午选购鞋子**：人的足部在下午会有肿胀的情况。

为了保证穿着最舒适，应在下午时间选购。挑选鞋子时，应穿袜试鞋，并且穿鞋时要小心谨慎，动作要慢，避免损伤足部。两只脚要同时试穿。鉴于此，不建议糖尿病患者网购鞋子。

有了合适的鞋子，选择正确的袜子也是很重要的。糖尿病患者选袜子的一般原则为：

（1）**应选择天然材料制成的袜子：**如**羊毛袜或棉袜**。避免选择化纤袜、紧身袜或连裤袜等。因为羊毛袜和**棉袜吸汗，可以保持足部干燥**。与丝质袜子相比，羊毛袜和棉袜更加柔软舒适，减少足部与鞋的摩擦，从而减少足部损伤或感染机会。秋冬季节羊毛袜和纯棉袜的保暖性也较其他材质的袜子更好。

（2）**不要穿勒得过紧或弹性强的袜子：**否则会影响足部血液供应。穿新袜子时要注意检查袜边、袜口，凡是袜边或袜口太紧的都不要穿，防止勒出印痕而影响足部血液循环。

（3）**根据季节选择薄厚适宜的袜子：**在寒冷季节要注意足部的保暖，选择保暖性能好的袜子，最好选择穿厚棉袜。夏季天气热，可以选择薄一点儿的棉袜，尽量避免穿丝袜或弹力袜，更不能不穿袜子。

13 糖尿病患者能泡脚吗?

糖尿病患者是可以泡脚的。只要水温合适，每晚泡脚对糖尿病患者是有好处的。泡脚可以加速血液循环，减少糖尿病足的发生，也有利于睡眠。

糖尿病患者在泡脚时，需要注意以下事项：

（1）**泡脚前检查双脚：**糖尿病患者的脚很脆弱，易出现周围神经病变等使脚出现感觉减退或伤口不愈合。泡脚前一定要自己查看脚面、脚底、脚趾缝等有没有伤口，如果有的话，不适合泡脚，以免导致伤口感染。

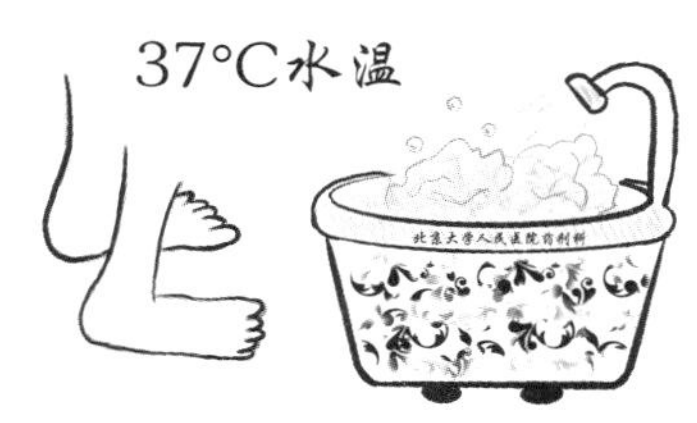

（2）**泡脚的水温要适宜：**一般泡脚水温在40℃左右会很舒服，但这个温度对于糖尿病尤其合并血管病变的患者可能会带来烫伤。因为合并周围血管病变时末梢血液循环障碍，使热量聚在足部不容易疏散。有周围神经病变的患者对温度等感觉不敏感，难以准确地试出水温，其自我保护调节能力差，极易被烫出水疱。所以，**糖尿病患者泡脚水温应比常人低，以37℃为宜。**在其泡脚之前应试试水温，要用手或胳膊肘这些对温度比较敏感的部位试，也可用温度计测量，以免烫伤。

（3）**合理选择泡脚的时间：**泡脚的时间在**晚上睡前为最佳，**温水泡脚促进体内血液循环，能够缓解一天的疲劳，并且帮助其更好地入睡。此外，在**过饿或过饱的时候均不宜泡脚，**否则会影响消化功能，引起胃部不适。

（4）**泡脚的持续时间不宜过长：**每次泡脚持续的时间并不是越久越好，**一般泡脚15分钟左右为宜。**有心脑血管疾病以及低血压、体质虚弱者的泡脚时间更是宜短不宜长。常常看到有人每次泡脚一泡就是1小时，不停添加热水，这样更容易引起疲乏、低血压、过多出汗，还可能会引起虚脱。

（5）**泡脚的器具要得当：**应该选用泡脚**木桶或木盆，**保温效果好些，且木桶或木盆底部不直接接触地面，这样足底不会感觉不适。塑料桶或盆虽轻便，但底部直接接触地面，会使足底部感觉到凉，且保温效果较差。如确实要用塑料桶或盆泡脚，可考虑在其下面垫块木板以增加保温的作用。

（6）**泡脚后及时擦干**：泡脚后一定要**用柔软毛巾把足部擦干净**，尤其是趾缝。如果没有擦干净，潮湿、滋生细菌等情况可能会导致局部感染。

（7）**泡脚后再检查一遍脚**：就像泡脚前一样，泡完脚后建议再检查一遍脚，看看有没有水疱、伤口、泡起来的老皮等。有问题的话，第一时间发现并处理。

（8）**泡脚后适当涂抹润肤霜或润肤膏**：泡脚后为了防止足部干燥甚至干裂，可以适当涂抹一点润肤霜或润肤膏，进一步保护足部。

14 糖尿病患者能戴隐形眼镜吗？

一般情况下，**糖尿病患者不建议佩戴隐形眼镜**。因为糖尿病患者的**眼底动脉常常发生硬化，视网膜出现病变，营养相对不足**。长时间或连续佩戴隐形眼镜，会使角膜处于持续缺氧状态，不可避免地影响到角膜及眼底的供氧，从而容易诱发或加重一些眼部病变。同时，糖尿病患者由于长期血糖浓度升高，体内代谢紊乱，抵抗力弱，眼角膜感染概率提高。糖尿病患者一旦出现眼部不适，应及时到医院接受检查，否则出现严重情况有可能会导致失明。

糖尿病患者不建议长期佩戴

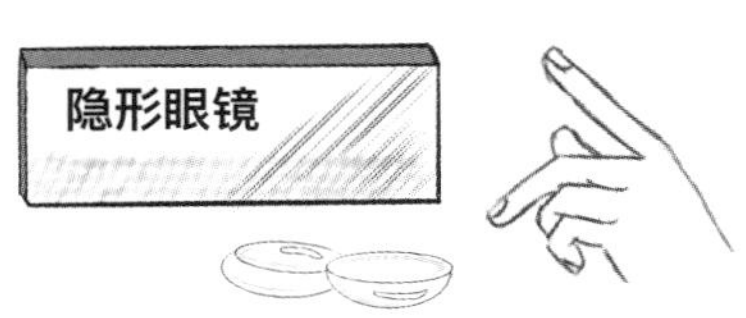

糖尿病患者如因特殊原因须佩戴隐形眼镜，通常建议**短期佩戴**，且佩戴隐形眼镜时应遵循以下原则：

（1）**佩戴前先经眼科医生评估。**经过医生的检查并且评估后才可佩戴隐形眼镜，不可随意验配，否则可能会出现角膜溃疡、结膜炎等症状。

（2）**佩戴隐形眼镜时要注意卫生。**将双手洗干净后再佩戴或取出隐形眼镜，尽量避免隐形眼镜沾有油脂和灰尘。隐形眼镜应定期更换定期复查。在停戴隐形眼镜时，要严格对镜片进行清洗消毒、并浸泡在护理液中，还须每周换一次护理液。佩戴时，应再次进行清洁、冲洗和消毒。不能戴隐形眼镜睡觉。

（3）**谨慎选择彩色隐形眼镜。**一些劣质的彩色隐形眼镜，特别是颜色花纹图案夸张的，镜片往往透气性差，会使眼睛因缺氧而水肿。糖尿病患者长期佩戴这类彩色隐形眼镜，会影响夜间的视力范围以及清晰度，因此最好不要佩戴这种隐形眼镜。

（4）糖尿病患者如伴有过敏体质、甲状腺功能失调、癫痫症、干眼症、睫毛倒长、眼睑内翻或外翻，或是生活工作环境属高温且多尘，尽量不要佩戴隐形眼镜。

15 糖尿病患者外出旅游要注意什么?

糖尿病患者旅游出行前应对自己的身体进行评估，了解目前血糖水平，根据评估结果（三餐前后血糖、糖化血红蛋白等）及医生的建议，再决定是否出游。对于血糖平稳、病情稳定的糖尿病患者，在出游时应带好药物清单（注明药物种类、剂量等）及遇到突发情况基本应对措施的材料。若血糖浓度波动明显、偏高或偏低，则应待血糖、病情平稳后再考虑出行计划。患有严重糖尿病慢性并发症

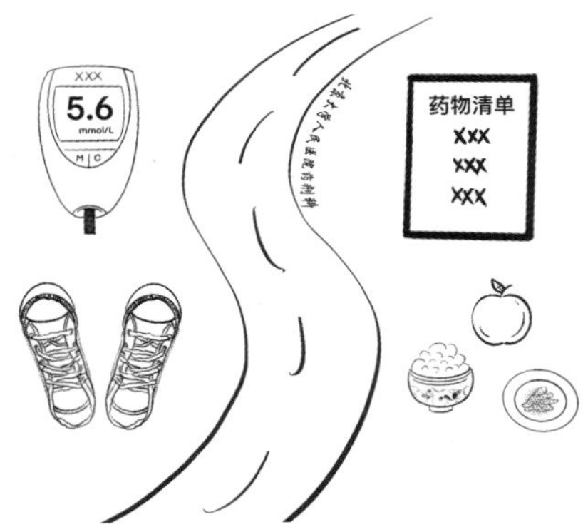

（如糖尿病足、严重的心脑血管疾病）者，则不宜远行。伴有感染、酸中毒或其他急性并发症的患者，则禁忌外出旅行。

糖尿病患者外出旅游时一定要带好药品，还要关注旅游行程、饮食、运动等，具体的注意事项如下：

（1）**备齐药品：**糖尿病患者根据出行时间和药物清单备齐药品，并按时吃药或打胰岛素。胰岛素要注意保存，不要在阳光下暴晒或闷在车子里。如方便，尽量带上血糖仪。血糖受环境、气候、情绪的影响有所波动。建议外出定时、及时监测血糖，以掌握病情变化。尽量随身携带糖块、饼干等食物，以备发生低血糖时急用。

（2）**合理安排行程：**选择适当的旅游线路、旅程长短、交通工具，避免过度疲劳。根据自身的耐受程度而制订旅行计划。旅途不宜过长，行程不要太紧，范围不要太大，尽量选择气候适宜的地方出行，注意着装，避免着凉。

（3）**注意规律作息和进食：**旅途中，选择干净的餐饮店，就餐时须注意摄入食物所含的热量，荤素搭配，不要暴饮暴食，以免引起血糖剧烈波动。尽量减少摄入不熟悉的食物，避免不洁饮食，并保证每日饮水量，避免因补充水分不够而引发脱水症状。

（4）**适量运动：**旅途中的运动量尽可能保持与平时接近的程

度。如运动量过大，则应及时监测血糖，根据所测的血糖值调整饮食和运动量。注射胰岛素的患者，尽量选择在腹部注射，不要在四肢部位注射，因为四肢运动容易导致胰岛素吸收过快。另外，不要在胰岛素作用的高峰进行爬山等激烈活动，最好在餐后1小时再开始运动。如果活动后出现低血糖症状，立即食用随身携带的糖果或饼干。

（5）**做好足部护理：**外出游玩难免会走很多路。建议糖尿病患者出行选择舒适、透气的鞋袜，不宜穿凉鞋、拖鞋出行，以免将脚磨破，造成进一步的感染而致足部病变，导致糖尿病足的发生。每天洗脚时应检查足部有无破溃、水泡、红肿等，若发现有异样，应及时处理或就医。

需要提醒糖尿病患者的是，在旅途中若有病情变化，如血糖浓度明显升高、感冒、发烧等，及时到就近的医院就诊，以免耽误病情。

16 糖尿病患者佩戴假牙时需要注意什么？

随着年龄的增长，人们会面临牙齿脱落的问题，而糖尿病患者的牙齿比正常人更易脱落，因此佩戴假牙（义齿）的人数也会增多。另外，糖尿病本身是牙周病的一个重要危险因素。血糖控制不良的糖尿病患者，其牙周炎的症状非常明显，

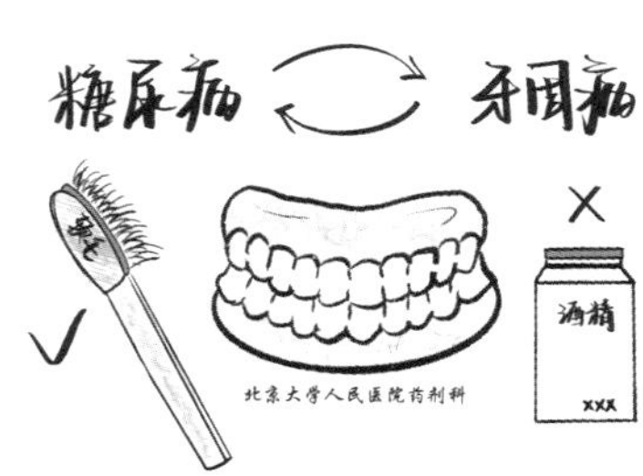

并且牙周疾病的进展加速，易发生牙周脓肿。**糖尿病和牙周病之间存在双向关系**，牙周感染对糖尿病也会产生影响，会影响血糖的控制，增加糖尿病并发症的发生风险。因此，糖尿病患者佩戴假牙需要做有针对性和专业性的牙周护理。

（1）**首先要正确对待余留的真牙：**因为余留的真牙对于假牙的稳定及其功能的发挥是至关重要的。有活动假牙的先将假牙取下，然后采用牙刷、牙线、牙签等工具以及牙膏、牙粉等清洁剂对余留的真牙进行清洁，特别是假牙的边缘位置，要重点清洁。

（2）**每次进食后及睡前应取下假牙进行清洗：**进食后及晚上睡前应摘下假牙再刷牙，并将假牙刷洗干净，泡在冷水中，不能用热水浸泡，也不能用酒精擦洗。用热水浸泡可使假牙变形，用酒精擦洗可使假牙产生裂纹。注意取牙、上牙和刷牙时，不可用力太猛以免造成假牙卡环的折断、变形。而且洗刷假牙不能用坚硬毛刷，避免损伤表面结构。

（3）**应定期去医院复查：**一般说来，佩戴假牙的糖尿病患者应每半年或一年检查一次牙齿，以保证假牙的使用效果和口腔的健康。

17 糖尿病患者应如何处理伤口?

糖尿病患者在生活当中应该自己多加小心，尽量避免让自己受伤。因为**糖尿病会影响伤口的愈合**，出现伤口之后容易感染，是比较危险的一种情况。糖尿病患者如果受伤了，不能拖延，要及时正确地处理，否则会引起严重的后果。糖尿病患者处理伤口时需要注意如下事项：

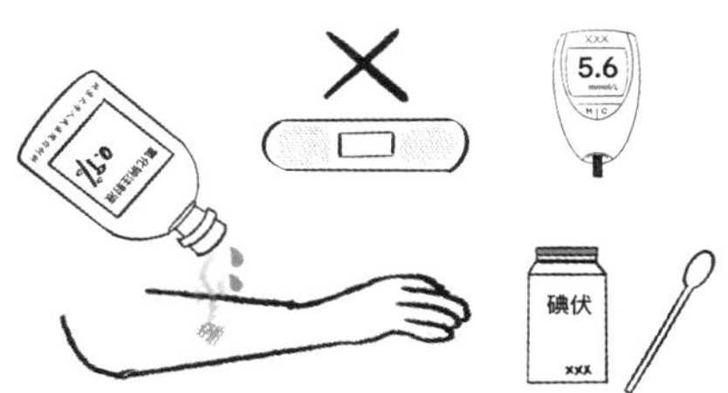

（1）**注意伤口卫生：**糖尿病患者的伤口很难愈合，且很容易出现感染。如不注意伤口卫生，感染的情况就会加重。糖尿病患者受伤后，须先用生理盐水冲洗伤口，冲洗完之后，再进行后续处理。并且在接下来的治疗中，也要保持伤口的卫生和干燥。

（2）**不要用创可贴或者医用胶布处理伤口：**一般情况下，当身体出现小伤口的时候，很多人习惯用创可贴或者医用胶布来处理。但对糖尿病患者来说，创可贴或医用胶布并不适用，因为这两者的透气性很差，会影响皮肤的血液循环。糖尿病患者本身伤口就不容易恢复，如被创可贴或医用胶布封闭起来，就更难恢复，甚至会引起皮肤坏死。

（3）**仔细消毒：**糖尿病患者的伤口容易感染。在处理伤口时要仔细消毒。即使在家里已经做好消毒措施，也建议患者到医院进行评估，避免因自己消毒处理不当引起严重后果。

（4）**监测并控制血糖：**一般糖尿病患者处在受伤应激情况下，血糖浓度容易升高。如果血糖浓度居高不下或者有非常大的波动，则伤口会控制不好。因此建议糖尿病患者在处理伤口的时候，要监测并控制好血糖。

（5）**出现异常情况要及时就诊：**如果伤口迟迟不愈合，出现了溃烂、流脓等问题，或者出现了发烧、无力、手脚麻木等情况，要尽快就诊，避免出现严重的后果。

糖尿病患者一定要重视自己身上出现的伤口，不管伤口是大还是小，都要认真地处理，因为小伤口也有可能发展成大问题，千万不要忽视。尤其是脚上的伤口，更要重视，避免发展成糖尿病足。糖尿病足是一种非常严重的并发症，严重时会导致截肢的后果，还有死亡风险。

18 糖尿病患者如何预防便秘?

便秘是指大便次数减少，一般每周排便少于3次，排便困难，粪便干结。根据发生机制可以分为痉挛性便秘、梗阻性便秘和慢传输性（无力性）便秘三种。糖尿病患者，因自主神经紊乱容易引起排便困难，尤其是老年患者，由于胃肠蠕动减慢，腹壁及肠道肌肉收缩无力，更加容易出现便秘。

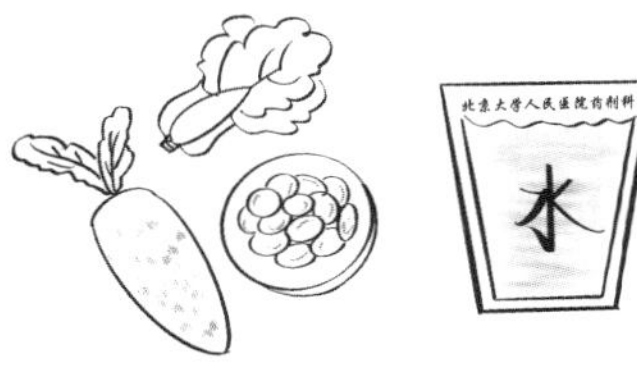

糖尿病患者预防便秘的一般建议为:

（1）**增加膳食纤维的摄入。**多吃蔬菜，蔬菜中含有膳食纤维，它不被人体吸收，能使粪便膨胀，增强肠动力。因此鼓励患者每日多吃纤维含量高的蔬菜。

（2）**适当食用萝卜、豆类等产气的食物，**刺激肠道蠕动。

（3）**鼓励多饮水。**多喝水保持身体水分充足，才能保持肠道相对湿润，避免大便干燥。

（4）**适当运动。**运动可增加肌肉力量，同时改善自主神经对肠道的调节作用。且在行走运动时由于重力作用，肠道中的内容物会逐渐下行。如果每天都卧床休息或躺在沙发上不动，肠道会停留在水平位置上，蠕动变差不利于排便。

（5）**规律作息。**避免熬夜、劳累。熬夜对肠道蠕动功能有比较大的影响。

（6）可适当补充肠道益生菌，也能够促进大便更好形成。

19 糖尿病患者可以接种流感疫苗吗?

糖尿病患者是可以接种流感疫苗的。原则上，6月龄及以上所有自愿接种流感疫苗且没有禁忌证的人都可以接种流感疫苗。

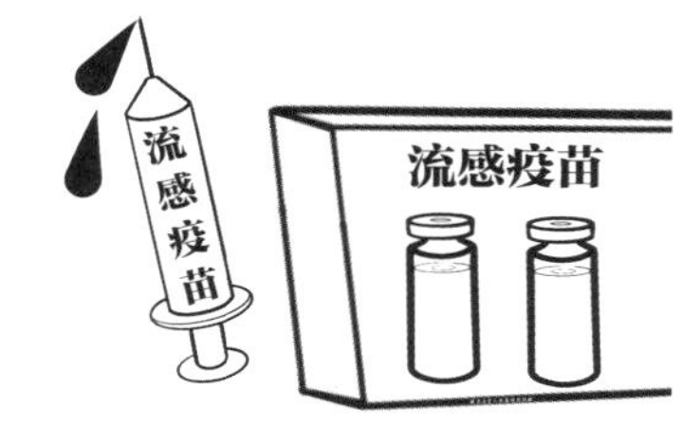

糖尿病是最常见的一种慢性疾病。存在慢性基础疾病的患者如果感染流感病毒后，更容易出现严重症状或死亡。因此对于这类易感人群，推荐进行流感疫苗接种。

糖尿病患者的血糖水平如未达到可控范围内，且身体状况波动较大时，建议暂缓接种流感疫苗，待血糖水平达到可控范围后再行接种。须注意的是，以下人群不能接种流感疫苗：①对鸡蛋或疫苗中任何其他成分（包括辅料、甲醛、裂解液等），特别是卵清蛋白过敏者；②患急性疾病、严重慢性疾病、慢性疾病的急性发病期、感冒和发热者；③格林-巴利综合征患者；④未控制的癫痫和患其他进行性神经系统疾病者；⑤严重过敏体质者；⑥医生认为不适合接种的其他人员。

血脂异常篇

一 疾病知识简介

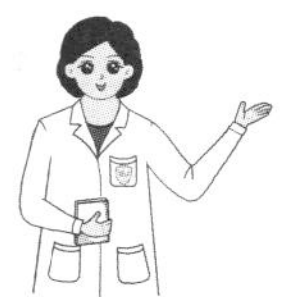

1 什么是血脂异常?

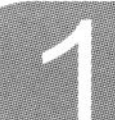

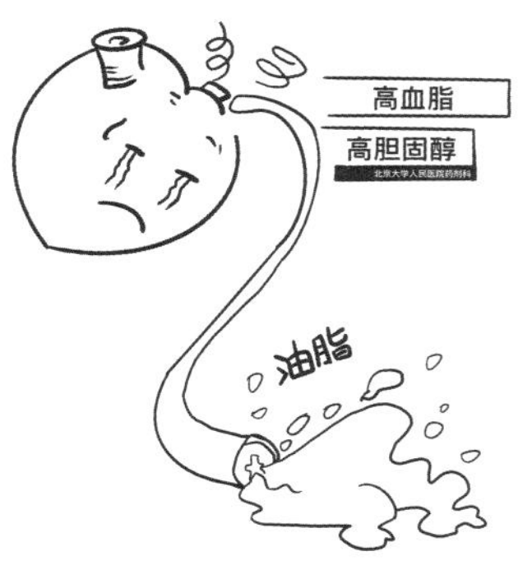

血脂异常是一类较常见的疾病，是人体内脂蛋白的代谢异常，需要通过抽血检查才能诊断。

血脂是人体脂肪的一部分，是血浆中的胆固醇、甘油三酯、游离脂肪酸和磷脂等脂类物质的总称。**与疾病和健康密切相关的主要是甘油三酯和胆固醇。**但甘油三酯和胆固醇并不能单独的存在于血液中，它们必须与蛋白质结合成脂蛋白。平时抽血检测的血脂，其实就是血浆中所有的脂蛋白含有的甘油三酯和胆固醇的总和，血脂水平需维持在正常范围内，否则可能会危害健康。血脂又可以细分成不同种类，成分有所差别，其水平升高和降低的意义也不一样，需要具体对待。

反映血脂代谢的指标有**总胆固醇（TC）、低密度脂蛋白胆固醇（LDL-C）、高密度脂蛋白胆固醇（HDL-C）、甘油三酯（TG）。**其中总胆固醇（TC）、低密度脂蛋白胆固醇（LDL-C）、甘油三酯（TG）水平的升高对健康有害，而高密度脂蛋白胆固醇（HDL-C）水平的降低对健康有害，以上情况统称为血脂异常。

血脂异常是导致动脉粥样硬化的重要因素之一，是冠心病和缺血性脑卒中的独立危险因素。但其早期症状不明显，难以自我察觉，多在体检时发现。在我国血脂异常的发生率高，还有逐渐上升的趋势，这与人们的生活水平明显提高、饮食习惯发生改变等原因有密切关系。

2 高脂血症有哪些类型?

根据有无影响血脂的其他疾病、**不同的血脂组分水平升高程度**、遗传的影响，通常高脂血症有3种分类方法。

（1）按照**病因**分类，可分为继发性高脂血症和原发性高脂血症。

• **继发性高脂血症：**是指由于不良生活方式或其他疾病所引起的血脂异常。可引起血脂水平升高的不良生活方式或其他疾病主要有高能量、高脂和高糖饮食、过度饮酒、肥胖糖尿病、肾病综合征、

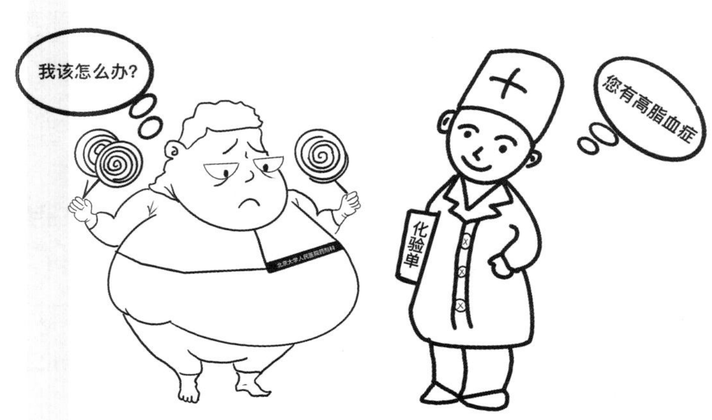

甲状腺功能减退症、肾衰竭、肝脏疾病、系统性红斑狼疮、糖原累积症、骨髓瘤、脂肪萎缩症、多囊卵巢综合征等。此外，某些药物如利尿剂、非心脏选择性受体阻滞剂、糖皮质激素等也可能引起继发性高脂血症。

- **原发性高脂血症：**在排除了继发性高脂血症后，即可诊断为原发性高脂血症。大部分原发性高脂血症是由于单一基因或多个基因突变所致。

（2）按**不同血脂组分**分类，高脂血症可分4类。

- **高胆固醇血症：**单纯的胆固醇水平升高。
- **高甘油三酯血症：**单纯的甘油三酯水平升高。
- **混合型高脂血症：**胆固醇和甘油三酯水平均升高。
- **低高密度脂蛋白胆固醇血症：**单纯的高密度脂蛋白胆固醇水平降低。

（3）按**遗传因素**分类，可分为家族性高脂血症和非家族性高脂血症。

- **家族性高脂血症：**分子生物学研究发现部分血脂异常患者存在遗传基因缺陷，多具有家族聚集性和明显的家族遗传倾向，这类高脂血症统称为家族性高脂血症。
- **非家族性高脂血症：**排除家族性高脂血症外的其他高脂血症。

3 血脂异常有哪些危害?

多种疾病和外界因素都在影响着血脂的代谢。血脂异常如果不及时治疗，**可能引发各种并发症**，比如：

高血脂症患者高度警惕心脑血管健康

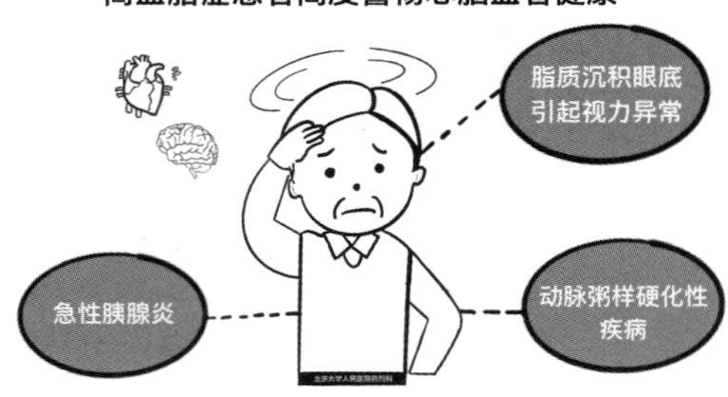

（1）**急性胰腺炎**，严重时可致死亡；

（2）**动脉粥样硬化性疾病**，包括冠心病等，心脑血管病严重时可导致心肌梗死和脑卒中，下肢动脉病变可导致截肢；

（3）**脂质沉积在眼底可引起视力异常。**

心血管病已成为我国城市和乡村居民的**第一位死亡原因，高脂血症在其中起到重要影响**。随着社会经济发展水平的不断提升，**高脂血症**发病率越来越高，对心脑血管健康的威胁也逐渐增加，需要**高度警惕**。

4 哪些因素会导致血脂异常？

导致血脂异常的原因比较多，可分为先天性和获得性两大类。先天性原因是不可变因素，获得性原因为可变因素。

（1）**先天性原因**

• **基因：**血脂代谢与遗传有关，基因异常可导致体内血脂代谢异常。

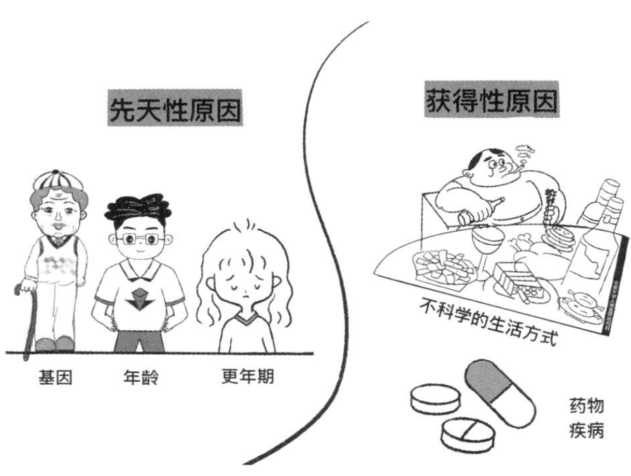

• **年龄：** 随年龄增长，人体代谢水平会降低，血脂可能会出现代谢异常。

• **更年期：** 女性失去雌激素保护后，血脂代谢异常概率增加。

（2）获得性原因

• **不科学的生活方式：** 大量进食精致的碳水化合物、高脂肪和高热量，久坐、缺乏运动，吸烟、酗酒等。另外，厌食和非常低的脂肪饮食也可导致高胆固醇血症和高甘油三酯血症。

• **药物：** 如利尿剂、糖皮质激素、蛋白酶抑制剂、β 受体阻断剂等可导致血脂代谢异常。

• **疾病：** 如甲状腺疾病、胆道梗阻、慢性肾衰竭、糖尿病等也可引起血脂异常。

总而言之，血脂的存储和消耗类似于银行存钱，在各种原因的影响下，如果存进去的血脂增多，消耗掉的血脂减少，最后结余下来的血脂就形成高血脂。

5 血脂异常有哪些表现？

大多数情况下，很多血脂异常患者**无明显的症状和体征**，常常是在血液化验检查或因其他疾病（如糖尿病、心肌梗死、急性胰腺炎等）就诊时发现。但是高脂血症会造成一些特异性的改变，主要包括两大方面：

（1）**脂质在血管内皮沉积引起的动脉粥样硬化**，产生冠心病和周围血管病等，引起相应的症状。

（2）**脂质在真皮内沉积引起的黄色瘤**。黄色瘤是一种异常的局限性皮肤隆起，其颜色可为黄色、橘黄色或棕红色，多呈结节、斑块或小丘形状，质地一般柔软，无触压痛。主要是由于真皮内集聚了吞噬脂质的巨噬细胞（泡沫细胞；又名黄色瘤细胞）所致。黄色瘤是高脂血症的一种外在表现。根据形态和发生部位，黄色瘤一般可分为6种，分别是：肌腱黄色瘤、掌皱纹黄色瘤、结节性黄色瘤、结节疹性黄色瘤、疹性黄色瘤、扁平黄色瘤。

最近总觉得头脑不清醒，
视力模糊、耳鸣，
身上还长了黄色斑块，
不知道是怎么了？
腿痛
麻木

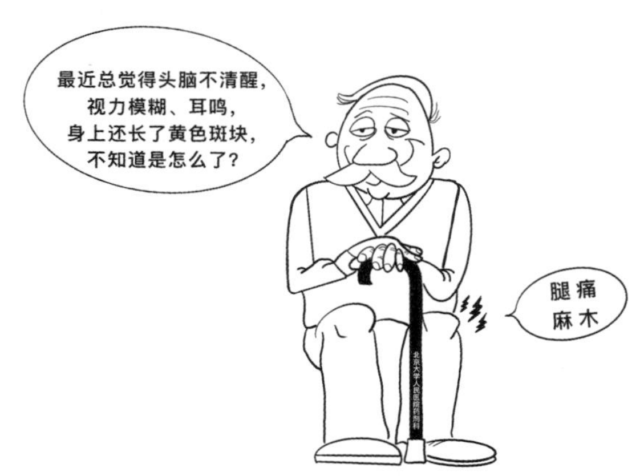

6 什么是甘油三酯？

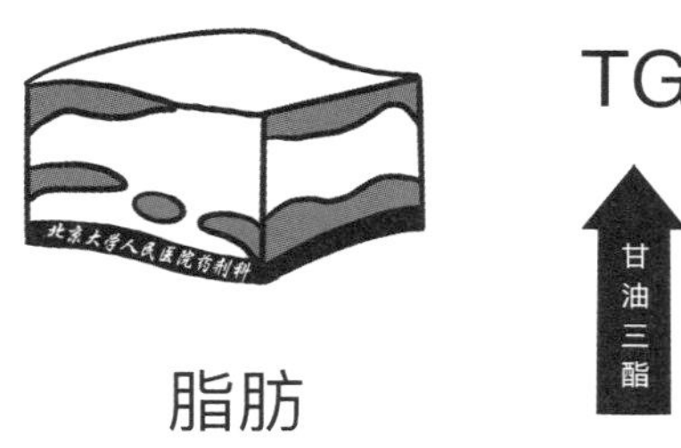

甘油三酯（TG）是血脂的一种，又称为中性脂肪，由甘油的3个羟基与3个脂肪酸分子酯化生成的甘油酯，是体内储量最大和产能最多的能源物质。甘油三酯参与体内的能量代谢，它储存了人体无法消耗的热量，并在需要的时候释放出能量供人体使用。我们**身体内90%以上的脂肪是甘油三酯**，人类食用的大部分动物脂肪（如肥肉）也是甘油三酯。脂肪吃多了会让血浆中甘油三酯水平急剧升高。

甘油三酯处于脂蛋白的核心，在血中以脂蛋白形式运输。除甘油三酯外，外周血中还存在甘油二酯、甘油一酯（两者总和不足甘油三酯的3%）和游离甘油（FG）。各种脂蛋白中，乳糜微粒（CM）、极低密度脂蛋白（VLDL）及其残粒的甘油三酯含量高，被统称为富含甘油三酯的脂蛋白（TRL），也称为残粒样脂蛋白（RLP）。血液生化检验单上的TG指的就是甘油三酯，测定的甘油三酯（TG）是**血液中各种脂蛋白所含甘油三酯（TG）的总和。**

当血清中甘油三酯水平轻至中度升高时，其实是乳糜微粒（CM）和极低密度脂蛋白（VLDL）增多，它们代谢后的碎片也增多，这些残破、散碎的脂蛋白颗粒变小后，可能参与**动脉粥样硬化**的进程。血清**甘油三酯水平轻至中度升高时，患冠心病的危险性增加**；而当**甘油三酯水平重度升高时，常可伴发急性胰腺炎**，严重时可导致死亡。

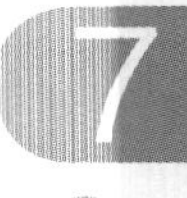

7 什么是胆固醇?

胆固醇是我们组织细胞中不可缺少的一种脂类物质，是细胞膜的重要组成部分，而且是合成雌激素等类固醇激素的原料，也是合成胆汁酸的原料。

胆固醇的英文是cholesterol，通常以首字母C代表胆固醇。血液生化检验单上**TC指的是总胆固醇**。胆固醇主要包括**低密度脂蛋白胆固醇**（LDL−C）和**高密度脂蛋白胆固醇**（HDL−C）。LDL−C的作用是将胆固醇从肝转运到肌肉和血管等组织，LDL−C过量会沉积在血管壁，导致动脉粥样硬化，因此称为“坏胆固醇”。HDL−C的作用是将胆固醇从脑血管等组织转运到肝，能够防止动脉粥样硬化，因此称为“好胆固醇”。

影响总胆固醇的因素比较多，如年龄、性别、遗传、饮食、运动等。年龄、性别和遗传是不可改变的，但饮食和运动是可以调节的。合理的饮食和适当的运动对于维持胆固醇在正常水平范围内非常重要。食物的成分，特别是食物中胆固醇与饱和脂肪酸的含量对血浆胆固醇浓度的影响很大。不健康的饮食如高脂肪饮食可以升高血浆胆固醇水平，并且主要是升高对身体有害的“坏胆固醇”水平，即LDL−C。

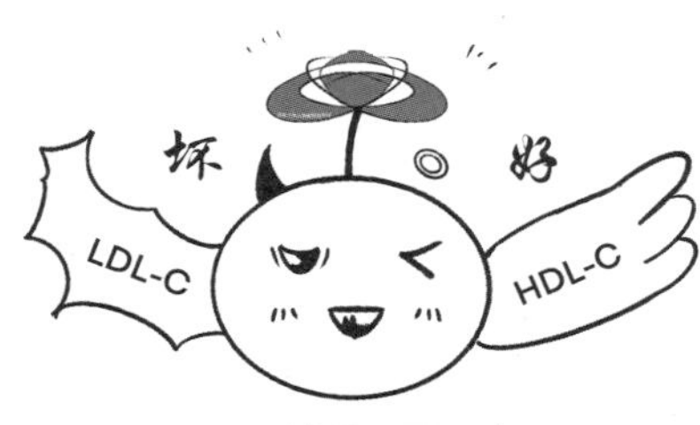

TC总胆固醇

8 化验单上的低密度脂蛋白胆固醇（LDL-C）是什么？

化验单上的LDL-C即**低密度脂蛋白胆固醇**，指的是**低密度脂蛋白（LDL）中所含的胆固醇**。LDL即低密度脂蛋白，它是胆固醇含量最高的脂蛋白，其中胆固醇的含量占总成分的一半以上。血浆中**大约70%的胆固醇在LDL内**。所以在一般情况下，血浆总胆固醇水平与LDL-C水平变化基本保持一致。也就是说，**LDL-C水平越高，总胆固醇（TC）水平越高**。

低密度脂蛋白胆固醇（LDL-C）水平升高是**动脉粥样硬化发生、发展的主要脂质危险因素**。低密度脂蛋白（LDL）可以穿过血管内皮到达血管壁，在内皮下滞留的LDL被改造成氧化型LDL，被巨噬细胞吞噬后形成泡沫细胞。泡沫细胞不断增多、融合，构成了动脉粥样硬化斑块的脂质核心。粥样斑块会使血管变窄、血流减少，还有可能血管破裂后引起血管栓塞。所以，LDL-C应控制在一定水平范围内。

坏胆固醇

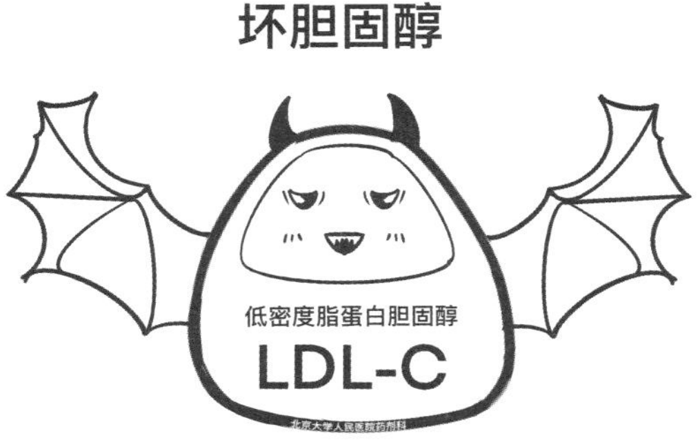

9 化验单上的高密度脂蛋白胆固醇（HDL-C）是什么?

化验单上的HDL-C即高密度脂蛋白胆固醇，指的是高密度脂蛋白（HDL）中的胆固醇。HDL即高密度脂蛋白，它是颗粒最小的脂蛋白，其中脂质和蛋白质部分几乎各占一半。HDL的作用很重要，它可以把胆固醇从动脉粥样硬化斑块等地方转运到肝进行再循环，或者以胆酸的形式排泄出去。

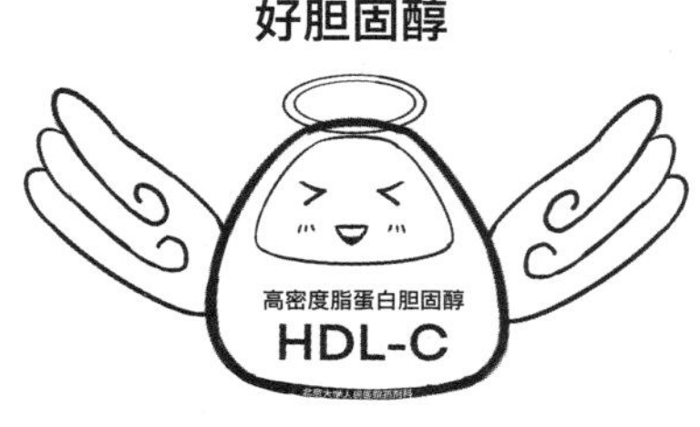

与总胆固醇（TC）、低密度脂蛋白胆固醇（LDL-C）不同，HDL-C水平越低，动脉粥样硬化风险越高，冠心病及脑卒中发病率增加。所以尽管HDL-C也是血脂的一部分，但其水平下降才是异常状态。

10 为什么低密度脂蛋白胆固醇（LDL-C）水平高了不好，而高密度脂蛋白胆固醇（HDL-C）水平低了不好?

低密度脂蛋白胆固醇（LDL-C）可通俗地理解为“坏的胆固醇”。如果血液中LDL-C水平升高，它将沉积于心脑等部位血管的

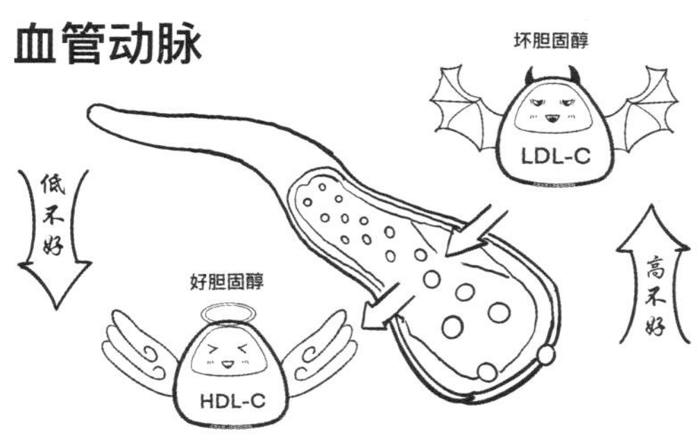

动脉壁内，逐渐形成动脉粥样硬化性斑块。血管壁上形成的斑块会使血管弹性变差，从而影响输送血液的能力，严重时会阻塞血管。动脉粥样硬化可引起冠心病、脑卒中、外周动脉疾病等严重疾病。所以**LDL-C水平升高对身体是有害的，需要将其控制在合适的范围内。**

血浆总胆固醇的主要组成部分是LDL-C，基本上能够引起总胆固醇水平升高的原因都可以引起LDL-C水平的上升。进食大量含高胆固醇的食物，缺乏合理有效的运动，是LDL-C水平升高的最主要原因。其他因素还包括年龄增长、女性绝经后期、遗传基因等。

高密度脂蛋白胆固醇（HDL-C）可通俗地理解为**"好"的胆固醇**。它具有**胆固醇逆转**作用，能够将动脉壁中多余的胆固醇转运给肝组织，然后经过相应的途径，转化为胆汁酸或直接通过胆汁从肠道排出，从而把胆固醇代谢掉。HDL-C能**阻止**LDL-C的聚集作用，减缓脂质在血管壁的沉积，所以有抗动脉粥样硬化的作用，是冠心病的保护因子，俗称"血管清道夫"。因此，**HDL-C水平低下对身体是有害的。**

引起血浆HDL-C水平低下的因素很多，主要是遗传、药物、疾病、体重还有生活方式等。肥胖是引起血浆HDL-C水平下降的主要原因，相对于标准体重而言，每增加2.25 kg的重量，血浆中

HDL-C水平约下降5%。另外一些疾病状态如糖尿病、肝炎和肝硬化等可伴有低HDL-C水平，高甘油三酯血症患者也往往伴有低HDL-C水平。在低脂肪饮食或者营养不良状态下，伴随着血浆总胆固醇（TC）水平的明显下降，血浆HDL-C水平也会下降。

11 什么是载脂蛋白?

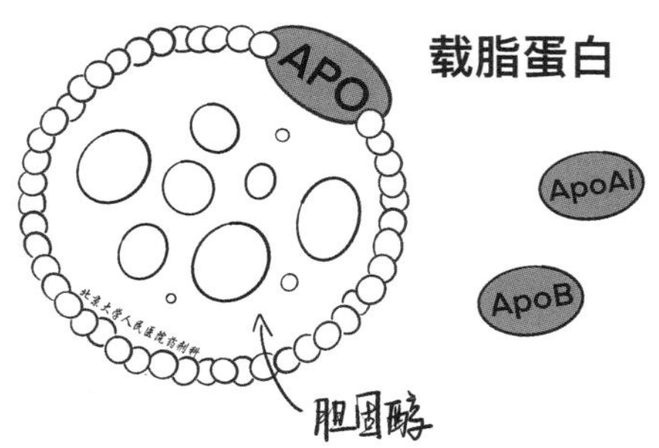

载脂蛋白（Apo）是血浆脂蛋白中的蛋白质成分。血浆中的胆固醇和甘油三酯都是疏水性物质，不能直接在血液中被转运，也不能直接进入组织细胞中，必须与血液中的载脂蛋白组成亲水性物质才能在血液中被运输，并进入组织细胞。

目前已发现的载脂蛋白有二十余种，而临床意义较为重要且认识比较清楚的有ApoAⅠ、ApoAⅡ、ApoAⅣ、ApoB48、ApoB100、Apo CⅠ、CⅡ、CⅢ、ApoE。其中检验方法相对成熟、对疾病意义比较大的是ApoAⅠ、ApoB。

载脂蛋白最重要的作用就是和脂质构成脂蛋白，**对血脂代谢起着非常重要的作用，**同时还作为配体参与脂蛋白与细胞膜受体的识别和结合反应以及酶活动的调节。

12 脂蛋白有什么作用?

成熟的脂蛋白为球形颗粒，由疏水的内核（含胆固醇和甘油三酯）和亲水的外壳（含磷脂、游离胆固醇和载脂蛋白）组成。脂蛋白绝大多数在肝和小肠组织中合成，并在肝中进行分解代谢。

通常可将血浆脂蛋白分为乳糜微粒（CM）、极低密度脂蛋白（VLDL）、低密度脂蛋白（LDL）和高密度脂蛋白（HDL）等四大类。各类脂蛋白的作用分别如下：

（1）**乳糜微粒（CM）：** CM在小肠中合成，是颗粒最大的脂蛋白，含90%外源性甘油三酯。所以乳糜微粒的作用是将食物中的甘油三酯和胆固醇从小肠转运到其他组织。

（2）**极低密度脂蛋白（VLDL）：** VLDL由肝合成，发挥将肝细胞内甘油三酯转运至外周组织的作用，再经脂酶水解后释放游离脂肪酸。若VLDL代谢出现障碍，无法将肝细胞内甘油三酯运出，则会导致脂肪肝。

（3）**低密度脂蛋白（LDL）：** LDL有两种合成途径，分别是肝

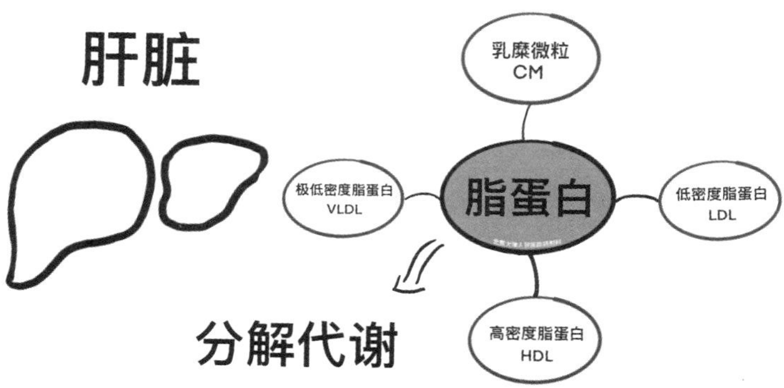

的直接合成以及极低密度脂蛋白的转变。当极低密度脂蛋白中的甘油三酯被分解为脂肪酸后，剩下蛋白质和胆固醇进行结合，最终形成的就是LDL。所以LDL的功能就是运输内源性胆固醇，将胆固醇运送到外周组织，**与冠心病的发生直接相关。**

（4）**高密度脂蛋白（HDL）**：HDL在肝和小肠合成。可以逆向将血液中及其他外周组织中的胆固醇运输回肝脏，**与冠心病的发生呈负相关性。**

13 老年人易得高血脂吗?

老年人较易得高血脂。

血脂成分的变化与年龄有一定关系，男性青春期后总胆固醇水平开始升高，升高的速度高于女性，直至50岁，男性总胆固醇水平在50～60岁进入平台期。而女性由于更年期激素的作用，在55～60岁后总胆固醇水平常常超过男性，平台期出现在60～70岁。无论男女，70岁后总胆固醇水平又开始缓慢升高。因此一般**建议40**

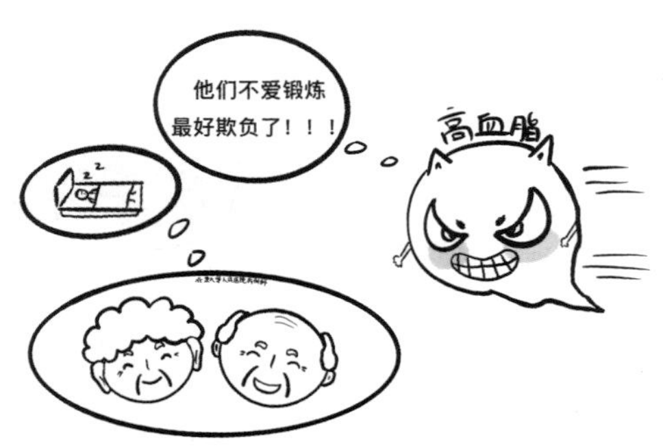

岁以上的男性和绝经期后的女性应当每年检测血脂。另外，老年人缺乏一定的锻炼且代谢水平降低，出现血脂异常的风险增加，因此**老年人应加强血脂的控制**。

健康的生活方式是老年人控制高血脂的首要和基本的措施，可有效**降低老年人心血管事件的风险**。针对生活中可导致高血脂的危险因素，可采取积极的健康生活方式进行改善，主要包括戒烟，限盐，限酒，减少饱和脂肪酸和胆固醇的摄入，增加食物中蔬菜、水果、鱼类、豆类、粗粮及食物中甾醇、可溶性纤维的摄入，适当减轻体重，增加规律的体力活动等。**采取健康的生活方式往往能使血脂水平有一定的改善**。

14 青少年会有血脂异常吗?

青少年也会有血脂异常。

青少年血脂异常大多是由**遗传因素导致的，即家族性高脂血症**。

他们这么
多恶习，我可
太喜欢了！！！
高血脂
吸烟
喝酒
工作压力
饮食不规律

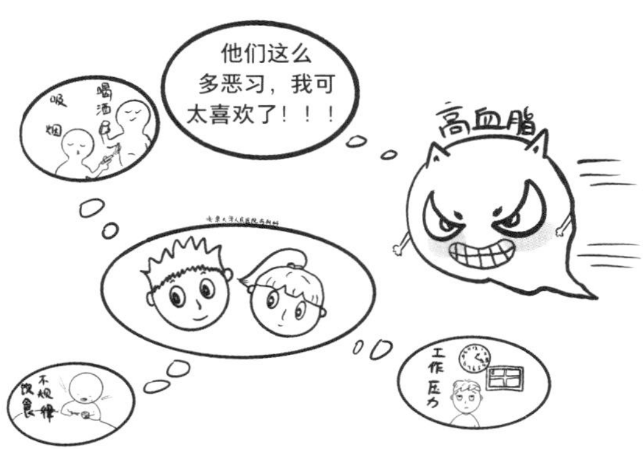

我们常见家族性高脂血症包括家族性高胆固醇血症、家族性混合型高脂血症、多基因家族性高胆固醇血症、家族性高甘油三酯血症等。

但青少年的血脂异常也有可能**不是遗传因素导致的**。随着生活水平的提高和体育锻炼的缺乏，**超重和肥胖**的青少年越来越多。肥胖的青少年容易出现胰岛素抵抗，从而引起脂代谢紊乱。这种血脂异常主要与生活方式以及饮食结构有关。

青少年血脂异常的危害比成人更大，除了与动脉粥样硬化、冠状动脉疾病密切相关外，还可以直接导致黄色瘤、酮症、脂肪肝、脂质肾毒性、胆石症和胰腺炎等疾病，严重影响青少年的身体健康。

15 绝经后女性的血脂如何变化?

女性在进入围绝经期特别是绝经期后，血脂水平会明显升高。研究发现，女性进入围绝经期后，身体里的性激素成分改变，在绝经后就更加明显。表现为雌激素水平降低，孕激素水平升高。这个改变对血脂、血糖代谢有影响，导致身体里的胆固醇尤其是低密度

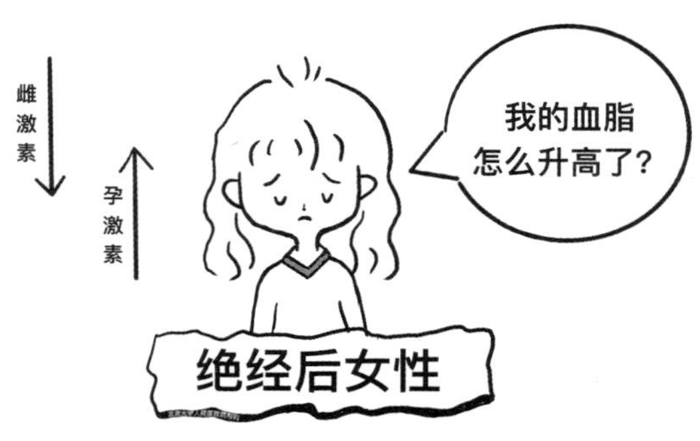

脂蛋白胆固醇（LDL-C）、甘油三酯水平都会升高，而高密度脂蛋白胆固醇（HDL-C）水平会降低。另外绝经后，体内需要合成的性激素减少了，作为原料的胆固醇就多了，这也会使胆固醇水平升高。因此，国内外血脂异常管理指南均将绝经后女性列为重点管理人群。

雌激素对女性来说，是一种具有**保护作用的激素，并且影响血脂代谢**，主要表现为：

（1）增加乳糜颗粒残粒在肝的清除速度，减少脂质在肝的堆积，促进人体自身的脂质清除；

（2）增加肝中极低密度脂蛋白（VLDL）的分泌，使肝摄取低密度脂蛋白（LDL）增多；

（3）增加肝摄取低密度脂蛋白胆固醇（LDL-C）的速度，使血清总胆固醇（TC）和LDL-C水平降低；

（4）促进高密度脂蛋白胆固醇（HDL-C）的合成代谢，升高HDL-C水平；

（5）促使胆酸分泌增加，加速胆固醇从体内的清除。

由此可见，**雌激素**对血脂代谢总的作用就是**促进LDL-C的代谢和清除，维持较高水平的HDL-C，对女性的心血管系统具有一定的保护作用**。由于雌激素对女性的保护作用，绝经期前的女性，发生心血管病的风险相对较低。而绝经后的女性，失去了雌激素的保护，心血管疾病发生的风险就会增加。

所以，绝经后女性本身就是心血管疾病的危险因素之一。这个阶段的女性，要格外注意心血管疾病的预防，定期检查血脂水平，如果发现血脂代谢的异常，要及早进行干预。

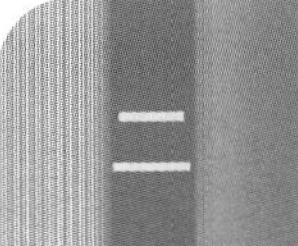

二 合理用药

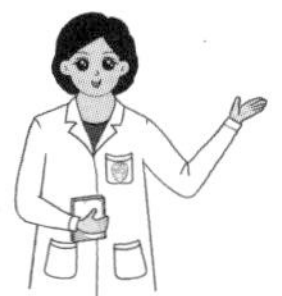

1 常用的调节血脂药有哪些?

常用的调节血脂药可以分为以下几类:

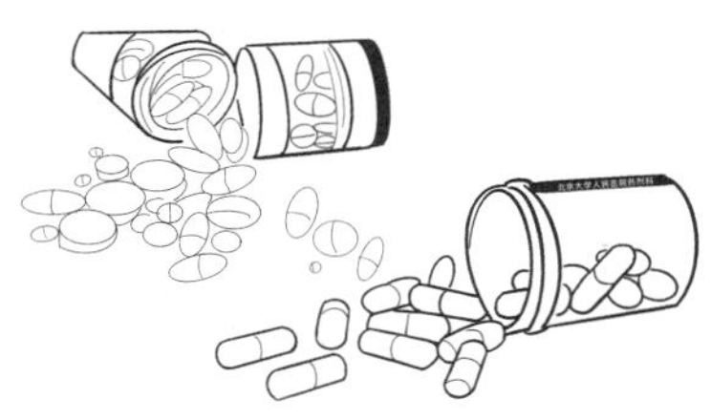

（1）**他汀类药物**：他汀类药物是目前临床应用最广的调节血脂药，属于**影响胆固醇合成的药物**。他汀类药物通过降低胆固醇的含量、减少肝中极低密度脂蛋白（VLDL）的合成而发挥其调节血脂的作用。此类药物能**使甘油三酯（TG）、极低密度脂蛋白（VLDL）、低密度脂蛋白胆固醇（LDL-C）的水平降低**。常用的他汀类药物主要有**洛伐他汀、辛伐他汀、普伐他汀、氟伐他汀、阿托伐他汀、瑞舒伐他汀、匹伐他汀**等。

（2）**贝特类药物**：贝特类药物属于**影响脂蛋白转运及分解的药物**。是通过抑制腺苷酸环化酶，抑制脂肪组织水解，使血中的非酯化脂肪酸含量减少，减少肝中的极低密度脂蛋白胆固醇（VLDL-C）合成及分泌，并通过增强脂蛋白酯酶的活性，加速极低密度脂蛋白胆固醇（VLDL-C）和甘油三酯（TG）的分解，来降低血中的极低密度脂蛋白胆固醇（VLDL-C）、甘油三酯（TG）、低密度脂蛋白胆固醇（LDL-C）和总胆固醇（TC）的含量。这类药物主要用于降低**甘油三酯（TG）**水平。常用的药物有**非诺贝特**。

（3）**烟酸及其衍生物：**烟酸及其衍生物属于**影响脂蛋白转运及分解的药物。**烟酸类药物是最早应用的调节血脂药，属于B族维生素，能抑制环磷腺苷（cAMP ）的形成和脂肪组织分解，抑制肠道吸收游离脂肪酸，降低血中甘油三酯（TG）的含量。这类药物主要用于**降低甘油三酯（TG）**水平。常用的药物有**烟酸、维生素E烟酸酯**、肌醇烟酸酯、阿昔莫司。

（4）**胆酸螯合剂（树脂类药物）：**胆酸螯合剂属于**影响胆固醇吸收及转运**的药物。主要为阴离子结合树脂，可与肠道的胆酸结合，阻碍胆酸吸收入血，使血中胆酸含量减少，促使血中胆固醇向胆酸转化，因而降低血胆固醇。这类药物可用于家族性高胆固醇血症（FH）以外的任何类型的**高胆固醇血症**，但对高甘油三酯血症无效。目前临床主要有降脂葡胺、考来烯胺、考来替泊、地维烯胺。

（5）**多烯不饱和脂肪酸类：**这类药物调节血脂的机制是通过**与总胆固醇（TC）结合为酯，促进其降解为胆酸随胆汁排出，**故可降低血中胆固醇的水平，也可降低血中的甘油三酯含量。主要用于**治疗高甘油三酯血症**。常用的药物有**多烯酸乙酯胶丸**。

（6）**胆固醇肠道吸收抑制剂：**胆固醇肠道吸收抑制剂属于**影响胆固醇吸收及转运**的药物。主要通过影响小肠微胶粒的载体活性，抑制食物和胆汁中的胆固醇在小肠刷状缘的吸收，减少肠道胆固醇向肝转运，从而减少肝胆固醇的储存，增加血液中胆固醇的清除，降低血浆胆固醇的含量。常用药物有**依折麦布。**

（7）其他药物：其他调节血脂的药物有普罗布考、藻酸双脂钠、弹性酶等。

2 他汀类药物常见的不良反应有哪些？

他汀类药物是目前调节血脂药中最有效且临床应用最广泛的一类药物，主要用来降低低密度脂蛋白胆固醇（LDL-C）水平。他汀类药物的不良反应相对于其他调节血脂药较少，主要有：

（1）**胃肠道不良反应：**如腹胀、腹痛、腹泻、恶心等。

（2）**神经系统不良反应：**如头痛、失眠、抑郁。

（3）**肝损伤：**肝转氨酶水平升高，具有剂量依赖性，如果丙氨酸转氨酶和天冬氨酸氨基转移酶水平升高超过正常上限3倍，应立即停药；

（4）**肌损伤：**出现肌痛（仅肌痛乏力，不伴有肌酸激酶水平升高）、肌炎（有肌肉症状，且伴有肌酸激酶水平升高）、横纹肌溶解等。

在服用他汀类药物期间，应关注其可能出现的不良反应，定期监测**肝功能、肌酸激酶水平**等。此外要避免与贝特类、烟酸、环孢素类等药物合用，以防发生**横纹肌溶解**等严重的不良反应。

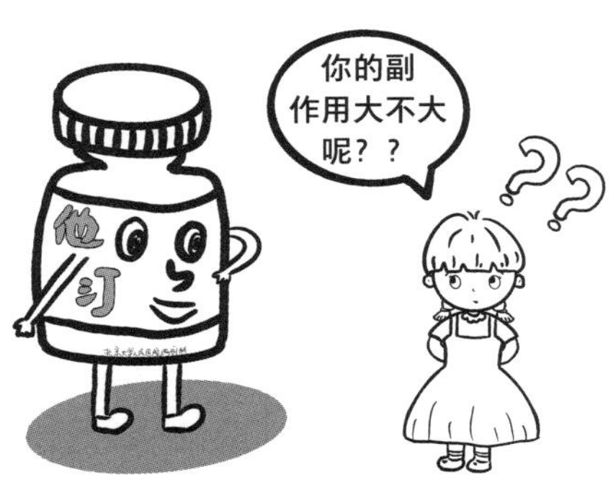

3 哪些人不宜使用他汀类药物？

他汀类药物降低低密度脂蛋白胆固醇（LDL-C）水平的作用较强，但是其也可引起一些严重的不良反应，如肝损伤、横纹肌溶解等。因此在临床上，使用他汀类药物时，一定要**掌握好其适应证和禁忌证，**特别是要关注其可能出现的严重不良反应。不宜使用他汀类药物的人群包括：

（1）**活动性肝脏疾病或严重肝功能异常的患者，**可包括原因不明的肝脏天冬氨酸氨基转移酶（AST）和（或）丙氨酸氨基转移酶（ALT）水平持续升高者；

（2）**对他汀类药物过敏者；**

（3）**妊娠期和哺乳期妇女。**

另外，容易出现肌病甚至横纹肌溶解症的患者，如肾功能异常、甲状腺功能低下、个人或家族性肌病史、既往他汀类药物引起肌病史、既往肝病史、酗酒等，都要在医生指导下慎用他汀类药物。因为此类患者易出现肌病甚至致命的横纹肌溶解，在使用他汀类药物调节血脂期间，要及时监测相关指标，关注自身的反应，出现不能解释的肌肉痛、触痛、乏力等症状时，要及时就诊。

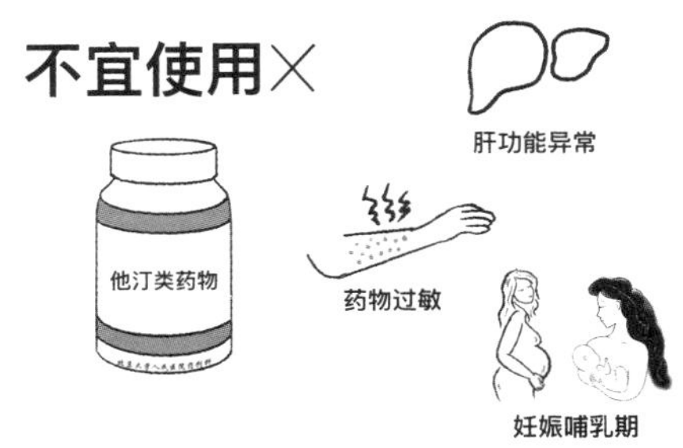

4 他汀类药物不宜与哪些药物合用?

他汀类药物作为一种调节血脂的常用药，能够降低胆固醇水平，特别是降低低密度脂蛋白胆固醇（LDL-C）水平，改善血脂水平，降低动脉粥样硬化斑块的风险，是临床上应用比较多的一大类调节血脂的药物。使用前应关注不宜与他汀类药物合用的药物，避免产生不良的药物相互作用。

（1）**他汀类药物与环孢素（免疫调节药）、贝特类（调节血脂药）、阿昔莫司（调节血脂药）、秋水仙碱（抗痛风药）等合用，会增加肌病、横纹肌溶解风险。**因此他汀类药物应尽量避免与这几类药物合用，如必须合用，要权衡利弊，做好监测。

（2）他汀类药物主要在肝经过CYP酶系代谢，**与强效细胞色素CYP酶系抑制药如伊曲康唑、氟康唑、红霉素、克拉霉素等合用时会抑制他汀类药物在体内的代谢**，从而使他汀类药物的血药浓度升高，导致发生横纹肌溶解、肝损伤的风险增加。因此，他汀类药物尽量避免与这些药物合用。如需合用，要考虑减少他汀类药物的给药剂量。

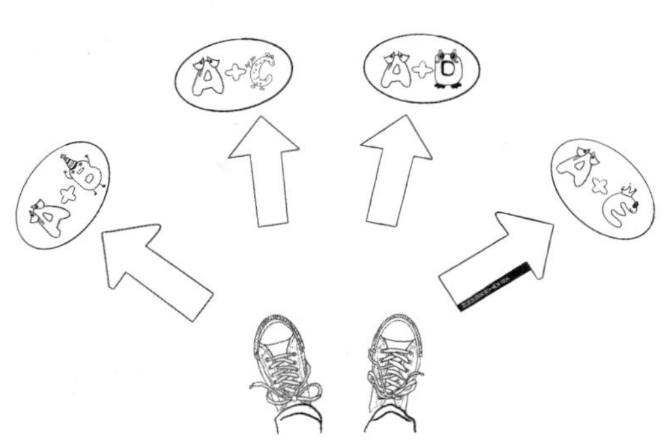

（3）他汀类药物在与胺碘酮、维拉帕米、地尔硫䓬等合用时，会增加肌病、横纹肌溶解风险，尽量避免合用。

（4）他汀类药物在与华法林合用时，可能会增加出血风险，应监测国际标准化比值（INR）。

（5）他汀类药物在与地高辛合用时，会使地高辛的稳态血浆浓度增加，应注意监测。

（6）他汀类药物在与利福平合用时，会使他汀类药物的生物利用度减少约50%。如果长期合用，应调整他汀类药物的剂量。

（7）建议他汀类药物不要与葡萄柚汁同服，尤其大量摄入（1日＞1.2 L），葡萄柚汁会减慢他汀类药物的代谢，增加药物不良反应风险。

为了避免其他药物与他汀类药物合用而出现药物之间的不良相互作用，建议在服用他汀类药物前，梳理自己目前正在服用的药物，提前与医师或药师沟通。如果确实存在药物之间不良的相互作用，建议及时调整药物治疗方案或是调整药物的给药剂量，并做好相关指标的监测，以免对身体产生伤害。

5 服用他汀类药物有什么注意事项?

他汀类药物作为目前有效的调节血脂药，不仅能有效改善血脂水平，还能对抗动脉粥样硬化、稳定斑块，减少心脑血管事件的发生，在临床上已被广泛使用。为了更好地发挥药物的作用，避免用药引起的不良反应等，在使用他汀类药物过程中也有很多注意事项，主要包括：

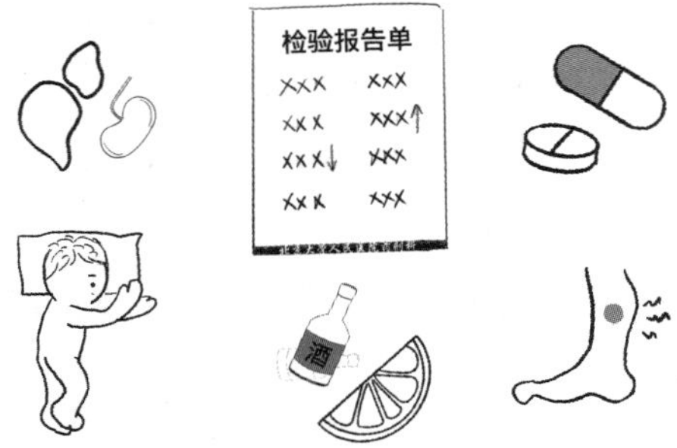

（1）**了解自己的基础情况：①是否有肝肾功能不全**，甲状腺功能减退等其他疾病，是否有药物说明书上所列的禁忌证；**②是否正在服用下列药物：**贝特类调节血脂药、烟酸、红霉素、阿奇霉素、克拉霉素、抗真菌药、环孢素、维拉帕米、胺碘酮等药物；**③是否**酗酒，**是否饮用柚子汁**。如有上述情况，可能增加发生不良反应的危险，应在医生指导下选用适宜的药物。

（2）**服药时间：**他汀类药物主要是通过限制胆固醇的合成起作用。人体胆固醇在下午2～4时合成最慢，夜间合成较多。**一般推荐晚上睡前服用他汀类药物**，以发挥更好的降低胆固醇水平的作用，特别是半衰期短的他汀类药物如辛伐他汀、普伐他汀、氟伐他汀等。半衰期较长的他汀类药物如阿托伐他汀、瑞舒伐他汀在体内存在的时间比较长，不必非要晚上睡前服药，可在一天任意时间内服药。

（3）**关注合用药物：**他汀类药物与大环内酯类抗生素及抗真菌药合用时须谨慎。大环内酯类抗生素如红霉素、克拉霉素等以及抗真菌药物如伊曲康唑、酮康唑、氟康唑等会抑制他汀类药物在人体内的代谢，使他汀类药物的血药浓度升高，发生横纹肌溶解的危险性增加。

（4）**定期监测化验指标，关注药物不良反应：**定期复查肝功能和肌酸激酶（CK）水平。同时要关注自身的一些反应，比如是否出现肌肉疼痛、乏力，小便颜色是否呈棕褐色，如有以上症状，一定要及时就医。

（5）**复查血脂水平，确定适宜的给药剂量：**一般服用他汀类药物6周左右，血脂即可改善。因此推荐在服药1个月后，复查血脂水平，了解血脂是否达标。若血脂已达标，可继续按原剂量服用；若血脂尚未达标，则须考虑调整药物剂量，或考虑合用其他调节血脂药。

（6）**不要骤然停药：**他汀类药物需要长期服用，不仅可改善血脂，还可改善动脉粥样硬化，降低心脑血管事件的发生率。服用他汀类药物的患者如果突然停药，发生心血管事件的概率是坚持服药者的3倍。所以，他汀类药物需要长期服用，不能骤然停药。

（7）**注意饮食：**在服用他汀类药物期间尽量避免食用西柚制品，因为西柚可以延缓他汀类药物代谢，增强其发生不良反应的风险。此外，还应注意改善生活方式，适度锻炼，低盐、低脂、均衡饮食，减少胆固醇的摄入。

6 临床应用他汀类药物的原则是什么？

他汀类药物作为目前有效的调节血脂药在临床上被广泛使用。它不仅能有效降低胆固醇水平，还能稳定逆转斑块，延缓动脉粥样硬化的发展，降低心脑血管事件的风险。目前临床上常用的他汀类药物有辛伐他汀、普伐他汀、阿托伐他汀、瑞舒伐他汀、氟伐他汀等。临床上应用他汀类药物的一般原则为：

（1）**明确调脂目标，合理选药：**血脂异常者应及时就医，医生

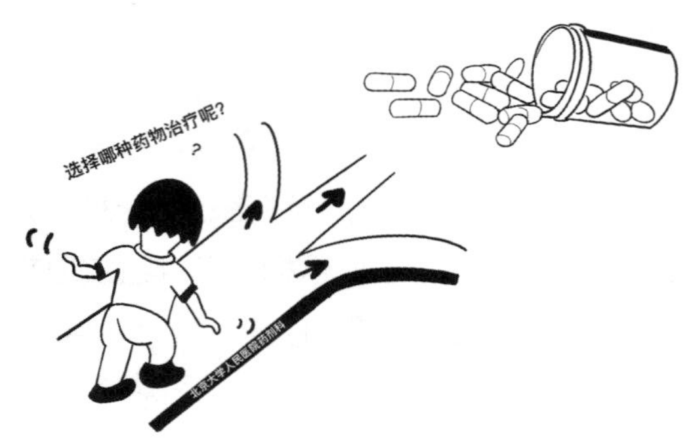

会根据患者的心血管危险因素和血脂水平明确调血脂目标，比较患者血脂水平与治疗目标值，合理选用他汀类药物。

（2）**改善生活方式，配合调脂：**健康的生活方式可使轻度升高的低密度脂蛋白胆固醇水平降低10%～20%，配合他汀类药物，改善血脂效果更好，可使血脂迅速达标，且可在血脂达标的前提下尽量减少他汀类药物的用药剂量。改善生活方式的措施包括：戒烟，限酒，清淡、低盐、低脂饮食，适度运动等。

（3）**血脂达标目标不同，用药各异：**他汀类药物的作用机制是抑制肝合成内源性胆固醇，因此这类药物适合治疗高胆固醇血症，特别是降低低密度脂蛋白胆固醇（LDL-C）水平。他汀类药物不适用于高甘油三酯血症、低高密度脂蛋白胆固醇（HDL-C）血症。另外，临床研究表明，他汀类药物还有许多调节血脂之外的重要作用，如稳定动脉粥样硬化斑块，防止斑块破裂或脱落。因此，他汀类药物成为了急性冠状动脉综合征的标准治疗药物之一。在这种情况下，即使血脂正常，也要常规应用。

（4）**联合用药：**若单一他汀类药物不能达到调血脂目标，须考虑联合使用其他类调节血脂药。

（5）**有效剂量，长期维持：**根据血脂水平在医生指导下调整他汀类药物剂量。对于血脂已达标者，应坚持长期按维持剂量服用。

7 妊娠期妇女可以服用他汀类药物吗？

妊娠期妇女禁用他汀类药物。

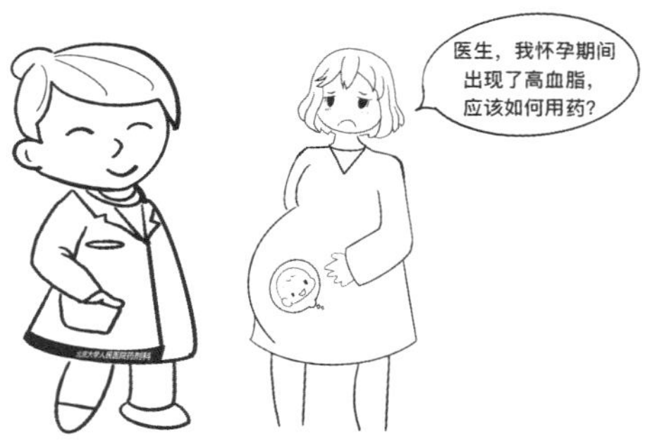

尚未确定他汀类药物在妊娠期妇女中的安全性，尽管没有明确的证据能说明妊娠期妇女使用他汀类药物会造成胎儿先天性缺陷发生增多，但是他汀类药物能降低胎儿的甲羟戊酸（胆固醇生物合成的前体）水平，而胆固醇和其他具有生物活性的胆固醇衍生物的合成产物对胚胎的发育很重要。因此，**为了避免影响胎儿的发育，妊娠期妇女禁止使用他汀类药物治疗**。对于已经应用他汀类药物治疗的妇女，应避免怀孕。有计划妊娠的妇女至少停用他汀类药物3个月，才能最大限度地保证胎儿的安全。

8 青少年可以使用他汀类药物吗？

在成人的血脂异常治疗中，他汀类药物具有重要作用，但在青少年中使用他汀类药物仍须谨慎。

美国FDA批准用于治疗患有家族性胆固醇血脂症儿童的他汀类

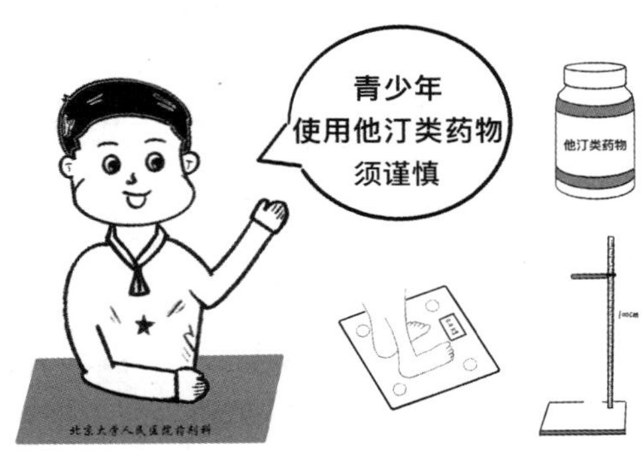

药物有：阿托伐他汀、洛伐他汀、普伐他汀和辛伐他汀。美国心脏病协会（AHA）曾发布关于青少年使用他汀类药物的指南，通常建议男孩10岁以后、女孩月经初潮以后可开始他汀类药物治疗，并且**在他汀类药物治疗期间，要监测患儿的生长状况（如身高、体重）、性成熟和发育情况，每3～6个月监测生化指标，同时继续保持健康的饮食结构和生活方式（戒烟、少静坐等）。**

9 慢性肾脏病患者可以服用他汀类药物吗?

慢性肾脏病患者可以根据肾功能情况，在医生的指导下服用他汀类药物。慢性肾脏病患者对大多数他汀类药物耐受性较好，如阿托伐他汀、氟伐他汀仅少量代谢产物经肾脏排泄，无须根据患者肾功能调整用药剂量。而对于普伐他汀、洛伐他汀、辛伐他汀等药物须要根据患者肾功能的情况进行剂量调整。所以慢性肾脏病患者须要**在医生的指导下正确服用他汀类药物，并且在服药期间按照医生**

的要求定期监测肝功能和肌酸激酶等指标，避免服用他汀类药物引起肝损伤、肌病等不良反应。

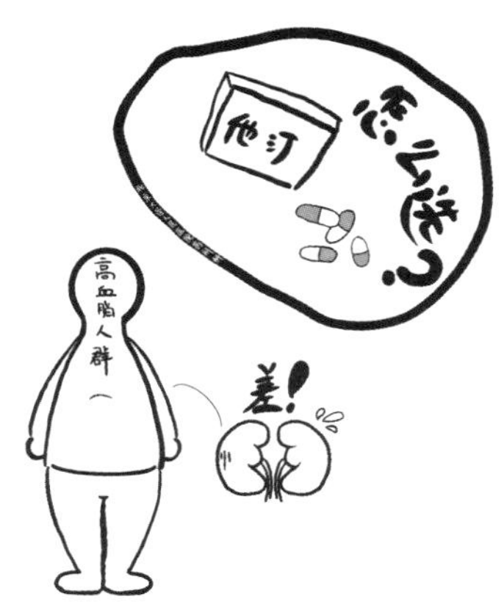

此外，慢性肾脏病患者在服用他汀类药物期间如联用其他药物（包括贝特类、烟酸类、环孢素、胺碘酮、某些抗真菌药及大环内酯类抗生素等）可能会增加他汀类导致肌炎的危险性，因此要尽量避免这类药物的联用。

10 服用他汀类药物期间如何监测肝功能和肌酸激酶水平?

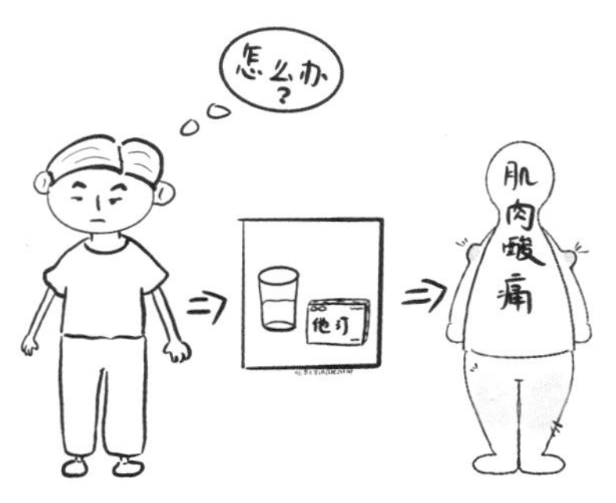

服用他汀类药物有可能会引起肝损伤、肌病等不良反应，为了避免药物不良反应带来的伤害，在服用他汀类药物期间要定期进行相关检查。

首选应**严密监测肝功能，主要关注丙氨酸氨基转移酶（谷丙转氨酶、ALT）、天冬氨酸氨基转移酶（谷草转氨酶、AST）、总胆红素、直接胆红素、间接胆红素等。**通常在服药前先确定肝功能正常，并在服用他汀类药物4～6周后检查肝功能。如果肝的转氨酶水平在正常上限的3倍以下，则可以继续当前治疗，在1个月后复查。

如果超过上限3倍，则停药或减量并在1个月内复查。在服用他汀类药物的期间，如果增加了药物剂量，或是更换了他汀类药物品种，则需要在1个月后再次复查肝功能。如果药物效果稳定，保持相同剂量服药，那么一般建议2～3个月进行一次复查就可以。他汀类药物的不良反应，通常会发生在用药后的6个月内。如果6个月内没有发生不良反应，则可以延长到6～12个月复查一次。

其次，在服用他汀类药物过程中可**出现肌痛、横纹肌溶解等肌损伤的不良反应**，严重时可导致急性肾衰竭，因此在服用他汀类药物的过程中需要监测肌酸激酶（CK）水平。肌酸激酶（CK）的个体差异性很大。一般来说，如果服用他汀类药物时超过了用药前测得的初始值10倍，或是超过正常上限5倍时，需要停用他汀类药物，并检查肾功能，2周后复查肌酸激酶（CK）。

此外，在肝损伤时，会出现食欲减退、恶心、腹胀等症状；在肌肉损伤时，会出现肌肉发酸、疼痛、无力、酱油色尿等症状。服用他汀类药物的时候，如果身体出现了上述情况，或是出现了其他不舒服的情况，要随时就医进行检查。

11 服用他汀类药物是否剂量越大，调脂效果越强？

他汀类药物的用药剂量每增大1倍，降脂作用只会增加6%。亚洲人种对他汀类药物的耐受性要低于白种人，所以**不建议大剂量服用他汀类药物。**如果服用中等剂量的他汀类药物，但降脂效果仍然不佳，可以考虑加用肠道胆固醇吸收抑制药物依折麦布，而不是单纯加大他汀类药物的剂量。研究表明，中国人群使用他汀类药物的剂量一般推荐为：瑞舒伐他汀5～10 mg；阿托伐他汀10～20 mg；匹伐他汀1～2 mg，辛伐他汀20～40 mg；氟伐他汀40～80 mg；普伐他汀20～40 mg。

听说他汀
类药物有6%
反应？

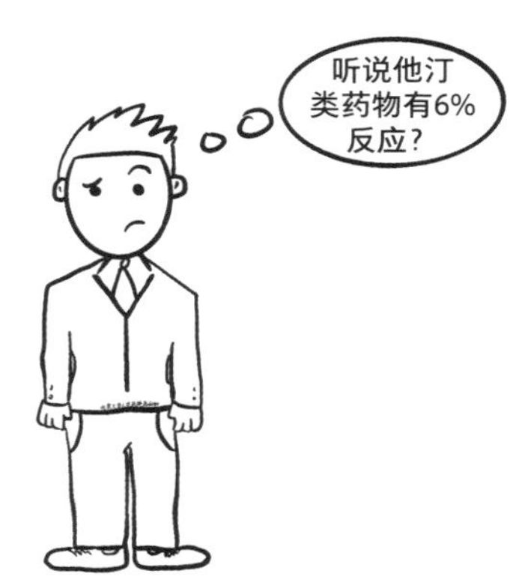

在服用他汀类药物时，也要注意平衡饮食，特别是控制脂肪摄入，避免食用动物脂肪、内脏和人造奶油。同时要坚持每天不少于30分钟的中等强度有氧运动，这些生活方式的调整可以辅助他汀类药物更好地控制血脂。

12 糖尿病患者能用他汀类药物吗？

糖尿病患者可以服用他汀类药物，用药期间应密切监测血糖，且不可自己擅自增加他汀类药物的剂量。

我有糖尿病，可以
服用他汀类药物吗？
当然可以，要注意
密切监测血糖情况
北京大学人民医院药剂科

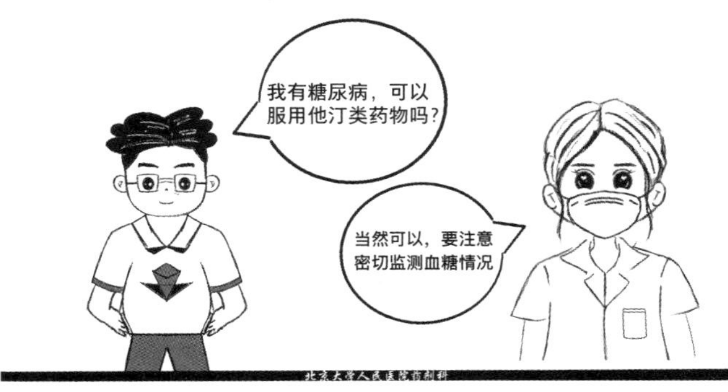

有报道，长期服用他汀类药物可能引起血糖异常和增加新发糖尿病的风险，这让许多糖尿病患者对服用他汀类药物存在顾虑。但其实在服用标准剂量的他汀类药物时，一般耐受性和安全性均较好。且他汀类药物对心血管系统有保护作用，而新增糖尿病的风险则远低于其心血管保护作用，因此在适合使用他汀类药物治疗的患者中使用他汀类药物是可以获益的。特别是对有中度到重度心血管风险的患者以及有明确动脉粥样硬化性心血管疾病的患者，应按要求服用他汀类药物，其获益远大于风险。**当然对于使用他汀类药物的糖尿病患者，建议要密切监测血糖控制情况，如果血糖水平控制得不好，须在医生指导下调整降糖药的治疗方案。**

13 常用的贝特类药物有哪些?

常用的贝特类药物主要包括：**非诺贝特、吉非贝齐、苯扎贝特、环丙贝特、氯贝丁酯，具有明显降低甘油三酯水平的作用。**在临床上，贝特类药物主要用于高甘油三酯血症的患者，对混合型的血脂水平升高也具有一定的作用。

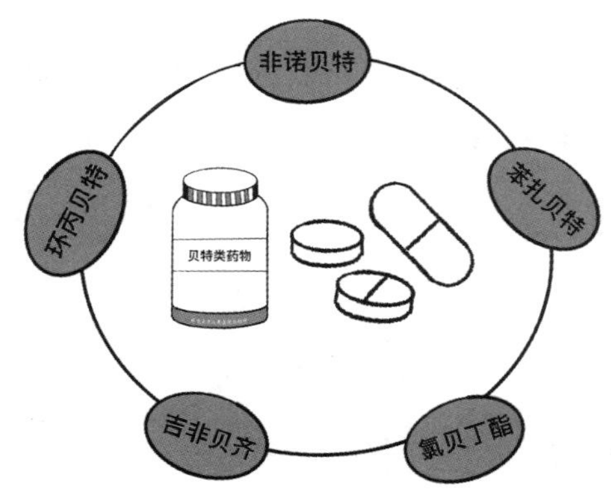

14 贝特类药物常见的不良反应有哪些?

贝特类药物属于影响脂蛋白转运及分解的药物。这类药物主要用于降低甘油三酯（TG）水平。贝特类药物常见的不良反应包括:

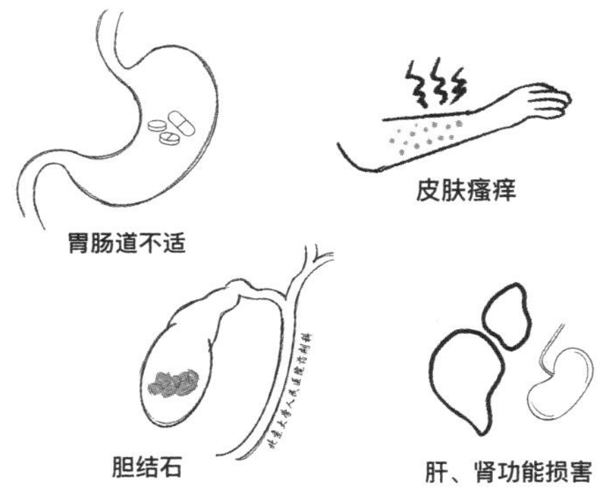

（1）**最常见的不良反应为胃肠道不适**，多为轻微的恶心、腹泻和腹胀等，通常持续时间较短，不需停药。

（2）**偶见皮肤瘙痒、荨麻疹、皮疹**、脱发、头痛、失眠和性欲减退。这些反应一般也很轻，多见于服药最初的几周内，一般不需停药，可自行消失。个别症状明显的患者应减少用药剂量或停药。

（3）贝特类药物**可使胆结石的发生率升高**，引起胆囊疾病等，可能与此类药物促使胆固醇排入胆汁的量增多有关。

（4）长期服用贝特类药物时，应该**警惕药物引起的肝、肾功能损害**。服用非诺贝特、吉非贝齐的患者偶出现暂时性的肝功能轻度异常，表现为血氨基转移酶水平升高，包括丙氨酸及门冬氨酸氨基转移酶水平升高，停药后一般能恢复。出现暂时性的肝功能轻度异常，血清丙氨酸氨基转移酶水平轻、中度升高和尿素氮水平升高，停药后一般能恢复。

15 哪些人不宜使用贝特类药物?

有些人群不宜使用贝特类药物，主要包括:

（1）贝特类药物可使胆结石的发生率升高，故**胆结石或胆囊病患者不宜使用。**

（2）贝特类药物有一定的胎儿毒性，可使胎儿发育受阻，**孕妇和哺乳期妇女禁用。**

（3）**活动性肝病患者**，包括原发性胆汁性肝硬化，以及不明原因持续性肝功能异常患者禁用。

（4）**严重肾功能不全患者**，包括接受透析的患者禁用。

（5）对**贝特类药物过敏者禁用。**

他们不宜使用贝特类药物

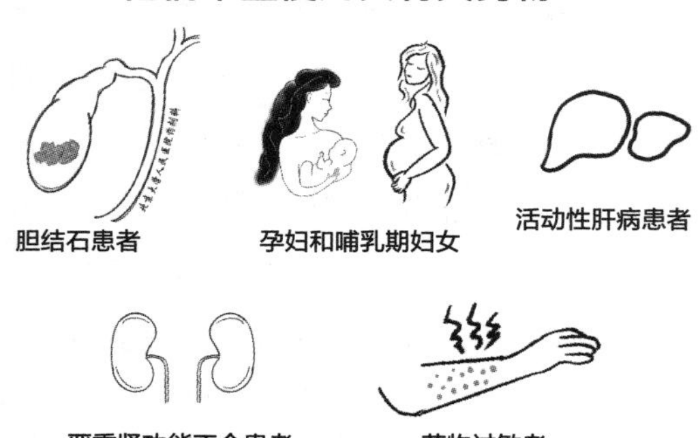

16 贝特类药物不宜与哪些药物合用?

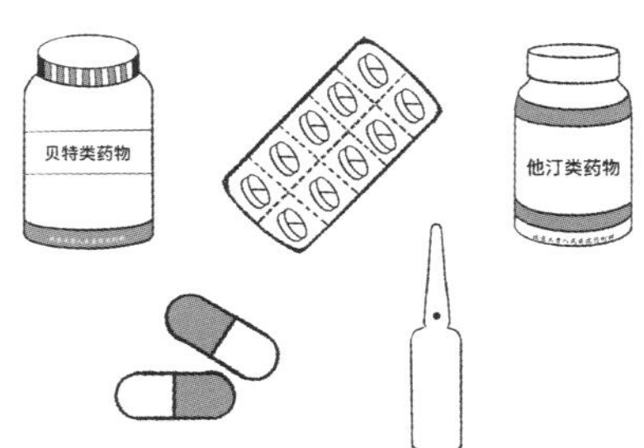

贝特类药物主要用于降低甘油三酯（TG）水平。一些药物与贝特类药物合用后会产生不良的相互作用。所以要关注贝特类调节血脂药与这些药物的联合应用:

（1）**禁止贝特类药物之间的联合使用：**两种贝特类药物合用会增加不良反应，如横纹肌溶解。

（2）**不建议与他汀类药物合用：**贝特类药物特别是吉非罗齐，与他汀类药物联合使用时，可能会增加肌肉不良反应（包括横纹肌溶解）的发生率。如果这两类调节血脂药联用，治疗的获益超过其可能带来的风险，则应谨慎联合使用。

（3）**香豆素类口服抗凝剂：**香豆素类口服抗凝剂（如华法林）与贝特类药物合用时，贝特类药物能够与血浆白蛋白紧密结合，从蛋白结合部位换出抗凝剂，而增强后者的抗凝效应。**为了避免出血并发症，合用贝特类药物时，应适当降低口服抗凝剂的剂量，同时做好凝血指标的监测。**

（4）**免疫抑制剂：**免疫抑制剂例如环孢素、他克莫司具有肾毒性，会降低肌酐清除率并升高血清肌酐水平。由于贝特类药物主要经肾脏排泄，免疫抑制剂与贝特类药物合用后的相互作用可能导致肾功能的恶化。应当慎重权衡联合使用贝特类药物与免疫抑制剂的风险和获益，**如果必须使用，则应当使用最小有效剂量，并监测肾功能。**

（5）**胆酸结合剂：**胆酸结合剂会与同时服用的药物结合。如需联合用药，应当至少在服用胆酸结合剂前1小时或者后4～6小时再服用贝特类药物，以避免影响贝特类药物的吸收。

17 服用贝特类药物有什么注意事项？

贝特类药物是目前临床上常用的调节血脂药，主要用于高甘油三酯（TG）血症。在服用这类药物时，须注意：

（1）贝特类药物的主要作用是降低甘油三酯水平，**严重高甘油三酯血症患者首选**。如果在服用几个月（3～6个月）后，血脂未得到有效的改善，应考虑补充治疗或采用其他方法治疗。

（2）**贝特类药物可能引起转氨酶（AST或ALT）水平升高**，通常为一过性的、轻微或无症状的，但也有报告贝特类药物在长期治疗后发生肝细胞性、慢性活动性、胆汁淤积性肝炎。因此建议**在使用贝特类药物治疗的最初12个月，每隔3个月检查转氨酶水平**。且须特别注意转氨酶水平升高的患者，当转氨酶水平升高至正常值的

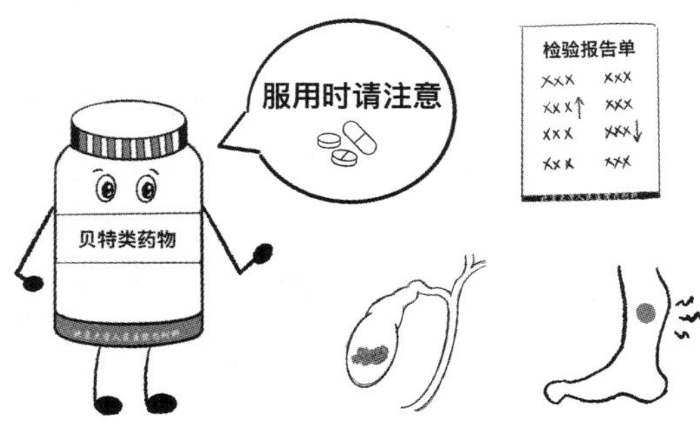

3倍以上时，应停止治疗。

（3）贝特类药物在使用过程中，**极少数可引起肌肉病变**，表现为肌肉疼痛、肌肉抽搐、乏力等。**长期服用贝特类药物治疗时，应定期复查肌酸激酶（CK）水平**，如出现明显异常，应及时降低服药剂量或停药。

（4）贝特类药物**可能增加胆固醇的分泌进入胆汁，因此可能导致胆石症**。如果怀疑胆石症，应做胆囊检查。如果确诊胆石症，应当停止使用贝特类药物。

（5）贝特类药物有**增强抗凝剂（如肝素、低分子肝素或华法林等）药效及升高血糖浓度的作用**。若同时服抗凝药或降糖药，应做好相关指标监测，并及时调整抗凝药或降糖药物的剂量。

18 依折麦布是什么药物？

依折麦布是一种口服、强效的调节血脂药，**属于胆固醇肠道吸收抑制剂**。其作用机制是附着于小肠绒毛刷状缘，抑制胆固醇的吸

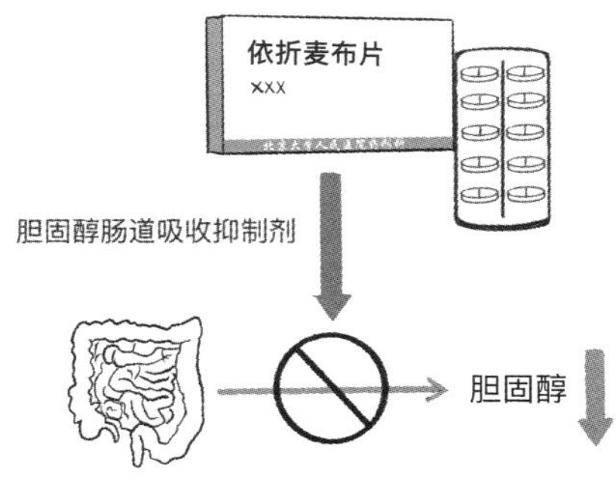

收，减少小肠中的胆固醇向肝中转运，使得肝胆固醇贮量降低，从而增**加血液中胆固醇的清除**。依折麦布不增加胆汁分泌，也不抑制胆固醇在肝中的合成，并且在抑制胆固醇吸收的过程中，不影响其他营养素和脂溶性维生素的吸收。

依折麦布可作为饮食控制以外的辅助治疗。**可单独或与他汀类药物联合使用主要用于治疗原发性（杂合子家族性或非家族性）高胆固醇血症**，可降低总胆固醇（TC）、低密度脂蛋白胆固醇（LDL-C）水平等。

19 哪些人群适合用依折麦布?

依折麦布是一种调节血脂药，属于胆固醇肠道吸收抑制剂。依折麦布在临床上的适应证主要为：

（1）**原发性高胆固醇血症**：依折麦布可单独或与他汀类药物联合应用于治疗原发性（杂合子家族性或非家族性）高胆固醇血症，可降低总胆固醇（TC）、低密度脂蛋白胆固醇（LDL-C）、载脂蛋白

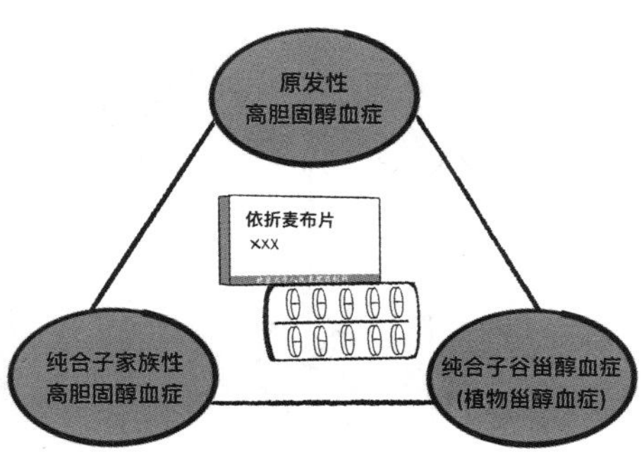

（ApoB）水平。

（2）**纯合子家族性高胆固醇血症：**依折麦布与他汀类联合应用，可作为其他降脂治疗的辅助治疗，如低密度脂蛋白胆固醇（LDL-C）血浆分离置换法，或在其他降脂治疗无效时用于降低纯合子家族性高胆固醇血症患者的总胆固醇（TC）和低密度脂蛋白胆固醇（LDL-C）水平。

（3）**纯合子谷甾醇血症（植物甾醇血症）：**作为饮食控制以外的辅助治疗，用于降低纯合子家族性谷甾醇血症患者的谷甾醇和植物甾醇水平。

20 PCSK9抑制剂是什么?

PCSK9抑制剂即前蛋白转化酶枯草杆菌蛋白酶/kexin9型抑制剂，是一种新型调节血脂药，**属于生物制剂类药物。**

一般情况下，人体对低密度脂蛋白胆固醇（LDL-C）的代谢主要由肝进行，肝细胞表面的低密度脂蛋白受体（LDLR）会结合低

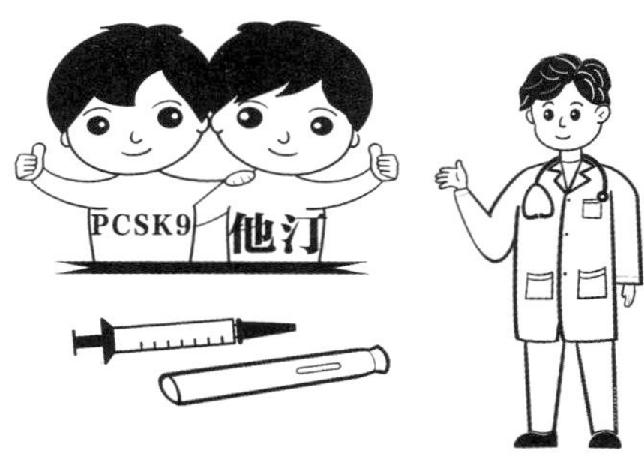

密度脂蛋白（LDL），将其带入溶酶体中进行降解。之后，低密度脂蛋白受体（LDLR）再返回细胞表面去结合更多循环中的低密度脂蛋白（LDL）颗粒，进而降低血浆低密度脂蛋白胆固醇（LDL-C）的水平。而PCSK9同样能结合低密度脂蛋白受体（LDLR），并被肝细胞内吞。有PCSK9在，被溶酶体降解的就会是低密度脂蛋白受体（LDLR）。另外，PCSK9还会干扰未被降解的低密度脂蛋白受体（LDLR）回到肝细胞表面，影响低密度脂蛋白受体（LDLR）的循环利用。PCSK9抑制剂可通过抑制PCSK9的活性，使肝脏对LDL-C的代谢增强，从而降低血脂含量。PCSK9抑制剂能够将低密度脂蛋白胆固醇（LDL-C）控制在极低水平，可降低低密度脂蛋白胆固醇水平（LDL-C）约60%，是已知调节血脂药中降低密度脂蛋白胆固醇水平（LDL-C）最高的一类药物。**PCSK9抑制剂只需每2周或每1个月皮下注射一次，无需每天使用。**

PCSK9抑制剂具有较好的疗效和安全性，**可用于动脉粥样硬化性心血管疾病的患者，以及对他汀类药物不耐受或禁忌的患者。**目前已上市的药物有**依洛尤单抗**和**阿利西尤单抗。**

依洛尤单抗于2018年在我国上市，可用于：①成人或12岁以上青少年纯合子型家族性高胆固醇血症的患者；②成人动脉粥样硬化性心血管疾病（ASCVD）的治疗，以降低心肌梗死、卒中和冠状动脉血运重建的风险。

阿利西尤单抗于2019年在我国上市，可用于：①原发性高胆固醇血症（杂合子型家族性和非家族性）或混合性血脂异常的成年患者；②降低动脉粥样硬化性心血管疾病（ASCVD）患者的心血管事件风险。

对于PCSK9抑制剂的使用，讲究因时制宜，一般建议为：

（1）在二级预防中，如果极高危患者使用最大耐受剂量他汀类药物联合依折麦布治疗后，低密度脂蛋白胆固醇（LDL-C）水平仍未达标，推荐联合PCSK9抑制剂。

（2）对于极高危的家族性高胆固醇血症患者，如果使用最大耐受剂量他汀类药物联合依折麦布治疗后低密度脂蛋白胆固醇（LDL-C）仍未达标，推荐联合PCSK9抑制剂。

（3）无家族性高胆固醇血症的极高危患者进行一级预防时，如果最大耐受剂量的他汀类药物与依折麦布联用后，低密度脂蛋白胆固醇（LDL-C）水平仍未达标，可考虑联合PCSK9抑制剂。

（4）如果无法耐受任何剂量的他汀类药物，可考虑使用依折麦布与PCSK9抑制剂联用。

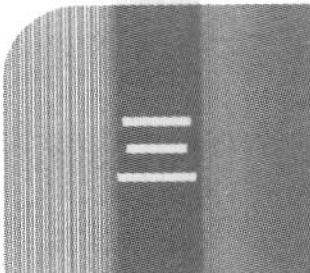

三 常见误区

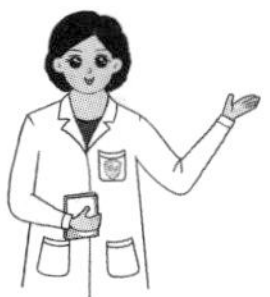

1 服用中药降血脂绝对安全无副作用【错误☹】

中药降血脂并非绝对安全无副作用！

很多高血脂患者认为中药属于“纯天然”药物，既能降血脂又对人体没有伤害，绝对安全无副作用。其实，这种想法是不正确的。任何药物都有其副作用，只是副作用的程度不一样，并且副作用的表现也会因人而异，所以说**降血脂的中药也有可能出现副作用。**

服用中药降血脂要在医生的指导下进行，而不能盲目地跟风或是听从别人的建议自行服用有降血脂作用的中药。自行服用中药不仅可能产生药物的不良反应，而且还可能因为中药的不对症，影响对高血脂的控制，带来心脑血管的风险。特别需要提示的是，**一定**

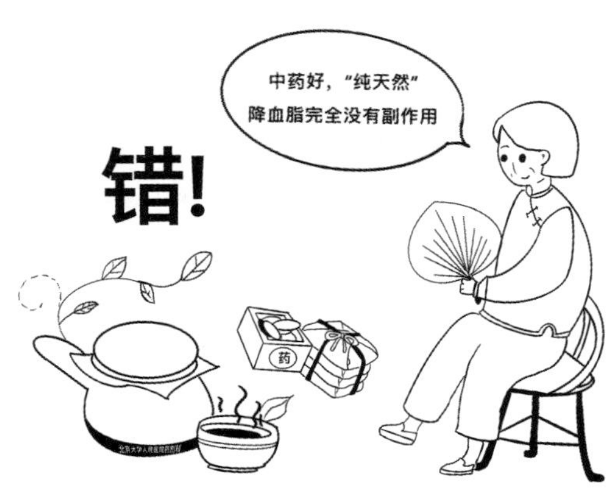

不能购买和使用没有国家药品监督管理局正式批准上市的中药。由于利益驱使，市场上经常会有打着中医药的幌子而出售所谓的降血脂纯中药。这些药品中所含成分不确定，很有可能添加了降血脂的西药成分，如果大量服用可能会带来肝、肾等脏器的损害。

中药降血脂并非绝对安全无副作用，所以一定要根据自身的血脂水平及合并其他疾病的情况，到正规的医院由专业的医生进行评估，制订适合自己的调节血脂药治疗方案，并定期进行相关指标监测。

2 保健品可以替代药品降血脂【错误☹】

保健品不可以替代药品降血脂！

首先我们需要明确的是**保健品不是药品。保健品应该称为保健食品，它与药品有着严格的区别。**保健食品的本质仍然是食品，虽

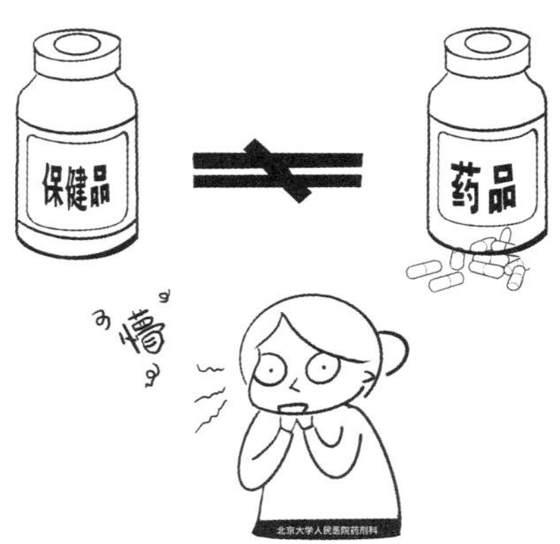

有调节人体某种机能的作用，是一种营养补充剂，但它不是用于治疗疾病的物质。而药品是指用于预防、治疗、诊断人的疾病，有目的地调节人的生理机能并规定有适应证、用法和用量的物质。所以，保健品与药品两者之间有着本质的区别。

特别提示，已诊断为血脂异常的患者千万不能用保健品替代药品来降血脂。临床上已经有经典的药物如他汀类药物、贝特类药物等都可以用于血脂异常的调节，并且调脂治疗将血脂控制在一定范围内，可使有心脑血管风险的患者获益。如果已确诊血脂异常者一定要到正规的医院由医生进行风险评估，在医生的指导下进行正规的药物治疗。

目前医学界公认他汀类药物是调节血脂治疗的主导药物，而且全球患者20年左右的用药经验验证了他汀类药物的疗效和安全性，得了高血脂还是要在医生或药师的指导下规范服用药物治疗。

3 高血脂就是指甘油三酯高【错误☹】

高血脂并不一定就是指甘油三酯高!

很多人认为甘油三酯高就是高血脂，这种说法并不准确。高脂血症，顾名思义，就是血脂升高，这里的血脂包含的范围不仅仅有甘油三酯（TG），还有总胆固醇（TC）和低密度脂蛋白胆固醇（LDL-C）。**甘油三酯（TG）、总胆固醇（TC）和低密度脂蛋白胆固醇（LDL-C）中有任意一种水平升高，或其中两到三种水平升高，都可以称之为高脂血症。**所以可以看出，甘油三酯水平高只是高脂血症中的一种类型，高脂血症也可能是总胆固醇（TC）水平高，或

高血脂就是指甘油三酯高?

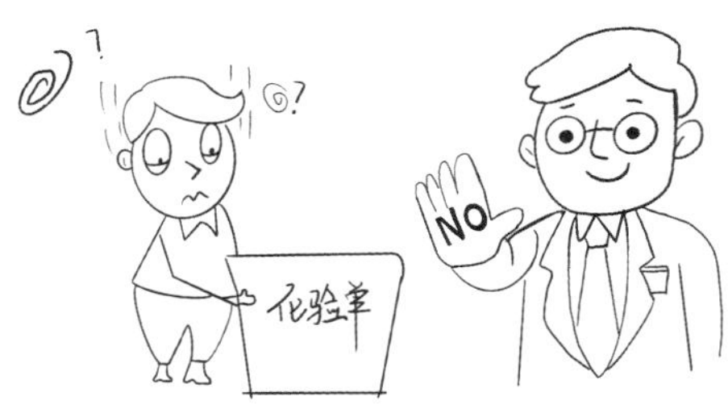

是低密度脂蛋白胆固醇（LDL-C）水平高，或者后两者水平均高，而甘油三酯（TG）水平并不高。

甘油三酯（TG）、总胆固醇（TC）和低密度脂蛋白胆固醇（LDL-C）中，不论是哪个指标升高，都要引起重视，并采取生活方式干预，必要时还需要进行药物治疗。

4 只有肥胖的人才会得高血脂【错误☹】

并非只有肥胖的人才会得高血脂!

大多数人都会认为一般体型消瘦的人不会出现高血脂，而肥胖的人才会出现高血脂，但是这种看法并不完全正确，因为体型的**胖瘦并不能百分之百地决定血脂水平。**比如有些人体型虽然消瘦，但可能机体存在代谢异常或是患有代谢性疾病（如糖尿病），

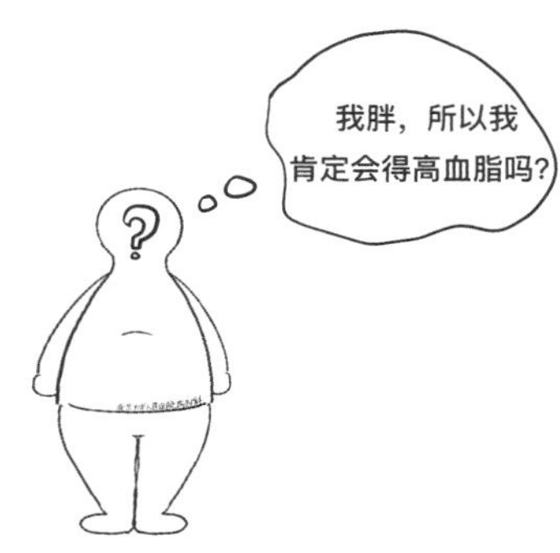

这种情况下血脂也可能不正常，会出现高脂血症。相反有一小部分的肥胖者，虽然摄入的脂肪不少，但是机体对碳水化合物、脂肪的代谢功能非常有效率，血脂水平并不高。

所以说，**血脂代谢异常和胖瘦没有绝对的关系，不能认为只有肥胖的人才会得高血脂**。为避免出现高血脂，一定要保持健康的生活方式，同时定期进行相关化验检查。一旦出现血脂指标异常，要及早进行干预。

5 降脂药可以减肥【错误☹】

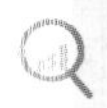

降脂药不可以减肥！

降脂药只能降低血液中的血脂水平，不能减少已经贮存在身体上的脂肪。常用的降脂药通常是通过抑制血脂成分的合成、吸收等作用发挥降脂作用。而**肥胖的主要原因是摄入的热量大于消耗的热量**，多余的热量就以脂肪的形式贮存起来。要减肥，就必须做到每天消耗的热量大于摄入的热量，这就是减肥的原理。因此最好的减肥方法就是限制热量摄入、平衡饮食和适度运动。

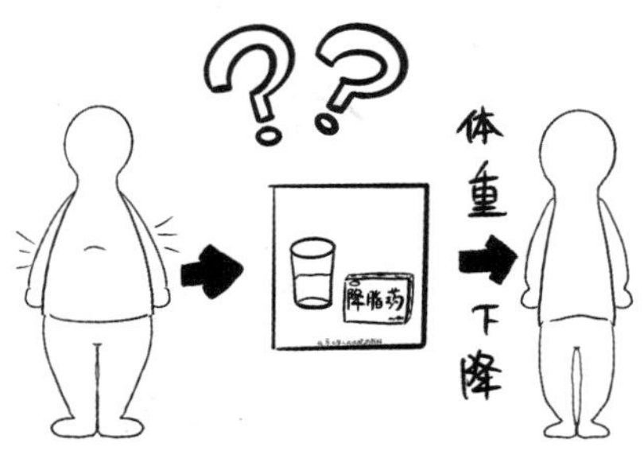

虽然吃降脂药不能减肥，但减肥可以改善血脂代谢，使异常的血脂恢复到正常水平。有些人通过生活方式的干预不仅达到了减肥的目的，甚至可以停用降脂药。

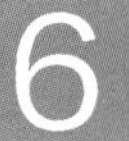

6 降脂药剂量翻倍，降脂效果也翻倍【错误☹】

降脂药剂量翻倍，但降脂效果并不能翻倍！

有的人认为降脂药的剂量翻倍，其降脂效果肯定也能翻倍，但这种观点是错误的。以我们最常用的他汀类降脂药为例，它的降脂效果并不是随着药物剂量翻倍而翻倍的，**而是遵循6%的原则，即他汀类药物剂量每翻1倍，降胆固醇的作用只增加6%**。但是他汀类药物剂量翻倍会影响用药的安全性，可能会导致肌酸、肌痛、转氨酶升高等不良反应的出现。

因此如单用某种他汀类药物控制血脂不能达标，**不推荐盲目增加他汀类药物的剂量，可以考虑采取联合用药**，如加用依折麦布等胆固醇吸收抑制剂等，进一步降低血脂水平。

加剂量≠效果好

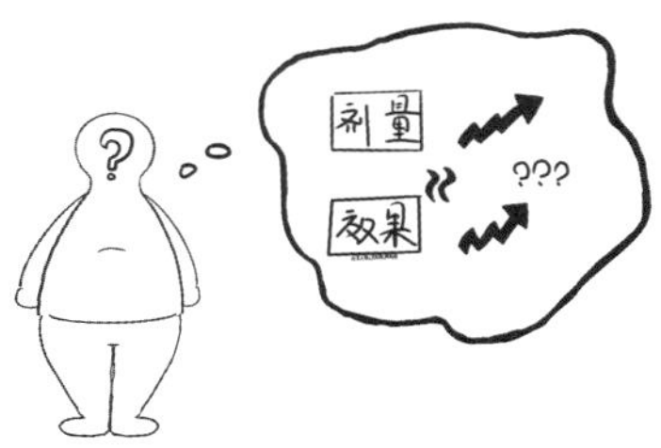

7 高脂血症患者只需服用深海鱼油就可以使血脂达标【错误☹】

只服用深海鱼油并不能使高脂血症患者的血脂达标。

深海鱼油虽然可以改善血脂代谢，但不**能代替药品用于高脂血症患者的治疗**。深海鱼油是深海鱼类体内不饱和脂肪的简称，其主要成分为二十碳戊烯酸（EPA）和二十二碳己烯酸（DHA），EPA与DHA均为不饱和脂肪酸（Omega-3）。普通鱼体内含EPA、DHA数量极微，只有寒冷地区深海里的鱼，如三文鱼、沙丁鱼等体内EPA、DHA含量极高，而且陆地其他动物体内几乎不含EPA、DHA。深海鱼油中的EPA、DHA可抑制肝脏合成脂质和脂蛋白，促进胆固醇的排泄，使血浆极低密度脂蛋白胆固醇（VLDL-C）和甘油三酯（TG）水平降低，高密度脂蛋白胆固醇（HDL-C）水平有所升高，还可抑制动脉粥样硬化。

因此，**深海鱼油可以改善血脂代谢，但需要注意的是深海鱼油只是保健品而不是药品，不能用保健品来替代药品进行降血脂的治疗**。特别是对于已诊断为高血脂的患者，需要在医生地指导下规范地进行药物治疗，使血脂达标。

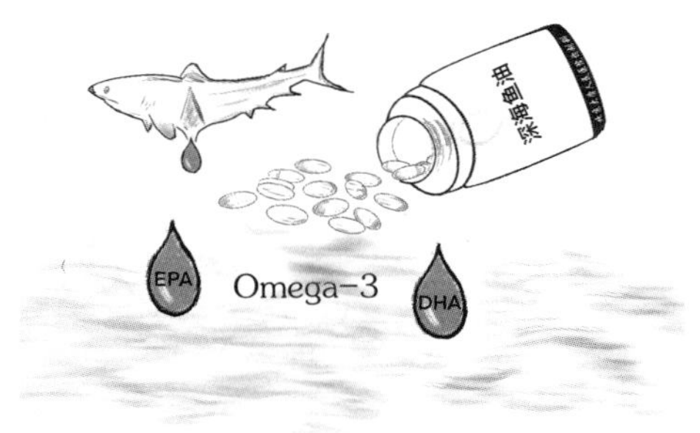

8 降脂药“伤肝”“损肌肉”，不能长期服用【错误☹】

降脂药在医生的指导下可以长期服用！

降脂药主要分为降低胆固醇水平的药物（如他汀类药物、胆固醇吸收抑制剂）及降低甘油三酯水平的药物（如贝特类药物、烟酸类等）。这些**药物在上市前，都经过了大规模的临床研究证实，可以明确改善血脂水平以及降低心脑血管疾病的发生风险**。服用降脂药会有一定的概率发生不良反应，主要包括肝脏损害如转氨酶水平升高，肌肉损害如肌痛、肌炎等，严重者可出现横纹肌溶解等。但是，这些**不良反应的发生率一般很低**，并且在服用降脂药期间，**须定期复查**，不仅是复查血脂的控制水平，同时还要复查肝功能、肾功能、肌酸激酶等指标。复查的目的是及时掌握降脂药的疗效和可能出现的不良反应，以便尽早采取干预措施，如药物减量、停药或更换其他降脂药等治疗措施。

因此，**在医生指导下，可长期服用降脂药，不要过度担心降脂药的不良反应。按照要求定期进行监测，一般是安全的。**

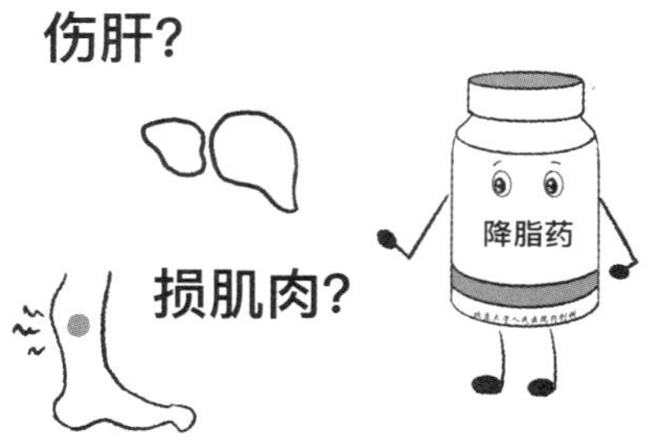

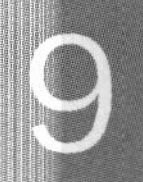

9 血脂已经达标，可以不用继续服用降脂药【错误☹】

即使血脂已经达标，也不建议自行随意停药！

血脂水平受饮食、运动、肥胖、遗传等多种因素的长期影响，血脂异常是一种慢性的代谢异常，任何一种降脂药都无法“一劳永逸”地将其治愈。血脂达标一般是在降脂药的作用下才达标的。一旦停药，药物不再发挥降脂作用。这时血脂往往会很快恢复至治疗前的水平。**只有坚持长期服药，才能把血脂维持在“目标”水平内。**更需要关注的是，血脂控制不好在短期内似乎看不到什么危害，但如果血脂长期控制不达标，发生心血管事件的风险会增加。

所以，**降血脂治疗并不是单纯为了降低血脂指标的数值，而是为了降低发生心血管事件的风险，需要长期控制血脂水平使其达标，**因此即使血脂已降至目标范围，也**不能自行随意停药**，是否可以停药或是药物减量等都要在医生的指导下进行。

血脂指标正常
可以不用吃药了
检验报告单
XXX
XXX
XXX

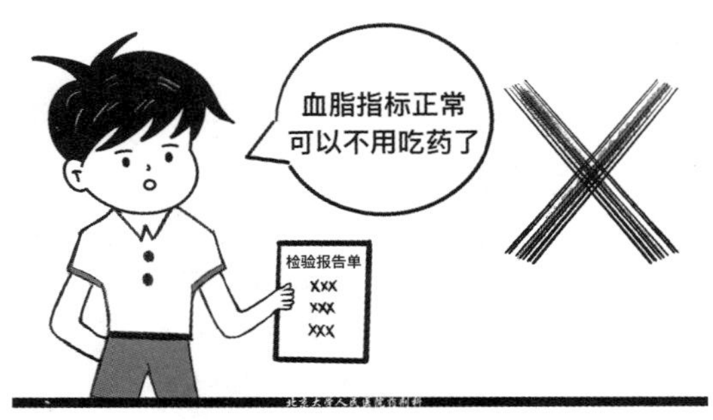

10 检查血脂前需要停用降脂药【错误☹】

检查血脂前不需要停用降脂药。

首先需要明确的是服用降脂药，是为了把已经升高的血脂水平降下来。大多数人会认为，血脂是吸收了食物中的脂肪而来。但事实上，血脂中的各种成分只有约20%是直接从食物中吸收而来，其余的80%是由肝脏合成的，也就是说**血脂水平升高最主要的原因是肝脏的脂代谢发生异常所致，服用降脂药就是为了调节肝脏的代谢功能，达到降低血脂的目的**。我们需要定期检查血脂的最终目的，就是要**通过血脂水平的高低来判断肝脏的脂代谢功能如何**，是否能将体内的血脂水平维持并稳定在所要求的范围内。

对于已经服用降脂药治疗的患者，一旦停用了降脂药，降脂药对肝脏异常脂代谢的调节作用就将消失。此时再检测血脂便不能反映药物对肝脏脂代谢的调节作用，从而失去了检查的目的。所以，**在检查血脂前不需要停用降脂药，这样才能通过血脂检查的结果，判断目前正在服用的降脂药的治疗效果是否达到要求，是否需要调整降脂药的服用剂量或种类。**

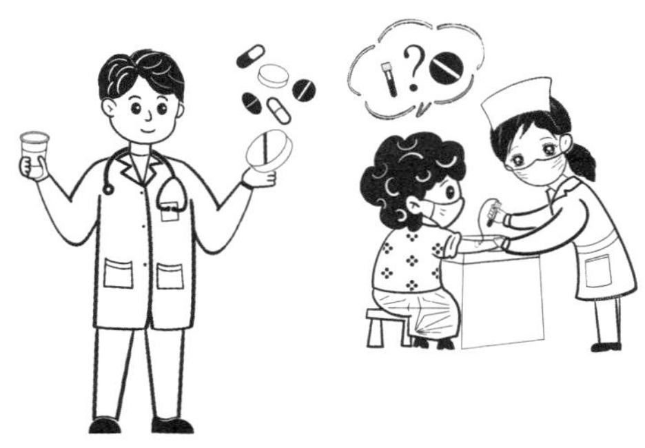

四 健康知识

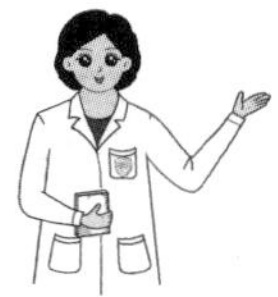

1 血脂异常患者的血脂监测

血脂异常患者在调整血脂的全过程中，**应规律监测血脂水平**，并根据监测的血脂水平评估治疗疗效和调整用药。

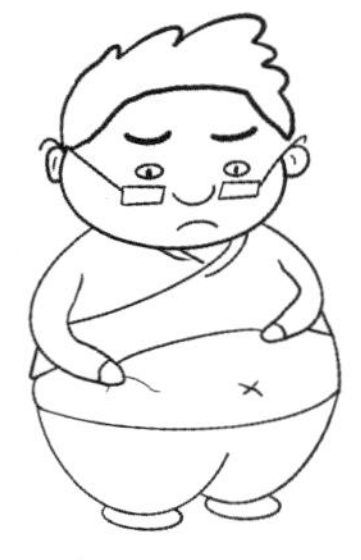

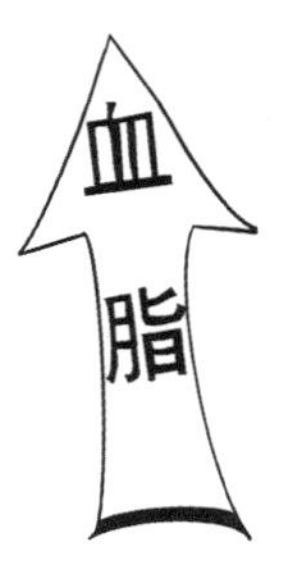

（1）**仅采取饮食与生活方式调整治疗的患者，在开始调整治疗3～6个月后，复查血脂水平**。如血脂控制达到建议目标，则继续采取饮食和生活方式的调整治疗，但仍须每6个月至1年复查1次血脂水平，长期达标者，则每年复查1次。

（2）**开始调节血脂药治疗的患者，需要进行更严密的血脂监测。在首次服用调节血脂药治疗后4～8周复查血脂水平**，如血脂能达到目标值，且无药物不良反应，则可逐步调整为每6～12个月复查1次。如血脂未达标，且无药物不良反应者，每3个月监测1次。药物治疗3～6个月后复查血脂仍未达标，则需要考虑调整药物剂量或种类，或是联合应用不同作用机制的调节血脂药进行治疗。每当调整调节血脂药种类或剂量时，都应在治疗4～8周内复查。血脂达标后逐步延长为每6～12个月复查1次。**在药物治疗期间须同时监测丙氨酸氨基转移酶（AST）、门冬氨酸氨基转移酶（ALT）和肌酸激**

酶（CK）等水平，避免药物不良反应的发生。

对于血脂异常患者，改善生活方式和调节血脂药治疗必须长期坚持，才能获得临床益处。特别是有心血管病的高危患者，更应采取积极的调脂治疗策略。

2 血脂异常患者检查血脂前的注意事项

多种因素可对血脂指标产生影响，为了避免对血脂结果的影响，建议血脂异常患者在检查血脂前注意以下事项：

（1）**抽血前2周内保持相对稳定的饮食习惯。**3天内避免高脂饮食，血脂水平特别是甘油三酯水平，容易受短期食物中脂肪含量的影响而升高。

（2）**抽血前3天内不宜大量饮酒。**酒精可影响血脂的水平，特别是甘油三酯水平。

（3）**抽血前24小时内不宜进行剧烈运动。**

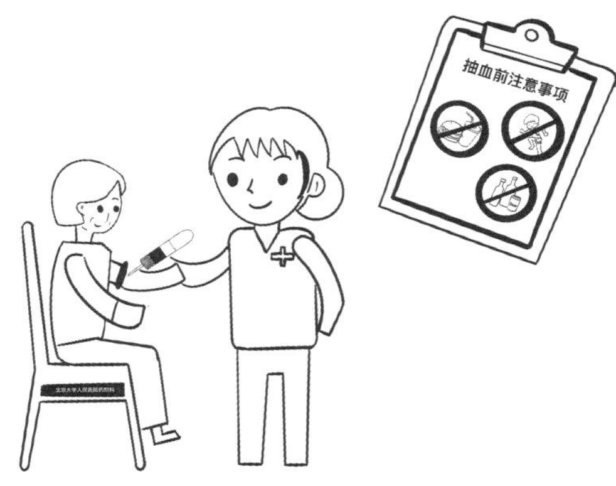

（4）**抽血前12小时内不吃任何食物。**抽血前一天晚上可以少量饮水（一般不超过500 ml），但抽血当日晨起不宜大量饮水（服药时可少量饮水）。

（5）**抽血前一般无需停用日常服用的治疗药物**，但应告知医生所用药物的种类与剂量。

（6）抽血前至少**静坐休息5分钟**，抽血时一般取坐位。

（7）若需自行送检血标本，应在采血后尽快送往化验室，送标本途中避免剧烈摇动试管，避免试管暴露于过冷或过热的环境中。

3 血脂异常患者如何实施治疗性生活方式改变?

血脂异常受饮食及生活方式的影响，良好的生活方式如坚持健康饮食、规律运动、远离烟草和保持理想体重等是控制血脂异常的基本和首要措施。恰当地改变生活方式对部分血脂异常者能起到与调脂药相近的治疗效果。**治疗性生活方式改变（TLC）就是针对已**

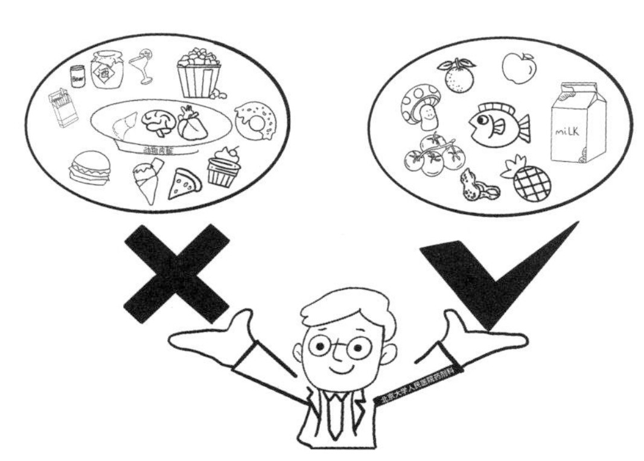

明确的可改变的危险因素如不合理饮食、缺乏体力活动和肥胖，采取积极的生活方式改善措施。

血脂异常患者的治疗性生活方式改变（TLC）主要为在满足每日必需营养需要的基础上控制好总能量，合理选择各类营养要素构成比例，同时要控制体重、戒烟、限酒，坚持规律的中等强度运动等，具体包括：

（1）**控制体重：** 肥胖是血脂代谢异常的重要危险因素。血脂代谢紊乱的超重或肥胖者的能量摄入应低于身体能量消耗，以控制体重增长，并争取逐渐减少体重至理想状态。减少每日食物总能量，改善饮食结构，增加身体活动，可使超重和肥胖者体重减少10%以上。维持健康体重（BMI 20.0～23.9 kg/m^2），有利于血脂控制。

（2）**适当活动：** 建议每周5～7天、每次30分钟中等强度运动。对于动脉粥样硬化性心血管疾病（ASCVD）患者应先进行运动负荷试验，充分评估安全性后，再进行身体活动。

（3）**戒烟：** 戒烟和有效避免吸入二手烟有利于预防动脉粥样硬化性心血管疾病（ASCVD），并可升高高密度脂蛋白胆固醇（HDL-C）水平。可以选择戒烟门诊、戒烟热线咨询以及药物来协助戒烟。

（4）**限制饮酒：** 大量饮酒可导致甘油三酯（TG）水平升高，高血压风险增加，因此甘油三酯（TG）水平严重升高者应立即戒酒。无饮酒习惯者不提倡饮酒，有饮酒习惯者应将每日酒精摄入量控制在30 g（男性）与20 g（女性）以下。

治疗性生活方式改变（TLC）不仅有助于改善血脂水平，还可对血压、血糖以及整体心血管健康状况产生有益的影响，有效降低心血管病的发病风险。**血脂异常患者无论是否接受调节血脂药治疗，都必须长期坚持控制饮食以及改善生活方式的治疗。**

4 血脂异常患者能吃坚果吗？

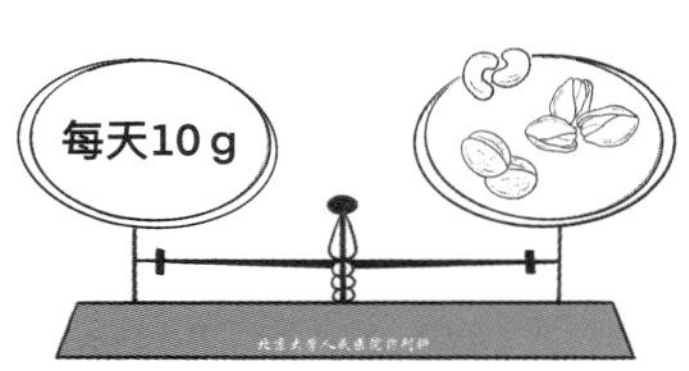

血脂异常患者可以适量吃坚果。

坚果是日常生活中很常见的零食，大家都知道它富含丰富的油脂，所以很担心吃坚果会导致高血脂，本身血脂水平偏高的人更是不敢吃。确实，坚果中富含脂类，脂肪含量高达80%，但是其中多为不饱和脂肪酸，此外坚果中还含有蛋白质、矿物质、纤维素、植物甾醇等营养成分。所以，**适量吃坚果不仅不会导致高血脂，还能补充机体需要的不饱和脂肪酸。**

《中国居民膳食指南》建议每周可适量食用坚果50～70 g，大概平均每天10 g，大约2个核桃或者10颗开心果、腰果的重量，大家可以根据这个量来类比其他坚果。一定要注意的是，虽然坚果中的脂肪大部分是健康脂肪，但仍然含有大量的卡路里，属于高能量食物，所以吃坚果一定要适量。可以用坚果来代替部分含饱和脂肪酸的肉类、蛋类或奶制品作为食物，这样摄入的脂肪酸总量不变，但不饱和脂肪酸的比例增加，饮食可以更健康。另外尽量选择无盐坚果、生的或烤的坚果，而不是油炸的坚果。

因此，血脂异常患者也是可以适量吃坚果的，并且有研究表明适量摄入坚果有助于降低心血管病发病风险及死亡风险。与几乎不吃坚果的人相比，每周食用坚果≥5次的人发生心肌梗死或脑卒中的风险更低。

5 血脂异常患者能吃鸡蛋吗?

血脂异常患者是可以适量吃鸡蛋的。

有人认为体内血脂水平升高后就不能吃鸡蛋了，主要是认为蛋黄中含胆固醇比较多，吃了容易导致血脂水平进一步升高。研究表明，食物中胆固醇对血液中胆固醇的影响几乎忽略不计，最主要的是受到体内内源性胆固醇代谢影响。其实**人体分泌的胆汁就含有胆固醇，每天分泌出来的胆固醇含量远高于鸡蛋蛋黄所含有的胆固醇，**即使一口鸡蛋都不吃，人体依然会产生胆固醇，所以鸡蛋这种食物是可以适当食用的。

鸡蛋营养丰富，蛋黄是鸡蛋营养素种类和含量集中的部位，更不应丢弃。鸡蛋除了含有胆固醇之外，还含有丰富的营养成分，比如卵磷脂、不饱和脂肪酸、蛋白质、维生素、微量元素等，这些物质对血脂有调节的作用。因此，高血脂患者可以适量吃鸡蛋。

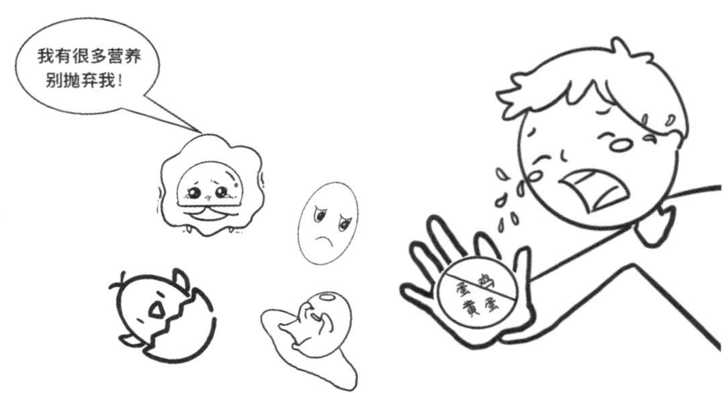

6 血脂异常患者如何选择食用油?

我们在日常生活中烹饪菜肴时一般都离不开食用油。食用油中都含有很多脂肪酸，比如饱和脂肪酸、单不饱和脂肪酸以及多不饱和脂肪酸等，脂肪酸种类不同，对身体的影响也是不同的。

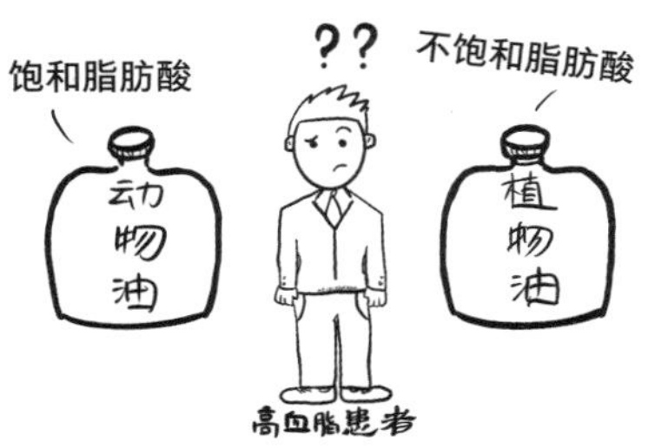

（1）**饱和脂肪酸：**主要存在于动物脂肪、椰子油、棕榈油中，一般建议每日饱和脂肪酸的摄入量应该少于摄入总能量的10%。适量摄入饱和脂肪酸，有利脂肪的代谢，但摄入过多则可能会增加心血管风险。

（2）**单不饱和脂肪酸：**主要存在于橄榄油、菜籽油、茶油中，单不饱和脂肪酸的代表是油酸，能够降低血液中有害胆固醇水平，降低心脏病和脑卒中的风险。

（3）**多不饱和脂肪酸：**主要分两种，一种是omega-6多不饱和脂肪酸，主要存在于大豆油、葵花籽油、玉米油、花生油中；另一种是omega-3多不饱和脂肪酸，主要存在于亚麻籽油、核桃油、紫苏油中。这两种不饱和脂肪酸都是必需脂肪酸，是人体必需但无法合成的，必须从食物中获得。

不论是高血脂患者还是健康人群，对于日常食用油的选择，都应尽量保证每餐摄入不同的脂肪酸。**高血脂患者可以根据自己的饮食习惯来选择日常食用油，推荐尽量选择橄榄油、菜籽油等，相对来说更加健康。**

我们将日常用的食用油的特点总结如下，大家可以根据日常烹饪及饮食习惯进行选择，但一定要控制每天食用油的用量。**《中国居民膳食指南》推荐，健康人群每天烹调油应该在25～30 g**，大概就是两勺半的白瓷勺的量。对于高血脂患者来说，应该将油量控制得再少一些，可以降至一勺半左右。

（1）**动物油**：动物油的饱和脂肪酸比例较高，维生素E的含量微乎其微，而且**大多含有胆固醇**。

（2）**花生油**：有独特的花生风味。花生油的脂肪酸组成比较合理，含有40%的单不饱和脂肪酸和38%的多不饱和脂肪酸，富含维生素E。热稳定性比大豆油要好，**适合日常炒菜用**。

（3）**大豆油**：有大豆特有的风味。大豆油含有单不饱和脂肪酸（约占25%），多不饱和脂肪酸含量偏高（约占58%），维生素E含量比较高。高温下不稳定，**不适合用来高温煎炸**，所以常常被加工成色拉油等。

（4）**玉米油**：玉米油也称为粟米油、玉米胚芽油。其含有的单不饱和脂肪酸和多不饱和脂肪酸的比例约为1∶2，特别富含维生素E。**玉米油可以用于炒菜，也适合用于凉拌菜**。

（5）**调和油**：由脂肪酸比例不同的植物油脂搭配而成，可取长补短，具有良好的风味和稳定性，价格合理，**适合于日常炒菜使用**。

（6）**橄榄油**：单不饱和脂肪酸含量可达70%以上。可用来**炒菜，也可以用来凉拌**，但维生素E含量较少。

（7）**茶籽油**：其脂肪酸构成与橄榄油相似，其中不饱和脂肪酸含量高达90%以上，单不饱和脂肪酸占75.3%之多，含有一定量的维生素E。精炼茶油风味良好，耐储存，耐高温，**适合作为炒菜油和煎炸油使用**。

（8）**葵花籽油**：不饱和脂肪酸含量达86.6%，其中单不饱和脂肪酸和多不饱和脂肪酸的比例约为1∶3.5，这一点逊色于橄榄油和茶籽油。但葵花籽油中含有大量的维生素E和抗氧化的绿原酸等成分，抗氧化功能较强。**精炼葵花籽油适合温度不高的炖炒，但不宜单独用于煎炸食品。**

（9）**芝麻油：**也就是香油，它富含维生素E，单不饱和脂肪酸和多不饱和脂肪酸的比例约1：1.2。它是唯一不经过精炼的植物油，因为其中含有浓郁的香味成分，精炼后便会失去。芝麻油在高温加热后失去香气，因而**适合做凉拌菜**，或在菜肴烹调完成后用来提香。

7 洋葱能降血脂吗?

洋葱只是一种蔬菜，虽然营养丰富，能够对降血脂起到辅助作用，但是不能代替药物降血脂。

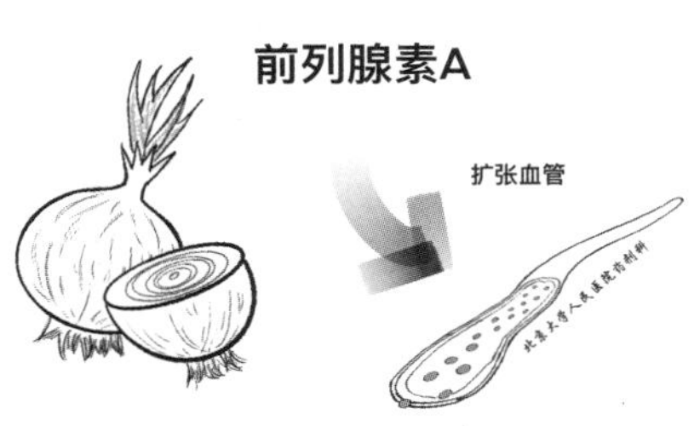

洋葱是极少数含有**前列腺素A**的蔬菜。前列腺素A是一种较强的血管扩张药，能够软化血管，降低血液黏稠度，增加冠状动脉血流量，促进引起血压升高的钠盐等物质的排泄，因此既能调节血脂，又有降压和预防血栓形成的作用。即使洋葱有调节血脂的作用，大家也要适量食用，一般每天食用150 g以内为宜。

对于**皮肤瘙痒以及有眼部充血等眼疾患者，应谨慎接触洋葱。**另外，**有肠胃病的患者也要慎吃洋葱。**尤其有胃溃疡等胃肠疾病的老年人，在食用洋葱时必须谨慎，以免刺激肠胃，导致肠胃不适，出现如胀气、腹部绞痛等症状。

8 血脂异常患者运动时需要注意什么？

体育运动可以有效地改善血脂异常，但是不能急于求成，**要有规律、合理地运动**。对于血脂异常患者在运动时应注意：

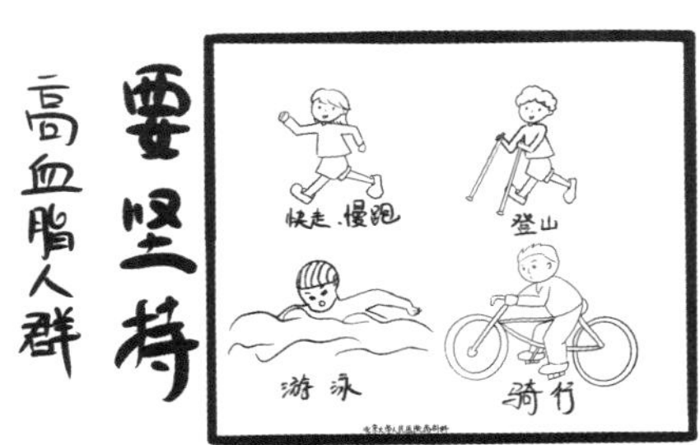

（1）**运动的总体原则是循序渐进、持之以恒、因人而异、注意安全和以有氧运动为主**。尤其老年人在运动中，运动量应由少到多，先易后难，适时活动。

（2）运动前首先应进行全面的体格检查，选择**适合自己的运动方式**。运动时**穿着合适的鞋袜**，避免运动中造成不必要的损伤。同时还要选择比较安全的运动场地。

（3）**控制运动量**。运动中以保持**中等强度的体力活动**为宜，如：快步走或骑自行车30分钟。平时很少锻炼的老年人应该在医生的指导下制订运动方案，避免突然增加运动量而诱发心脑血管疾病。对于高脂血症患者，运动强度要求在运动后的心率不超过最大心率的60%～70%，并且年纪越大，运动量就应该越小。同时患有心脑血管疾病和未控制好高血压的患者不宜进行较大运动量的活动，以免造成心脑血管意外。

（4）**选择合适的运动方式**。高脂血症患者应该选择**有氧运动**来促进脂肪的代谢和消耗。有氧运动能逐步降低患者机体内低密度脂蛋白水平，对预防动脉粥样硬化的发生以及发展有很大帮助。适合高脂血症患者进行的有氧运动主要有散步、慢跑、游泳、跳绳等，锻炼过程中注意保护好自己，不要受伤。

（5）**运动时间。**有氧运动的时间需要稍长一些，才能够发挥燃烧脂肪的作用，一般一次运动至少要坚持30～40分钟才能够发挥效果。注意在开始锻炼之前，应该先进行准备运动。一般青壮年体质较好，可以选择延长单次运动时间，拉长训练间隔的方式进行锻炼，中老年患者就需要遵循少量多次的原则，缩短单次训练的时间，增加训练次数。

9 血脂异常患者需要减肥吗?

肥胖是血脂代谢异常的重要危险因素，因此高血脂患者需要减肥。

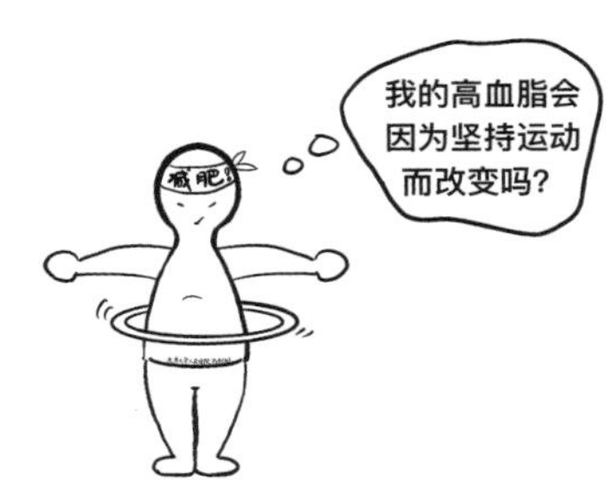

肥胖本身可引起胰岛素抵抗，而胰岛素抵抗可以通过多种机制导致甘油三酯（TG）代谢减慢，低密度脂蛋白胆固醇（LDL-C）合成增加，高密度脂蛋白胆固醇（HDL-C）水平下降。已有研究均证实肥胖患者多数合并有甘油三酯（TG）水平升高及高密度脂蛋白胆固醇（HDL-C）水平下降。因此**血脂代谢紊乱的超重或肥胖者减轻体重有利于改善胰岛素抵抗状态，从而降低甘油三酯（TG）和低密度脂蛋白胆固醇（LDL-C）水平，调节血脂代谢。**

减肥与减重不一样。减重是减轻体重，有可能减少的是蛋白质的含量，而不是脂肪。减肥主要是减少体内脂肪，减少体内多余和分布不均的脂肪，增加身体瘦肌肉的密度，增强身体内脏器官的功能。因此**血脂代谢异常患者需要的是减肥**，以控制体重增长，并争取逐渐减少体重至理想状态。

减少每日食物总能量（每日减少300～500千卡），改善饮食结构如**减少脂肪摄入、少食多餐、坚持早餐习惯、限制酒精摄入等**，增加身体活动如**适量有规律的有氧运动**，可使超重和肥胖者体重减少10%以上，**维持健康体重（BMI 20.0～23.9 kg/m²），有利于控制血脂。**

10 血脂水平的变化与年龄有关系吗？

血脂水平的变化与年龄是有关系的，血脂水平随年龄的增长而有所变化。

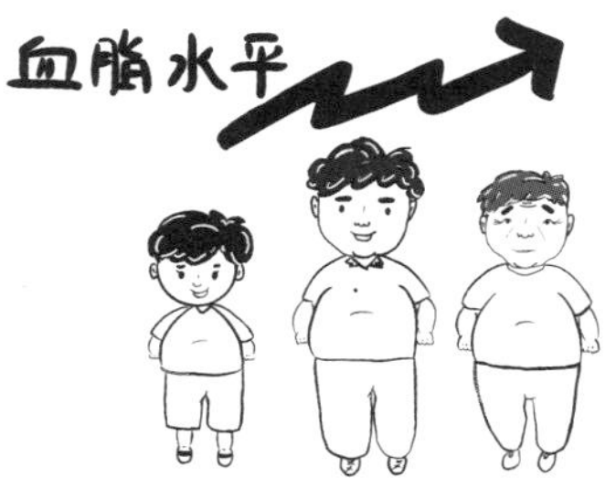

随着年龄的增加，胆固醇在肠道中吸收增加、胆汁中排泄减少，肝脏的胆固醇储量增加，总胆固醇（TC）水平升高。男性青春期后TC水平开始升高，TC水平升高的速度高于女性，直至50岁。男性TC水平在50～60岁进入平台期，而女性由于更年期激素的作用，在55～60岁后TC水平常常超过男性，平台期出现在60～70岁。无论男女，70岁后TC水平又开始缓慢升高。

肝细胞表面低密度脂蛋白胆固醇（LDL-C）受体数目随着年龄的增加而减少，LDL-C代谢减慢，因此血中**LDL-C水平随着年龄的增加而有升高趋势。**

因此，为了及时发现血脂异常，**建议20～40岁成年人至少每5年监测1次血脂水平**，包括总胆固醇（TC）、低密度脂蛋白胆固醇（LDL-C）、高密度脂蛋白胆固醇（HDL-C）和甘油三酯（TG）水平；**建议40岁以上男性和绝经期后女性每年监测血脂；动脉粥样硬化性心血管疾病（ASCVD）患者及其高危人群，应每3～6个月监测1次血脂。**

11 血脂异常患者能吸烟吗？

建议血脂异常患者戒烟。血脂异常与多种因素密切相关，其中**吸烟是血脂异常的重要危险因素。**

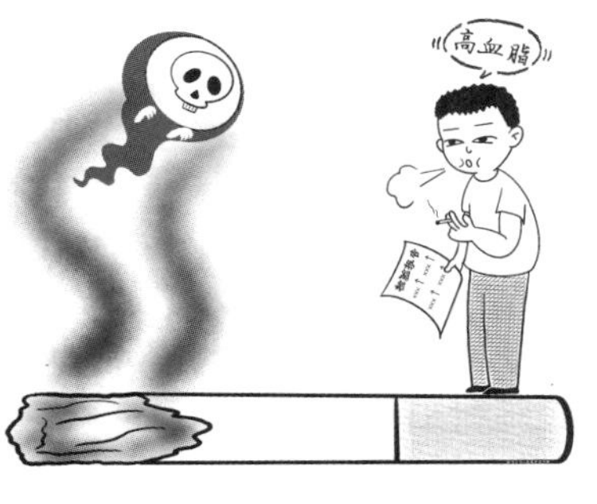

吸烟是"百害而无一利"的行为，其不仅增加肺部疾病的发病率，还可**升高血浆甘油三酯（TG）水平。**有研究表明与不吸烟人群的平均值相比较，吸烟可使血浆甘油三酯水平升高，并可导致总胆固醇（TC）水平升高、高密度脂蛋白胆固醇（HDL-C）水平下降。完全戒烟和有效避免吸入二手烟，有利于预防动脉粥样硬化性心血管疾病（ASCVD）的发生风险，并升高高密度脂蛋白胆固醇（HDL-C）水平，改善血脂代谢。

12 血脂异常患者能喝酒吗?

建议血脂异常患者限制饮酒。限制饮酒是高甘油三酯（TG）血症患者的重要治疗措施之一。

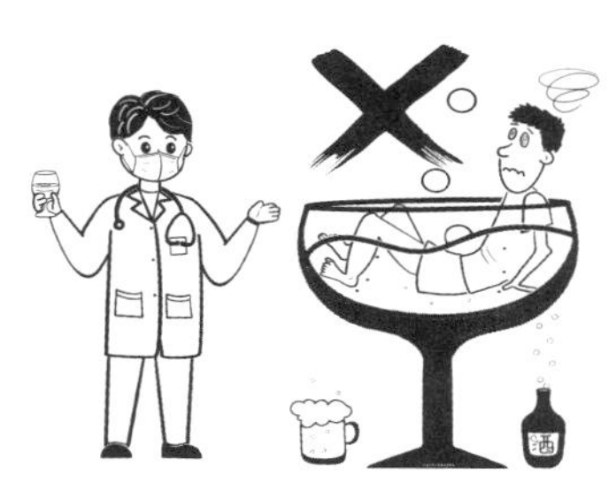

与其他类型的高脂血症相比，高甘油三酯（TG）血症患者即使少量饮酒也可使甘油三酯（TG）水平进一步升高。**限制饮酒对高甘油三酯（TG）血症患者来说更有重要意义。**因为酒精除了给身体提供额外的能量外，还可以刺激甘油三酯的合成，使血中甘油三酯水平升高。且饮酒可能会增加进食量，这也就意味着会有更多的能量和脂肪进入体内，更易使血浆中甘油三酯（TG）水平升高。最重要是，**甘油三酯（TG）水平明显升高的患者饮酒，很可能会发生急性出血性胰腺炎，**严重威胁生命安全。另外，饮酒对于心血管事件的影响尚无确切证据，因此提倡限制饮酒。

13 血脂异常患者能喝牛奶吗?

血脂异常患者是可以喝牛奶的。

《中国居民膳食指南》建议要多吃蔬果、奶类和大豆。对于血脂异常患者可以喝牛奶，但要注意控制牛奶的饮用量，每天饮用量以

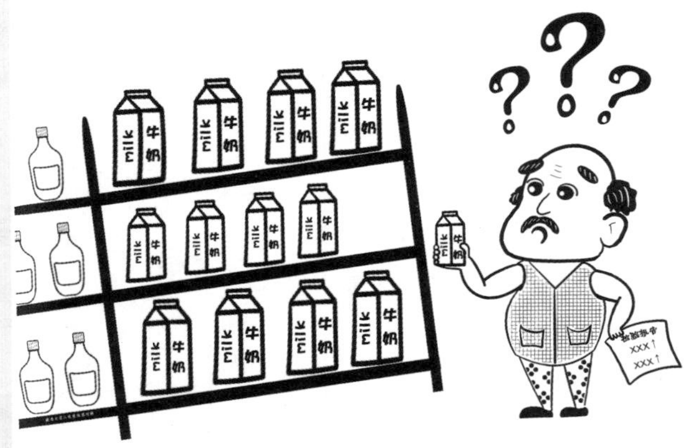

250～500 ml为宜，不宜过多。**牛奶中胆固醇、脂肪含量并不多，100 ml牛奶中含13 mg胆固醇，含3 g脂肪（占3%）**，所以牛奶中还含有其他大量的营养物质，如蛋白质、钙等，是很好的营养品。特别是对于骨质疏松的老年人，牛奶是钙的最好来源。

血脂水平升高明显的人群，特别是高甘油三酯的患者推荐选择脱脂牛奶或者低脂牛奶，这两种奶中脂肪含量较少。

14 血脂异常患者能打流感疫苗吗？

血脂异常患者的血脂水平处于稳定可控的范围内时，是可以打流感疫苗的。

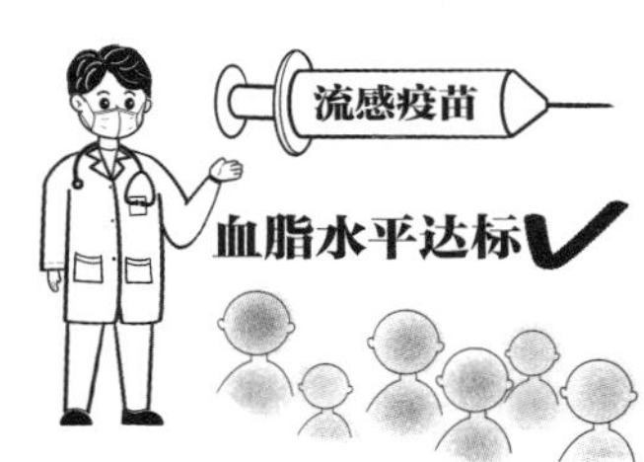

血脂异常是最为常见的一种慢性疾病。存在慢性基础疾病的患者如果

感染流感病毒，更容易出现严重症状或死亡。因此，对于这类易感人群，推荐进行流感疫苗接种的。

血脂异常患者的血脂水平如未达到可控范围内，且身体状况波动较大时，建议暂缓接种流感疫苗，待血脂水平达到可控范围后再行接种。另外，如果血脂异常患者对流感疫苗所含成分过敏，或者同时存在其他急性疾病，是暂时不能接种流感疫苗的。**接种流感疫苗是预防流感最有效的手段之一，能不能接种疫苗，应结合自身具体情况来决定。**

高尿酸血症篇

一 疾病知识简介

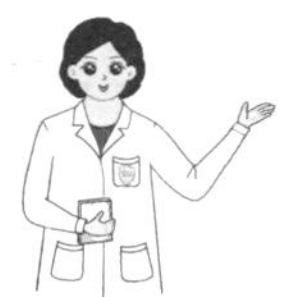

1 什么是高尿酸血症?

顾名思义，**高尿酸血症是指**人体血液中尿酸浓度比正常人的高。高尿酸血症被称为继“三高”即高血压、高血糖、高血脂后的**“第四高”**。**高尿酸血症是一种嘌呤代谢紊乱临床综合征。**体内的尿酸由嘌呤化合物代谢而来，而嘌呤化合物主要有两个来源，一个是从食物中获得，另一个是通过体内合成。两种途径获得的嘌呤化合物在人体肝脏中代谢生成尿酸，最终经过肠道和肾脏清除。正常情况下，大约有三分之一的尿酸经肠道被肠道细菌降解，其余的尿酸经肾脏由尿液排出。

血清中尿酸的饱和溶解度为404.5 μmol/L（6.8 mg/dl）。正常情况下，人体内血清尿酸浓度低于血清尿酸的饱和溶解度。当血清尿酸浓度因为种种原因升高，并超过人体的正常数值范围时就是高尿酸血症。

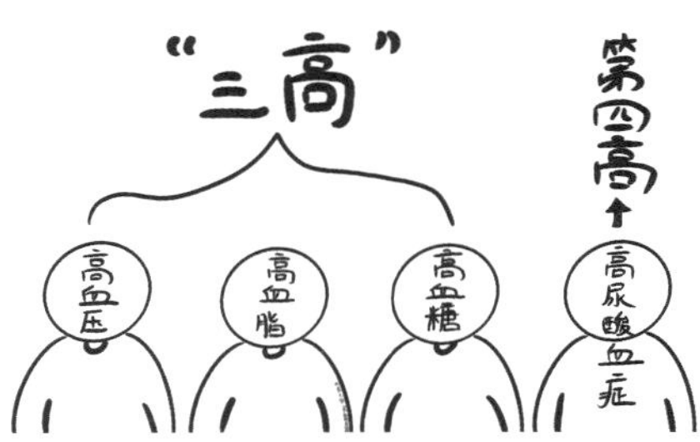

2 如何诊断高尿酸血症？

食物中的嘌呤含量会影响体内尿酸水平，**高嘌呤食物会显著升高人体尿酸水平**。此外，人体中的雌激素化合物会促进肾脏排泄尿酸，使尿酸水平下降，所以**育龄女性的尿酸正常值比成年男性的低**。因此，高尿酸血症是指在正常饮食状态下，**非同日两次空腹血尿酸水平男性＞420 μmol/L**（7 mg/dl），**女性＞360 μmol/L**（6 mg/dl），即可诊断为高尿酸血症。

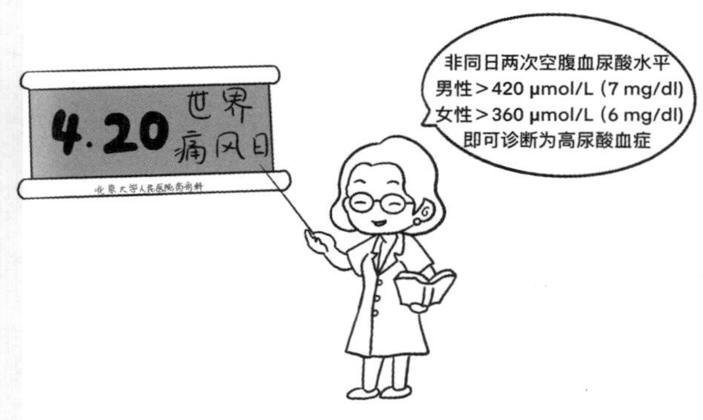

3 高尿酸血症有哪些症状？

高尿酸血症患者往往是一种**生化指标上的异常，表现为血尿酸水平波动性或持续性升高。无症状性高尿酸血症患者仅有尿酸升高。**但高尿酸血症如长时间没有控制和改善时，体内易产生尿酸结晶，当**尿酸结晶沉积于关节、骨骼和软组织，会发展为痛风**，出现反复发作的痛风性关节炎，表现为关节及周围软组织出现明显的红肿热痛，大多数患者好发于足第一跖趾关节。长期未加控制可造成关节畸形，严重影响生活质量。

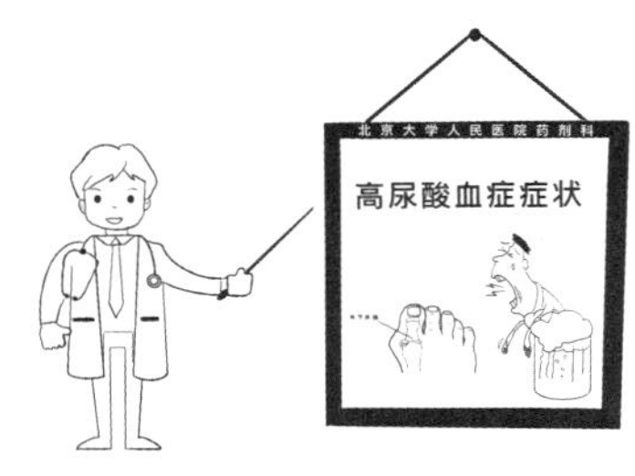

此外，痛风患者也可出现肾脏损害，如慢性尿酸肾病和肾结石等。很多高尿酸血症患者会有肥胖、血糖水平升高、血脂水平异常、动脉硬化等伴随症状。

4 高尿酸血症的发病机制是什么？

尿酸水平之所以会升高，与其产生和清除有关，当体内尿酸生成过多和（或）排泄过少就会出现高尿酸血症。影响尿酸生成和清除的因素有很多，包括**遗传因素和环境因素等。**

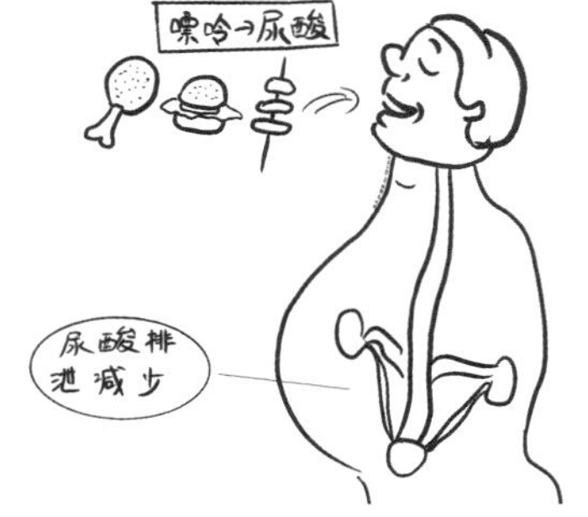

高尿酸血症可分为原发性和继发性两大类。

（1）**原发性高尿酸血症**可能存在导致疾病发生的易感基因或致病基因，引起内源性尿酸产生增加或肾脏清除尿酸能力下降。

（2）**继发性高尿酸血症**主要由一些疾病或药物引起。血液系统疾病、免疫性疾病和放化疗等会造成细胞破坏，释放大量核酸，进而引起尿酸合成增加，升高尿酸水平。各种肾脏疾病导致肾功能下降，也影响尿酸的排泄，造成尿酸水平升高。此外，噻嗪类利尿剂、吡嗪酰胺等药物可竞争性抑制肾小管排泄尿酸，引起高尿酸血症。

5 引起高尿酸血症的危险因素有哪些?

尿酸是人体内嘌呤核苷酸的分解代谢产物，嘌呤核苷酸80%由人体细胞代谢产生，20%从食物中获得。嘌呤经肝脏氧化代谢变成尿酸，尿酸由肾脏和肠道排出。正常情况下，体内尿酸产生和排泄保持平衡。**引起尿酸生成过多或排泄减少的因素均可导致高尿酸血症**，常见危险因素包括:

（1）**遗传：体内的尿酸水平有一定遗传性。**10%～20%的原发性高尿酸血症患者有阳性家族史，仅1%左右患者是由先天性酶缺陷引起。

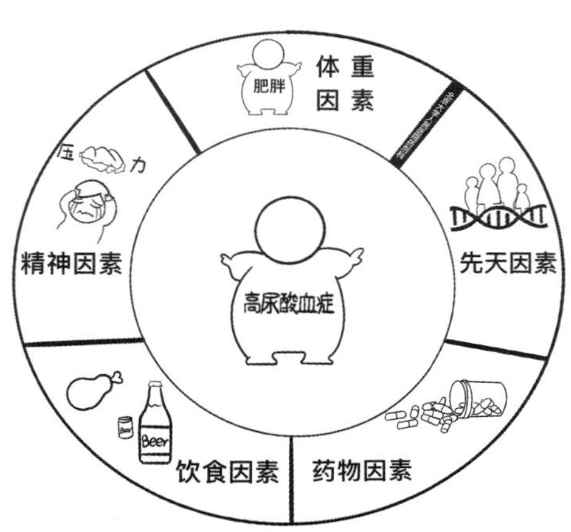

（2）**体重：肥胖是患高尿酸血症的危险因素之一。**其中体重指数与高尿酸血症的发生率呈正相关。肥胖的人体内往往伴有胰岛素抵抗，胰岛素抵抗可引起高胰岛素血症，进而诱导尿酸排泄减少。减重可降低血尿酸水平，并对减少痛风发作有益处。

（3）**饮食：高嘌呤食物、酒精及高糖饮食的摄入都有增加高尿酸血症的风险。**过多地摄入高嘌呤食物，会增加尿酸的生成，导致血尿酸水平升高。酒精的摄入既会减少肾脏尿酸清除，又会增加体内尿酸生成，使血尿酸升高。大量摄入高糖饮食，会升高甘油三酯水平，引起机体对胰岛素的抵抗，减少尿酸的排泄，进而升高血尿酸水平。

（4）**精神因素：精神紧张、压力过大**也会导致身体内环境代谢紊乱，尿酸排泄受到影响，血尿酸水平升高。

（5）**药物：**有些药物会导致尿酸排泄减少，有些药物则引起尿酸生成增加，也有不少药物同时引起尿酸排泄减少和尿酸生成增加。常见的药物有利尿剂（如氢氯噻嗪、呋塞米等）、抗结核药（如吡嗪酰胺）、抗帕金森病药物、细胞毒性药物、免疫抑制药（如他克莫司、环孢素A等）、维生素B_{12}、β受体阻滞剂等。

6 高尿酸血症有哪些危害？

高尿酸血症是一种慢性、全身性的代谢性疾病。尿酸长期处于水平升高的状态，对人体有多种危害，可导致多个靶器官的损伤，可能影响预期寿命。作为一种慢性疾病，**高尿酸血症对人体的损伤也是一种缓慢进展的过程。**

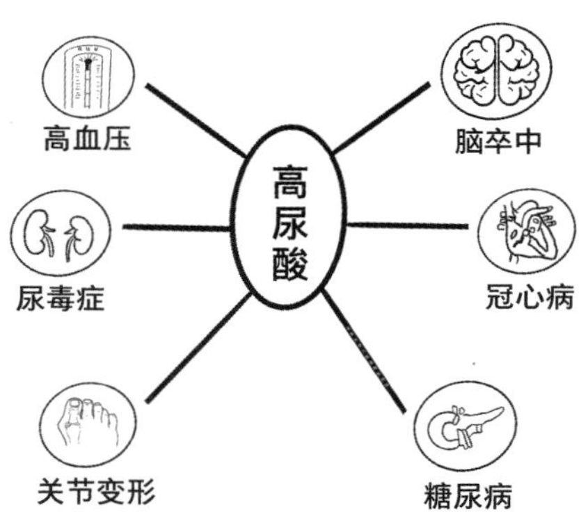

高尿酸血症早期通常没有明显的症状，很多人不够重视。但当血液中尿酸水平升高超过阈值时，尿酸就会跑到组织里形成尿酸结晶沉积下来。当尿酸结晶沉积在关节时，**可引起痛风性关节炎**，反复发作时可出现关节破坏、变形，严重时导致残疾。除了关节损害外，**高尿酸血症对于肾脏也会造成损伤**。大部分尿酸通过肾脏排泄，尿酸水平升高易产生尿酸结石，沉积在肾脏而引起肾结石，并可能导致**慢性肾脏病**的发生，严重者可出现**尿毒症**。另外，大量研究表明，高尿酸血症是高脂血症、高血压、糖尿病等疾病发生的危险因素，尿酸水平升高，冠心病、脑卒中等的发病风险也会相应增加。

高尿酸血症如果不加以重视，则危害严重。高尿酸血症患者应做到规律监测，规范治疗，减少高尿酸血症带来的危害。

高尿酸血症有哪些常见的并发症?

高尿酸血症患者逐年增加，已成为常见的慢性病之一。高尿酸

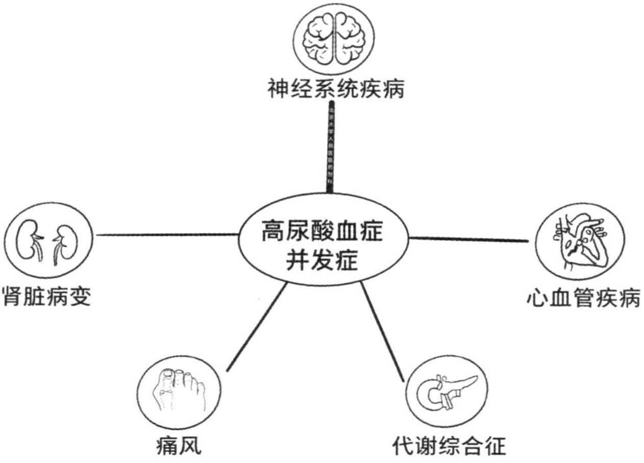

神经系统疾病

高尿酸血症并发症

肾脏病变

心血管疾病

痛风

代谢综合征

血症如果不加以控制，会严重危害身体健康，并引起一些常见的并发症，主要有：

（1）**痛风：** 高尿酸血症长期未加以控制可造成尿酸盐结晶沉积。尿酸盐结晶可沉积在关节、组织中，诱发局部炎症反应和组织破坏，即为痛风，可引发痛风性关节炎反复发作。

（2）**肾脏病变：** 肾脏病变是高尿酸血症和痛风的常见并发症。当血尿酸水平升高导致尿酸盐沉积于肾脏，可引起肾结石、间质性肾炎和急慢性肾衰竭等。

（3）**代谢综合征：** 尿酸水平长期升高往往伴有体内代谢异常，容易合并肥胖、高血压、血脂异常、糖尿病等代谢综合征。

（4）**心脑血管疾病：** 高尿酸血症是心脑血管疾病的独立危险因素，尿酸水平长期升高，会加速动脉粥样硬化发生，心脑血管疾病的风险增加，引起的病死率也相应增加。

8 高尿酸血症与性别有什么关系?

男性的血尿酸盐水平通常在青春期时达到稳定，维持在300～360 μmol/L（5～6 mg/dl），此后仅随年龄增长而有极小的上升。在女性中，由于其体内的雌激素会促进肾脏排泄尿酸，使尿酸浓度下降，所以**育龄女性的尿酸正常值比成年男性的低。**通常在同年龄范围内，女性的尿酸水平比男性的平均低60～90 μmol/L（1.0～1.5 mg/dl）。女性进入绝经期后，由于雌激素水平变化，其体内尿酸水平有所上升，与成年男性的尿酸水平相当。

正是由于男性与女性存在尿酸水平的差异，高尿酸血症的诊断定义中对男性和女性做了区分，即在正常嘌呤饮食状态下，非同日两次空腹血尿酸水平，男性大于＞420 μmol/L（7 mg/dl），女性＞360 μmol/L（6 mg/dl），可诊断为高尿酸血症。

高尿酸血症的发病率也存在显著的性别差异，通常男性的发病率高于女性，并且原发性痛风患者中男性明显多于女性。女性的发病率又随年龄增长而逐渐升高，绝经期后女性高尿酸血症发病率与男性几乎相当。

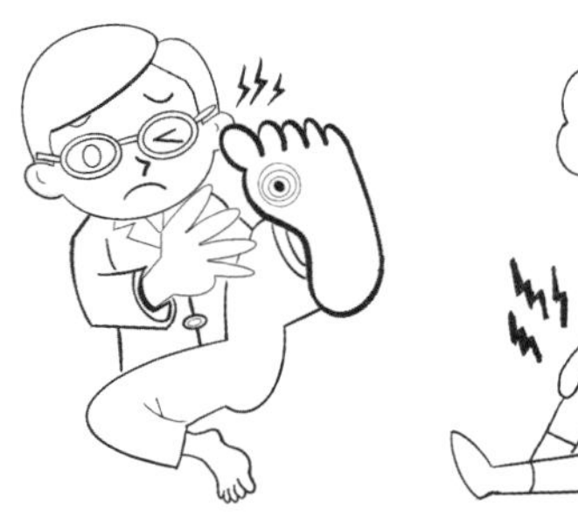

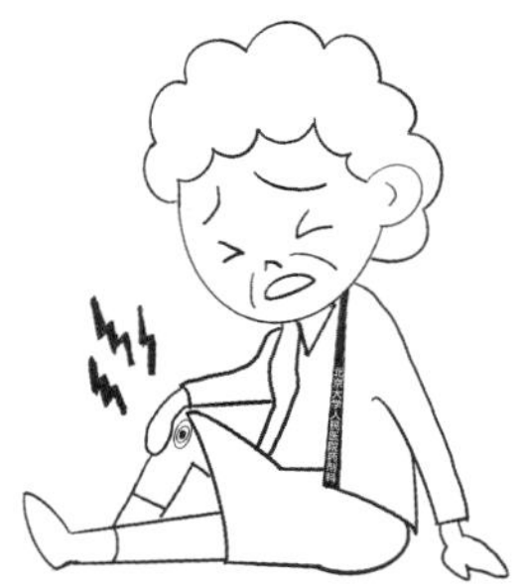

9 高尿酸血症与年龄有什么关系？

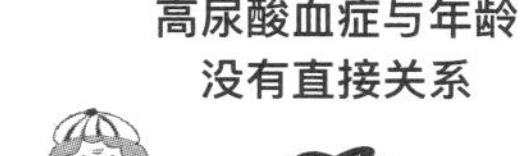

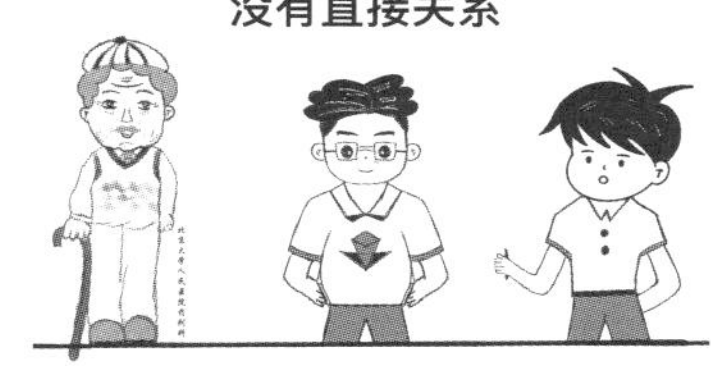

一般来说，人体内的尿酸水平呈缓慢波动增加的趋势，但**高尿酸血症与年龄并没有直接的关系**。高尿酸血症属于一种嘌呤代谢紊乱的疾病，年龄并不是高尿酸血症的危险因素。**任何年龄段的人群都有可能会得高尿酸血症**。

目前，高尿酸血症的发病率越来越高，而且**年龄也有年轻化的趋势**，这在很大程度上与不良的生活方式有关。不良的生活方式包括饮食、生活习惯等都会对尿酸水平产生影响。比如高嘌呤饮食、运动量少、生活不规律、肥胖等，都可减少尿酸的排泄，引起血尿酸水平的升高

因此，现在年轻人患上高尿酸血症并不少见，高尿酸血症的发病也呈现年轻化、低龄化的趋势，所以**各个年龄段人群都应当保持良好的生活习惯，控制并减少高尿酸血症的危险因素，积极预防高尿酸血症**。

10 为什么人类体内易形成尿酸结石？

自然界内，**绝大多数哺乳动物都能合成尿酸氧化酶**，这种酶可

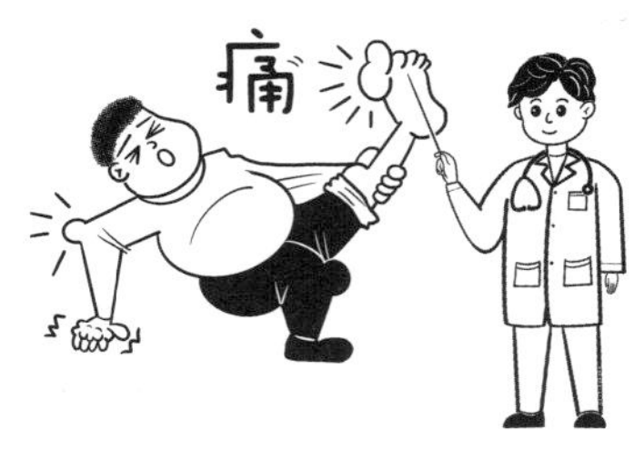

以将尿酸代谢为尿囊素。尿囊素的溶解度是尿酸的10～100倍，极易溶解在尿液中排出体外。而**人类的尿酸氧化酶基因在进化中成为假基因**，不能转录为具有功能的尿酸氧化酶，因此，**人类体内的尿酸水平比其他哺乳动物高很多**，而尿酸在水中的溶解度非常低，较高的尿酸水平也就更容易形成尿酸结石。人类尿酸氧化酶丢失可能是进化的选择，或许是生存的需要，但具体原因已无从得知。但**尿酸氧化酶的缺失使高尿酸血症和痛风成为了人类特有的疾病。**

11 高尿酸血症与痛风有什么关系？

从疾病角度来说，高尿酸血症和痛风是同一种疾病的不同阶段或状态。高尿酸血症是指正常饮食下，非同日两次空腹血尿酸水平男性＞420 μmol/L（7 mg/dl），女性＞360 μmol/L（6 mg/dl）。从定义上来看，高尿酸血症是一种生化指标上的异常。**当高尿酸血症长时**

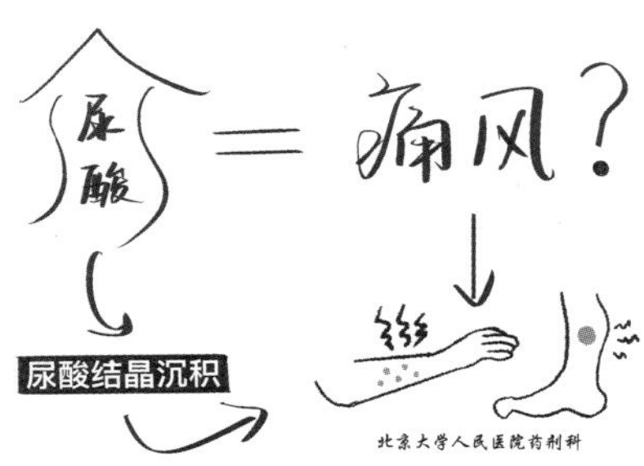

间存在而没有改善时，就容易产生尿酸结晶。尿酸结晶可以说是把高尿酸血症从单纯的生化指标异常转变为真正疾病的罪魁祸首。**当尿酸结晶沉积于关节、骨骼和软组织等，可引起关节炎、肾脏损害、尿酸性肾病、皮肤病变等，即为痛风。痛风属于代谢性疾病，**调查发现，约1/3的高尿酸血症患者发展为痛风。也有相当一部分高尿酸血症患者可终身不出现关节炎等明显症状，称为无症状高尿酸血症。

高尿酸血症是痛风发生的必要不充分因素，也就是说，痛风患者必然有过高尿酸血症的阶段，但高尿酸血症并不一定会导致痛风。痛风发作时，血液中尿酸浓度也不一定高出正常范围。**高尿酸血症和痛风的区别在于尿酸结晶，**尿酸结晶沉积并诱发炎症反应往往是痛风发生的基础。

12 高尿酸血症会遗传吗?

高尿酸血症是由遗传和环境因素共同作用的复杂疾病，是一种多基因相关的疾病。高尿酸血症可分为原发性高尿酸血症和继发性高尿酸血症。**原发性高尿酸血症具有一定的遗传倾向性，**往往存在家族聚集现象。

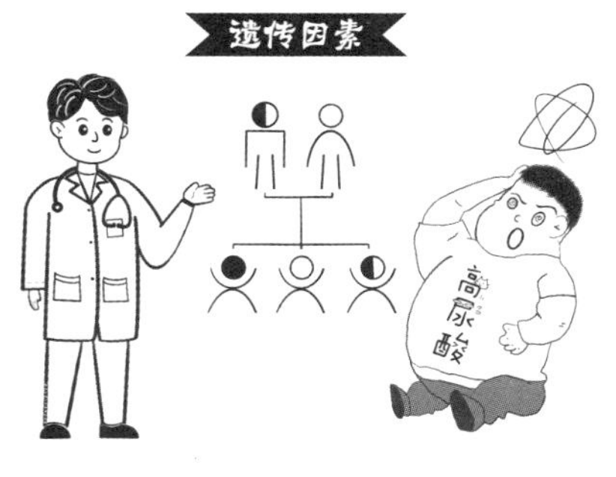

血尿酸水平由多基因决定，**具有遗传倾向的原发性高尿酸血症可分为三类：**

（1）**嘌呤代谢异常疾病**，主要由嘌呤代谢酶缺陷导致嘌呤代谢紊乱，最终造成内源性尿酸生成过多而引起高尿酸血症。

（2）**细胞死亡/尿酸生成过多疾病**，如糖原累积病，除表现为高尿酸血症外，也存在低血糖、肝大等症状。

（3）**肾脏尿酸排泄降低疾病**，主要由于肾脏尿酸转运蛋白结构异常，引起肾脏排泄尿酸能力下降，造成进展性肾功能减退高尿酸血症。

但大多数原发性高尿酸血症病因并不清楚，其发生与多种因素有关，**遗传因素只是其中的一种因素**。除了遗传易感基因这一内在因素外，高尿酸血症的发生还涉及外在环境因素的影响，所以原发性高尿酸血症患者并不一定会导致下一代必然发病，控制好饮食、生活方式等外在因素，一般不会出现高尿酸血症。

13 什么是痛风石？

痛风石又称为痛风结节，是体内血尿酸浓度长时间过高，析出并聚集而成的结晶。这些结晶沉积于多种组织，产生慢性炎症及异物反应，引起纤维组织增生，最终形成结节肿。有些痛风石沉积在体表，大小不一，质地坚硬，肉眼可见；有些痛风石肉眼不可见，但在偏振光显微镜下可以见到白色的针状晶体。体表痛风石最常见于耳轮，也好发于足部第一跖趾关节、踝部、手指等关节处。痛风石逐渐增

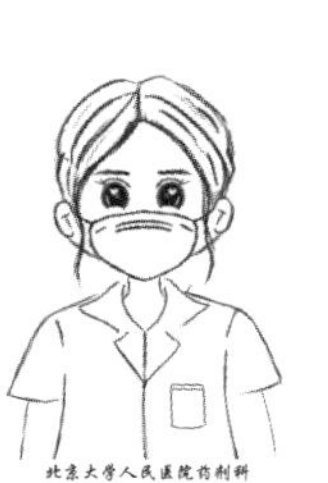

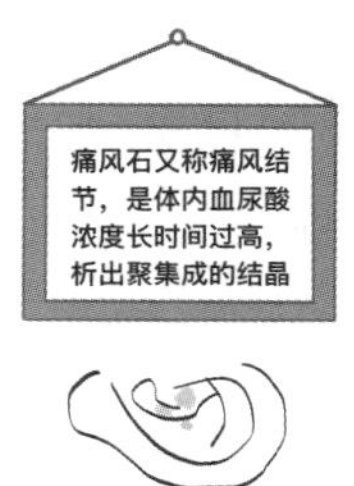

大后可能发生破溃，形成瘘管，排出白色粉屑样尿酸结晶。

痛风石是痛风发展到晚期的表现，多见于起病后10年左右。血尿酸水平越高，病程越长，发生痛风石的风险越大。痛风石可诱发痛风性关节炎的发作，还可造成关节软骨和骨质破坏，导致慢性关节肿痛、僵直和畸形，甚至骨折。早期诊断、及时治疗高尿酸血症可以减少痛风石的出现。

14 为什么胖人容易发生痛风?

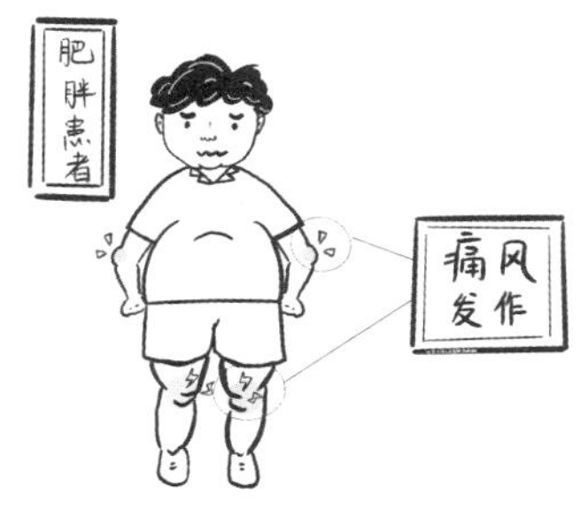

痛风是一种代谢性疾病，患者常伴有肥胖。研究表明，**肥胖是痛风发病的危险因素，也是痛风发展的促进因素。肥胖者的血尿酸水平通常高于非肥胖者。**

肥胖者之所以容易发生痛风，可能**与肥胖者的饮食结构及习惯有一定关系。**通常肥胖者的食量比普通人大，摄入的食物中往往会含有过多的高嘌呤物质，如啤酒、动物内脏等，尿酸的合成也相应增加，血尿酸水平升高。其次，**肥胖者易产生胰岛素抵抗，**导致肾脏对尿酸的排泄能力下降，尿酸排出减少。**长期肥胖还可导致肾脏的血流量减少，**而尿酸排泄与肾血流量呈正相关，尿酸排泄减少，就会使血尿酸水平升高。另外，**肥胖者会有过多的脂肪蓄积在皮下、腹部或内脏器官，可增加新陈代谢中核酸总量，**通过嘌呤的代谢导致尿酸合成增加。研究表明，肥胖者的痛风发生率比非肥胖者高出50%以上。

因此，**减重可降低血尿酸水平，并对减少痛风发作有益处。**肥胖的痛风患者，需要在生活中合理饮食，适度运动，控制体重，良好的生活习惯有利于痛风的治疗。

15 为什么喝酒后容易痛风发作？

酒精是导致痛风发作的风险因素之一，喝酒可以引起尿酸升高，更易造成痛风发作。酒精可升高体内血尿酸水平，主要是因为：

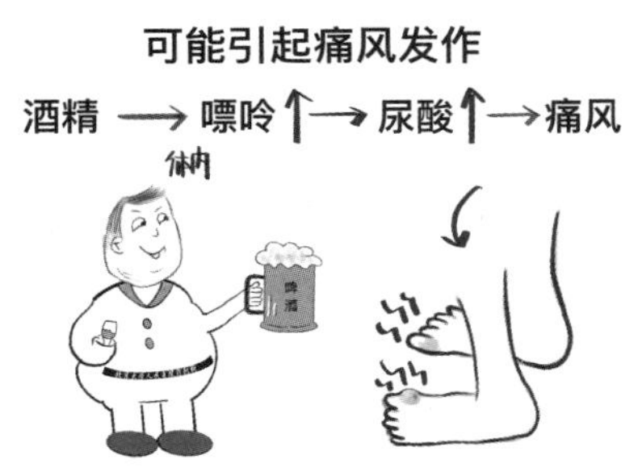

（1）**酒精代谢过程中可导致血清乳酸浓度升高，**而乳酸有抑制肾脏排泄尿酸的作用，从而减少了尿酸的排泄。

（2）**过度饮酒可能会造成血酮症，**抑制肾脏对尿酸的排泄。

（3）酒精能**刺激体内嘌呤分泌增加，**而导致尿酸生成量增多；

（4）**酒中含有的嘌呤导致尿酸产生增加。**啤酒因其嘌呤含量较高，相比其他酒类对血尿酸增加影响更为严重。

研究表明，**酒精摄入量与痛风发生风险呈剂量-效应关系，即酒精摄入量越大，痛风发生风险越高。**当每天的酒精摄入量≥50 g时，痛风发生风险比不摄入酒精者高出1.5倍。不同种类的酒对痛风发作的影响不同，啤酒和烈性酒增加痛风发作的风险，而红酒增加痛风发作的风险相关证据尚少。可见饮酒过度可能会引起痛风发作。建议痛风患者限酒。

二 安全合理用药

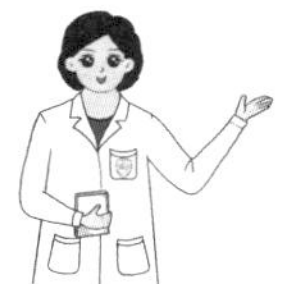

1 常用的降尿酸药有哪些?

常用的降尿酸药物按照其作用可分为两类：**一类为抑制尿酸合成的药物，另一类为促进尿酸排泄的药物。**

（1）**抑制尿酸合成的药物主要有别嘌醇和非布司他。**这类药物通过抑制黄嘌呤氧化酶，减少内源性尿酸的生成，降低血尿酸水平。别嘌醇和非布司他有良好的降尿酸效果，尤其**适用于尿酸生成增多型的患者。**

（2）**促进尿酸排泄的药物主要有苯溴马隆和丙磺舒。**这类药物通过抑制肾脏中尿酸盐转运蛋白，减少肾小管尿酸重吸收，增加尿酸的排泄，降低血尿酸水平。此类药物特别**适用于肾尿酸排泄减少的高尿酸血症和痛风患者。**对于尿酸合成增多或有肾结石高危风险的患者，不推荐使用。

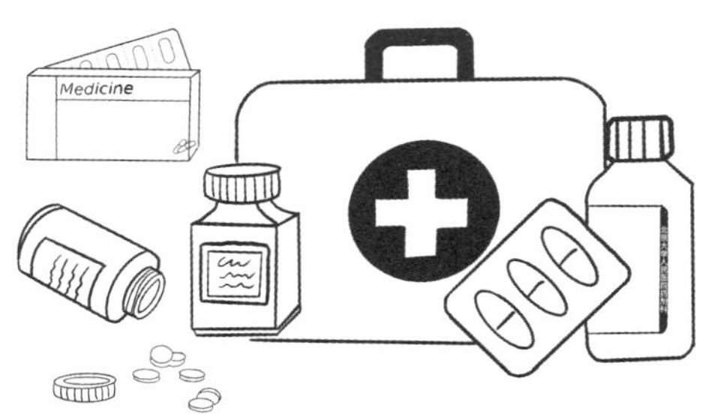

2 常用降尿酸药物的用法用量?

常用的**抑制尿酸合成药物**包括别嘌醇、非布司他等，服用这类药物时须多饮水，碱化尿液。别嘌醇和非布司他这两个药物的具体用法用量分别为：

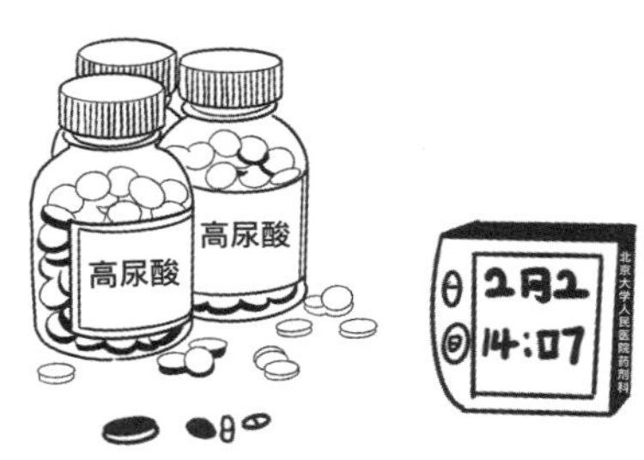

（1）**别嘌醇：①普通片剂：**推荐成人初始剂量为一次50 mg，每天1～2次，每次递增50～100 mg，一般剂量每天200～300 mg，分2～3次服用。**每天最大剂量为600 mg。②缓释片剂/胶囊：**推荐成人每天1次，每次250 mg（1片/粒）。餐后服用别嘌醇可减轻或避免消化系统不良反应。

（2）**非布司他：**推荐起始剂量为每次20～40 mg，每天1次，每次递增20 mg，每天最大剂量80 mg。非布司他餐前餐后服药均可，食物不影响其吸收。

常用的**促进尿酸排泄药物**包括苯溴马隆、丙磺舒等，服用这类药物期间应碱化尿液并保持尿量。苯溴马隆和丙磺舒这两个药物的具体用法用量为：

（1）**苯溴马隆：**成人每次口服50 mg，每天1次，可逐渐增加剂量，**每天最大剂量为100 mg。**推荐早餐后服用苯溴马隆，服药期间应多饮水以增加尿量。达到效果后以最小有效剂量维持。

（2）**丙磺舒：**成人每次口服250 mg，每天2次，可逐渐增加剂量至每次口服500 mg，每日2次。推荐以最小有效量维持治疗，并根据治疗效果进行药物剂量调整。

3 无症状高尿酸血症患者起始降尿酸药物治疗的时机和目标?

高尿酸血症的治疗包括非药物治疗和药物治疗。对高尿酸血症患者而言，需要进行综合、长期的全程管理，按照血尿酸水平及合并的临床症状/体征，决定药物起始治疗时机，并制定相应的治疗目标，进行分层管理。

对于无症状高尿酸血症患者，首选推荐以非药物治疗为主，采取调节饮食（低嘌呤饮食、戒烟限酒、多饮水）、加强锻炼以及控制体重等措施。

无症状高尿酸血症患者经过**非药物治疗后，血尿酸水平仍>540 μmol/L（9.0 mg/dl）或血尿酸水平≥480 μmol/L（8.0 mg/dl）且有下列合并症之一**：高血压、脂代谢异常、糖尿病、肥胖、脑卒中、冠心病、心功能不全、尿酸性肾石病、肾功能损害，**应开始采取降尿酸药物治疗，建议血尿酸水平控制在<420 μmol/L；伴合并症时，建议控制在<360 μmol/L。**

无症状高尿酸血症患者首选推荐以非药物治疗为主

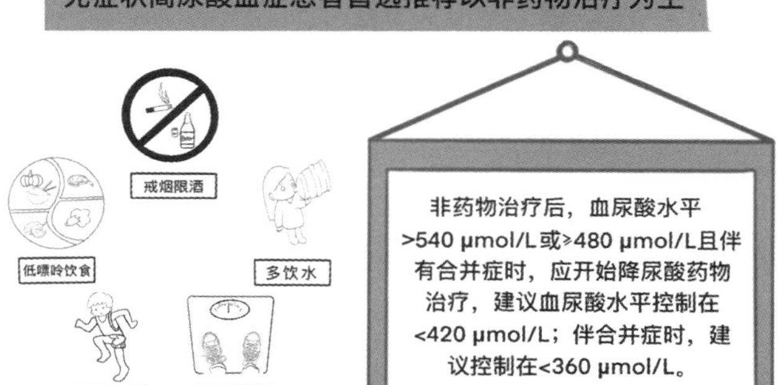

使用药物进行降尿酸治疗时，应从小剂量开始，逐渐增加至有效量，当达到目标后，以最小有效量维持治疗。此外，在进行降尿酸药物治疗时，可使用碱化尿液药物，促进尿酸更易通过尿液排泄。

4 痛风急性发作期的药物如何选择?

痛风急性发作期的治疗原则是：**快速控制关节炎的症状和疼痛**，最好在发作24小时内开始应用控制急性炎症的药物。**秋水仙碱或非甾体抗炎药（NSAIDs）是痛风急性发作的一线治疗药物**，当存在治疗禁忌或效果不佳时可考虑选择短期应用糖皮质激素控制炎症。若单药治疗效果不佳，可选择上述药物联合治疗。痛风急性发作期累及1～2个大关节，全身药物治疗效果不佳者，可考虑关节内注射短效糖皮质激素，避免短期内重复使用。

（1）**秋水仙碱：**在痛风急性发作时，秋水仙碱常用量为一次口服0.5～1 mg，每1～2小时一次，直至关节症状缓解或不能耐受

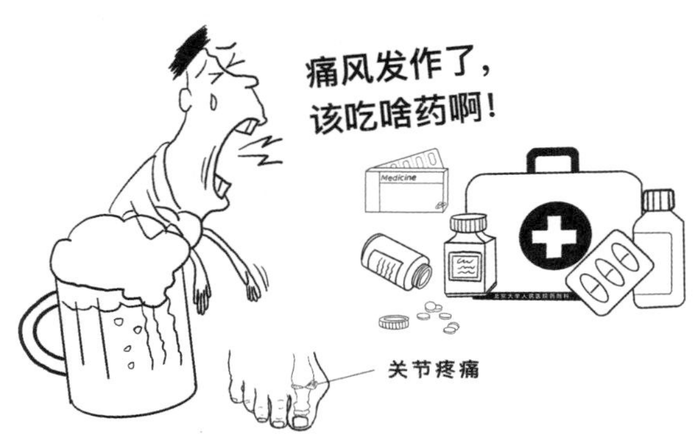

（如出现腹泻或呕吐）。一般治疗量为3～5 mg，24小时内不宜超过6 mg。秋水仙碱最好在急性发作12小时内服药。

（2）**非甾体抗炎药（NSAIDs）：**痛风急性发作时，若无禁忌，推荐早期足量使用非甾体抗炎药（NSAIDs），首选起效快、胃肠道不良反应少的速效剂型，如依托考昔、双氯芬酸钠、美洛昔康等。

（3）**糖皮质激素：**当痛风急性发作累及多关节、大关节或合并全身症状时，以及秋水仙碱和非甾体抗炎药（NSAIDs）治疗无效时，才推荐全身应用糖皮质激素治疗。一般推荐口服泼尼松，每天的使用剂量为每千克体重0.5 mg［0.5 mg/（kg · d）］，停药时应逐渐减量。

5 痛风急性发作期如何选择非甾体抗炎药?

非甾体抗炎药（NSAIDs）是痛风急性发作期一线用药，建议**早期足量服用。**非甾体抗炎药（NSAIDs）包括**非选择性环氧合酶**

痛风发作了！
吃哪种非甾体抗炎药?
关节疼痛
NSAIDS

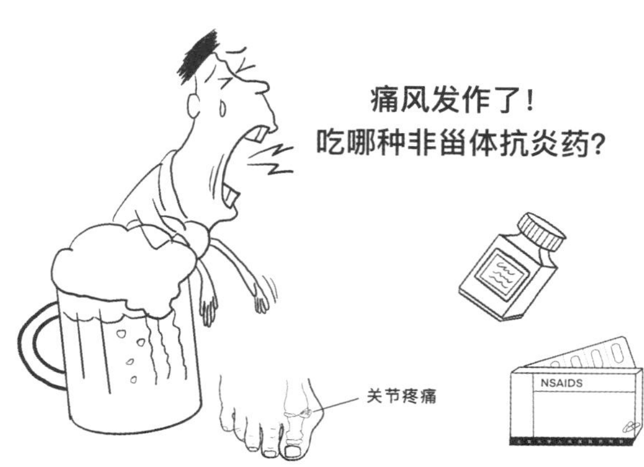

（COX）抑制剂和选择性环氧合酶2（COX-2）抑制剂两种。若无禁忌，推荐使用非甾体抗炎药（NSAIDs）速效制剂，如依托考昔、双氯芬酸钠、美洛昔康等。

非选择性环氧合酶（COX）抑制剂主要具有消化道溃疡、胃肠道穿孔、上消化道出血等胃肠道不良反应，对于**不耐受非选择性COX抑制剂的患者，可选用选择性COX-2抑制剂，减少胃肠道不良反应**。在痛风急性发作时，选择性COX-2抑制剂如依托考昔治疗2～5天后，其疼痛缓解程度与非选择性COX抑制剂如吲哚美辛、双氯芬酸等相当，但胃肠道不良反应和头晕的发生率明显降低。此外，非选择性COX抑制剂可能影响小剂量阿司匹林的抗凝活性。对于需长期服用小剂量阿司匹林的痛风患者，建议优先考虑选择性COX-2抑制剂与阿司匹林联用。

所有非甾体抗炎药（NSAIDs）均可能导致肾脏缺血，诱发和加重急慢性肾功能不全。因此，对于**痛风合并肾功能不全患者，建议慎用或禁用非甾体抗炎药（NSAIDs）**。

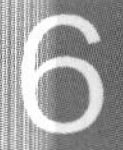

6 难治性痛风的定义和治疗原则是什么？

难治性痛风是指具备以下三条中至少一条：

（1）单用或联用常规降尿酸药物足量、足疗程，但血尿酸仍≥360 μmol/L；

（2）接受规范化治疗，痛风仍发作≥2次/年；

（3）存在多发性和（或）进展性痛风石。

难治性痛风的治疗原则主要包括：降低血尿酸水平和改善临床

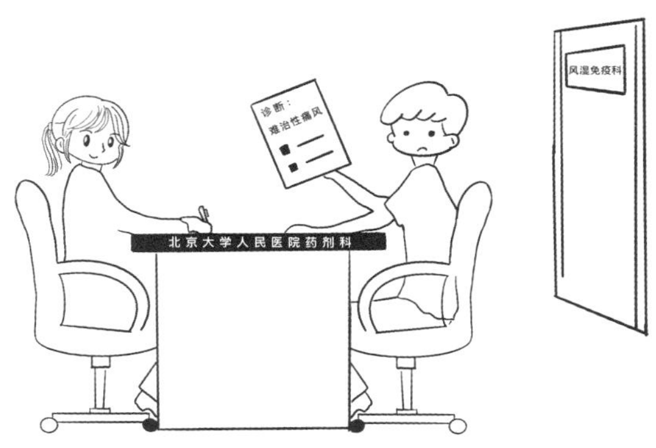

症状。在治疗方面，对于难治性痛风建议使用聚乙二醇重组尿酸酶制剂进行降尿酸治疗。对于疼痛反复发作、常规药物无法控制的难治性痛风患者，可考虑使用白细胞介素1（IL-1）或肿瘤坏死因子-α（TNF-α）拮抗剂。如痛风石出现局部并发症（感染、破溃、压迫神经等）或严重影响生活质量时，可考虑手术治疗。

7 高尿酸血症的妊娠期妇女如何选择降尿酸药物？

妊娠的不同阶段对于尿酸水平的影响是不同的。妊娠期雌激素和孕激素水平升高，雌激素可促进尿酸排泄，而孕激素对尿酸排泄影响较小。**在孕早期**，雌激素水平升高，以及孕期肾血流量和肾小球滤过率增加，引起尿酸排泄增加，最终使血清尿酸浓度较孕前下降。在**孕中期和孕晚期**，肾脏对尿酸的清除能力降低，因而血清尿酸浓度逐渐升高。

妊娠期出现高尿酸血症时，建议首选生活方式干预，尽量减少

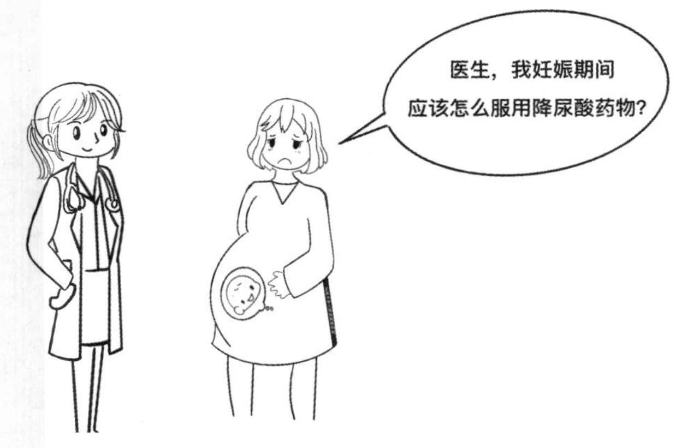

摄入高嘌呤饮食，同时多饮水促进尿酸的排泄。对于降尿酸药物来说，研究显示，别嘌醇对孕妇和胎儿影响的结果并不一致。一方面，别嘌醇可能通过改善胎儿血管内皮细胞功能而保护脑组织，另一方面，妊娠期口服别嘌醇治疗高尿酸血症，可导致自然流产率增高、新生儿畸形等不良事件，因此**别嘌醇对妊娠期妇女为禁用**。动物实验表明，**非布司他和丙磺舒治疗妊娠期高尿酸血症时，可造成动物胎儿畸形或死胎**等，目前并无这2种药物治疗妊娠期高尿酸血症安全性和疗效的随机对照研究。**苯溴马隆对于妊娠期高尿酸血症的建议为禁用。**

因此，**目前并没有可以推荐用于妊娠期高尿酸血症的降尿酸药物**。妊娠期妇女千万不要自行服用降尿酸药物，一定要**由产科专业的医生对尿酸水平进行评估，仅在认为降尿酸药物治疗的益处大于危险性的情况下，才可谨慎选择降尿酸药物治疗。**

8 高尿酸血症的哺乳期妇女如何选择降尿酸药物?

哺乳期出现高尿酸血症时，**推荐首选生活方式干预**，尽量减少高嘌呤饮食（如动物内脏、海鲜、豆制品等）的摄入，同时多饮水以促进尿酸的排泄，并且适度规律地进行锻炼。目前用于降尿酸的药物如**别嘌醇、非布司他、苯溴马隆、丙磺舒等，均对哺乳期妇女禁用。如果哺乳期妇女确实需要服用降尿酸药物治疗，须要先暂停哺乳。**

吃哪种降
尿酸药物
适合我呢?

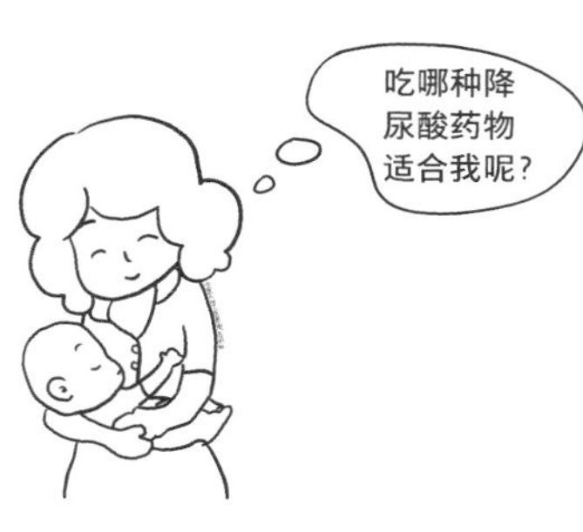

9 合并慢性肾脏病的高尿酸血症患者如何选择降尿酸药物?

慢性肾脏病是高尿酸血症与痛风患者常见的合并症，为避免肾功能受损影响药物代谢和排泄而导致药物蓄积中毒，应**根据肾功能分期合理选择降尿酸药物，及时调整药物的起始剂量和最大剂量。**

降尿酸
药物
怎么选?
高尿酸血症
差!

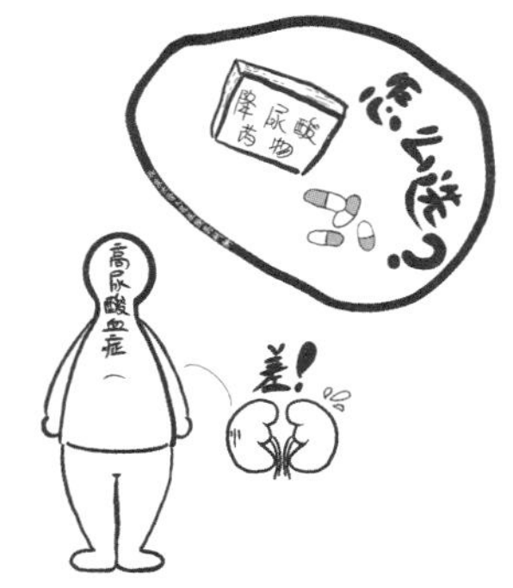

（1）**别嘌醇：**别嘌醇进入体内后，在肝脏代谢为有活性的羟嘌呤醇，主要

排泄途径为经肾脏排出，肾脏损害时羟嘌呤醇容易在体内蓄积，增加药物中毒风险。别嘌醇的给药剂量需要根据患者肾功能水平估算的肾小球滤过率（eGFR）进行调整，当eGFR≥60 ml/min/（1.73 m^2）（下文单位略去）时，别嘌醇起始剂量建议为每天100 mg，每2～4周增加100 mg，最大剂量为每天800 mg。当eGFR在15～59时，起始剂量建议为每天50 mg，每4周增加50 mg，最大剂量为每天200 mg。当eGFR＜15时，禁用别嘌醇。

（2）**苯溴马隆：**苯溴马隆口服后约50%被吸收，其代谢产物主要通过胆道排泄，对于轻中度肾功能不全患者，其具有良好的降尿酸作用，且不导致药物蓄积和肾脏进一步损害。**对于eGFR＜30的**患者，**不推荐使用苯溴马隆。**

（3）**非布司他：**非布司他口服后主要在肝脏代谢，经肾脏和肠道双通道排泄，因此与其他降尿酸药物相比，其降尿酸效果及肾脏的保护作用更佳。轻中度肾功能不全、**eGFR在30～89的患者不需要调整剂量。建议eGFR＜30时，降尿酸药物优先考虑非布司他。**有研究表明，非布司他对合并4～5期慢性肾脏病的痛风患者仍有一定的治疗效果。对慢性肾脏病4～5期患者，非布司他推荐起始剂量为20 mg/d，最大剂量为40 mg/d。

10 碱化尿液在降尿酸治疗中有什么作用？

尿酸的溶解度与溶液的酸碱度有关。当尿液的pH＜6.0时，尿酸在尿液中的溶解度下降，容易形成尿酸盐结晶而沉积在肾脏，进一步导致尿酸性肾结石。**碱化尿液可以增加尿液的pH，提高尿酸在**

尿液中的溶解度，防止和减少尿酸盐结晶形成，有利于尿酸的排泄。

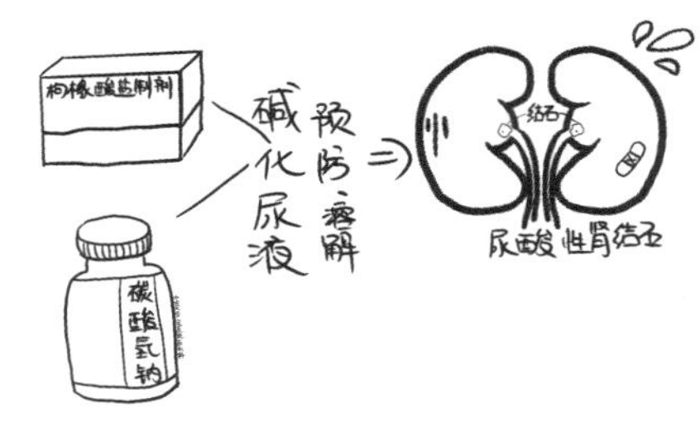

建议当高尿酸血症与痛风患者的晨尿pH<6.0，尤其是正在服用促尿酸排泄药物时，定期监测晨尿pH。促尿酸排泄药物如苯溴马隆，可导致尿液中尿酸浓度明显升高，增加尿酸性肾结石形成的风险。**碱化尿液是预防和溶解尿酸性肾结石的主要方法。常用药物为碳酸氢钠和枸橼酸制剂。**当晨尿pH<6.0时，建议服用枸橼酸制剂、碳酸氢钠等药物碱化尿液，使晨尿pH维持在6.2～6.9，以降低尿酸性肾结石的发生风险并利于尿酸性肾结石的溶解。

但尿液pH并非越高越好，当pH>7.0，虽不易形成尿酸盐结晶，但增加了磷酸钙和碳酸钙结石的风险。因此**推荐高尿酸血症与痛风患者的最佳晨尿pH为6.2～6.9。**

11 为什么服用降尿酸的药物后要多喝水？

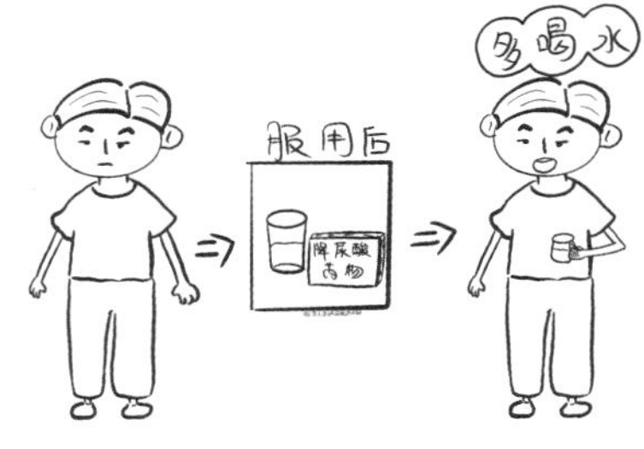

尿酸是由嘌呤代谢转化产生，嘌呤的来源分为内源性和外源性。**内源性**是指人体内细胞的新陈代谢过程中氨基酸、磷酸核糖和核酸等分解产生的嘌呤。**外源性**主要是指通过饮食中获得的嘌呤，也就是吃进体内的嘌呤。嘌呤经肝脏氧化代谢变成尿酸，进入血液循环后，大部分由肾脏随尿液被排出体外，小部分随粪便排泄。**降尿酸药物主要通过两种药理作用达到降尿酸效果，一种是抑制尿酸合成，另一种是促进尿酸排泄。**

抑制尿酸合成的药物通过抑制黄嘌呤氧化酶，从而抑制嘌呤代谢为尿酸，减少尿酸合成。**服用此类药物期间多喝水**，可以增加血容量和排尿量，降低血尿酸水平，减少尿酸盐结晶的沉积。

促进尿酸排泄的药物主要通过抑制肾小管对尿酸的重吸收，从而促进尿酸排泄，降低血尿酸水平。过多尿酸在肾脏排泄不仅会造成嘌呤结石，还会增加肾内尿酸沉积的风险。**服用该类药物后，大量饮水可以增加尿量，促进尿酸排泄，减少肾脏负担。**

12 别嘌醇普通制剂与别嘌醇缓释制剂有什么区别？

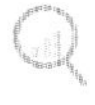

别嘌醇普通制剂与别嘌醇缓释制剂含有的**药物成分都是相同的**，即别嘌醇，**其适应证以及药理作用是相同的**。这两种制剂最大的不同是**剂型不同，缓释制剂通过制剂工艺可以达到缓慢释放药物的作用，一般服药的次数要少于普通制剂**。别嘌醇普通制剂主要为别嘌醇片，别嘌醇缓释制剂主要为别嘌醇缓释胶囊和别嘌醇缓释片。

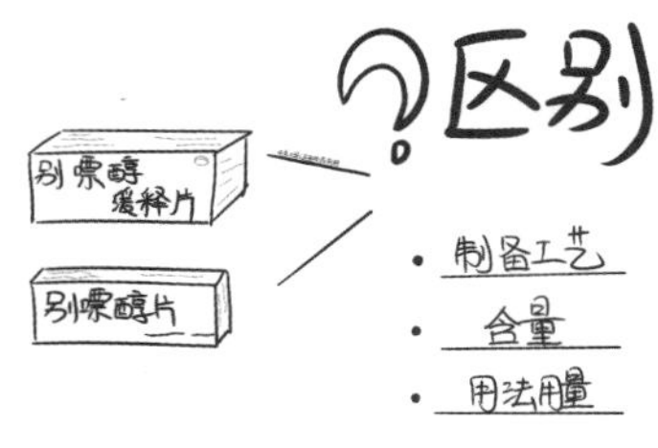

（1）**别嘌醇片**的规格一般为每片100 mg，推荐的用法用量为初始给药剂量为每次50 mg（半片），每日1~2次，每周可递增

50～100 mg（0.5～1片），每日最大剂量为200～300 mg（2～3片），分2～3次服用。**每天最大剂量为600 mg（6片）。**

（2）**别嘌醇缓释胶囊或别嘌醇缓释片**的规格通常为每粒（片）250 mg，推荐的用法用量为每次服用250 mg（1粒/片），每日1次，可根据患者尿酸水平酌情调整。

别嘌醇缓释制剂作为缓释剂型，可在体内缓慢释放药物发挥作用，具有释药平稳，药效持久，服药次数减少的优点，增加了患者的用药依从性。患者可结合自己的服药习惯及对不同制剂的耐受性，选择适合自己的药物。

13 为什么建议服用别嘌醇的患者检测HLA-B*58：01基因？

别嘌醇是降尿酸治疗的一线药物之一。别嘌醇属于黄嘌呤氧化酶抑制剂，通过抑制尿酸在肝脏的合成来降低血尿酸水平。该药疗效明确，价格便宜，临床应用广泛。服用别嘌醇不良反应主要有胃肠道反应、皮肤过敏、骨髓抑制和肝功能损害。少数患者使用别嘌醇可导致严重皮肤不良反应，出现“**剥脱性皮炎**”等重度过敏反应，严重者甚至可能导致死亡。

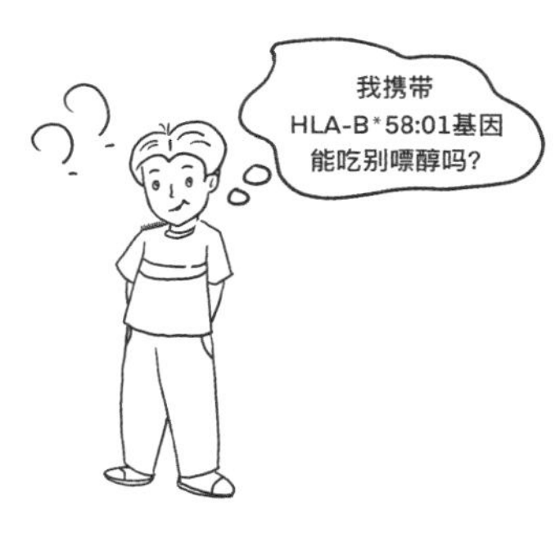

经过研究发现，多个基因与皮肤不良反应的易感性相关。最早

在我国汉族痛风患者中发现，**发生严重皮肤不良反应的患者携带HLA-B*58：01基因的比例显著高于未发生皮肤不良反应者**。随后在多个国家亦验证了**HLA-B*58：01基因与别嘌醇诱导的严重皮肤不良反应的相关性**。在亚裔人群中，HLA-B*58：01基因的阳性率较高，中国的汉族人群已被证实是携带建议HLA-B*58：01基因的高危人群。因此，**有条件的风险人群在服用别嘌醇时可检测HLA-B*58：01基因，阳性患者慎用别嘌醇**。

14 非布司他说明书加了黑框警告，还能继续服用吗？

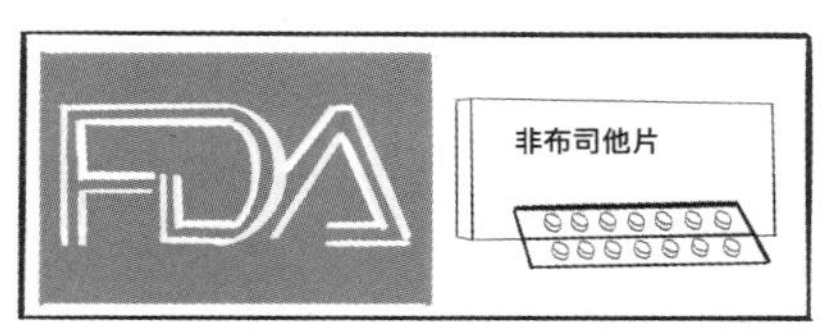

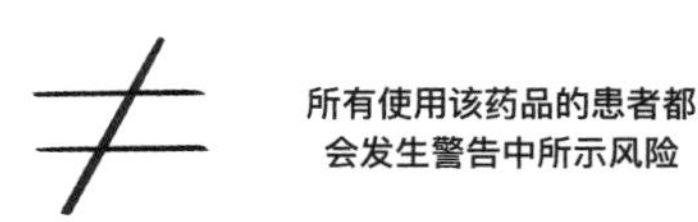

黑框警告是美国食品和药品监督管理局（FDA）对上市药物采取的一种最严重的警告形式，出现在说明书的最前端，用加粗加黑的边框来显示，旨在以醒目的标志提醒医师和患者在药物使用过程中潜在的重大安全性问题，希望医师和患者能够对该类药品的风险有足够的了解以便正确评估使用药物后的获益或风险。

上市前临床研究发现非布司他比别嘌醇心脏事件发生率高，上市后的安全性试验显示非布司他心脏相关死亡和全因死亡风险增加。2019年12月，美国药品监管部门基于2018年3月发布的一项关于非布司他和别嘌醇在痛风伴心血管疾病患者中的研究（CARES研究）结果，宣布**在非布司他说明书中增加黑框警示，提示非布司他**

会增加患者心血管死亡风险，并限制其适应证仅用于别嘌醇治疗无效或出现严重副作用的患者。

非布司他黑框警告的意义在于风险提示，并不意味着所有使用该药品的患者都会发生警告中所示风险，其作用是排除不适合接受该药治疗的患者群体，最大限度地确保用药安全。黑框警告可提醒医生在使用该药时更加规范，严格掌握此药的适应证、适用人群及禁忌证，提示患者在使用中重点关注心血管相关的不良反应，如胸痛、气短、心跳加速、心律失常等。正在使用非布司他的患者，不要自行停药，以防痛风发作或加重，应咨询医生，由医生确定治疗方案。

15 苯溴马隆在修改说明书后有哪些变化?

苯溴马隆可以促进尿酸排泄，达到降低血尿酸水平的效果。为进一步保障公众用药安全，国家药品监督管理局于2020年12月底发布《关于修订苯溴马隆口服制剂药品说明书的公告》，决定对苯溴马隆口服制剂说明书进行修订。

临床医师、药师应当仔细阅读苯溴马隆口服制剂说明书的修订内容，在为患者选择用药时，应当根据新修订的说明书内容进行充分的获益或风险评估。同时患者也要严格遵

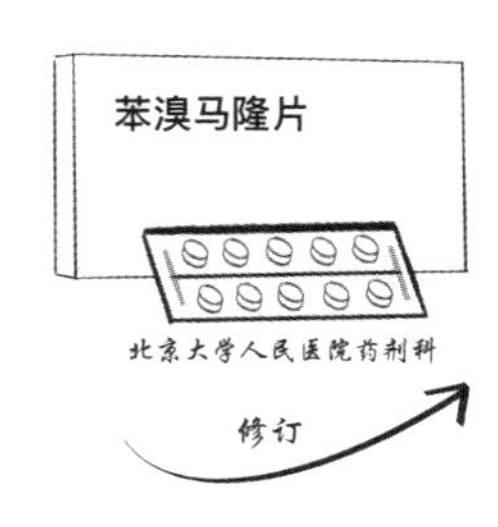

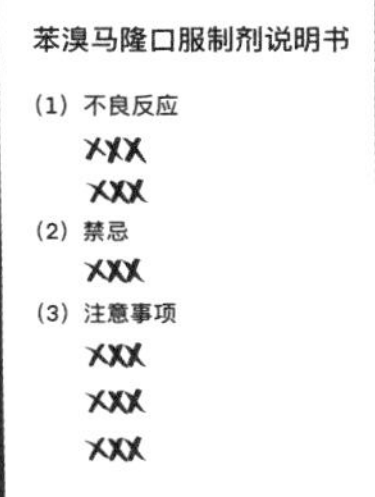

医嘱用药，用药前应仔细阅读苯溴马隆的药品说明书。

苯溴马隆口服制剂药品说明书具体修订内容如下：

（1）【不良反应】应包含以下内容：

上市后监测数据显示苯溴马隆口服制剂可见如下不良反应/事件（发生率未知）：

胃肠损害：呕吐、腹痛、胃肠道出血等；

肝胆损害：肝生化指标异常、肝细胞损伤等；

全身性损害：乏力、水肿、胸痛、发热等；

神经系统损害：头晕、头痛等；

泌尿系统损害：血尿、少尿、尿频、肾功能异常、急性肾衰竭等；

免疫功能紊乱：过敏反应、过敏样反应等；

其他：结膜炎、血小板减少、白细胞减少、心悸、阳痿等。

（2）【禁忌】应包含以下内容：

对本品及其辅料过敏者禁用。

（3）【注意事项】应包含以下内容：

用药期间应监测肝、肾功能。

对近期患过肝脏疾病、提示有肝脏疾病（如不明原因的持续性转氨酶水平升高，黄疸）、酗酒的患者，使用本品须谨慎。

在用药过程中应密切注意肝损害的症状和体征，如出现食欲缺乏、恶心、呕吐、全身倦怠感、腹痛、腹泻、发热、尿浓染、眼球结膜黄染等现象，应立即停药并及时就医。

应避免同其他潜在的肝毒性药物合并使用。

本品可能会增加香豆素类抗凝血药（如华法林、双香豆素、醋硝香豆素等）的抗凝作用，增加出血风险。如合并使用，应密切监测患者凝血酶原时间（PT），还应严密观察是否有口腔黏膜、鼻腔、皮下出血及大便隐血、血尿等。

16 服用秋水仙碱应注意什么？

秋水仙碱是第一个用于痛风抗炎镇痛治疗的药物，目前仍是痛风急性发作的一线用药。**研究显示，与大剂量用药相比，小剂量秋水仙碱治疗急性痛风同样有效，且不良反应明显减少。**秋水仙碱推荐起始负荷剂量为1.0 mg口服，1小时后追加0.5 mg，12小时后按照0.5 mg每天1次或2次的方式口服给药。**肾功能不全者须减量或延长用药时间间隔**，估算的肾小球滤过率（eGFR）在35～49 ml/min/（1.73 m^2）时，最大剂量为0.5 mg每天1次；eGFR在10～34 ml/min/（1.73 m^2）时，最大剂量为0.5 mg，隔日1次；eGFR＜10 ml/min/（1.73 m^2）时或透析患者禁用。

秋水仙碱不良反应较大，安全治疗剂量与中毒剂量接近，不良反应随剂量增加而增加，胃肠道反应如恶心、腹泻常见，白细胞计数减少、肝功能异常、肾损害较少见。使用秋水仙碱期间应注意监测上述不良反应，有任何不适症状应暂停使用并及时就诊，由医生根据病情决定是否继续使用。此外，因秋水仙碱对胎儿有致畸风险，备孕期女性及妊娠期、哺乳期妇女不建议使用。

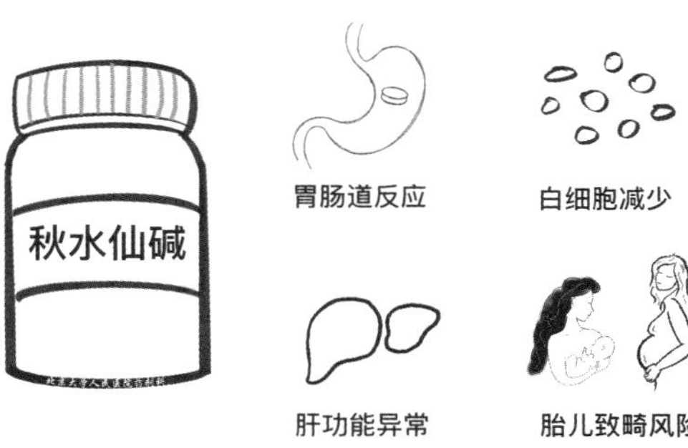

17 碳酸氢钠能降尿酸吗?

碳酸氢钠并不是降尿酸药物，本身也没有降尿酸的作用。在降尿酸治疗中，碱化尿液是预防和溶解尿酸性肾结石的主要方法，**碳酸氢钠为常用碱化尿液的药物**，通常推荐的给药剂量为0.5～1.0 g口服，每天3次。口服碳酸氢钠可增加尿酸在尿液中的溶解度，避免形成尿酸性肾结石。在使用中，碳酸氢钠不良反应主要为胀气、胃肠道不适等。因碳酸氢钠中含有钠元素，长期使用碳酸氢钠可能会升高血压，高血压患者在使用时应给予关注。

建议高尿酸血症与痛风患者应定期监测晨尿pH。当晨尿pH<6.0，特别是正在服用促尿酸排泄药物时，可服用碳酸氢钠或枸橼酸制剂碱化尿液，使晨尿pH维持在6.2～6.9，以降低尿酸性肾结石的发生风险并利于尿酸性肾结石的溶解。

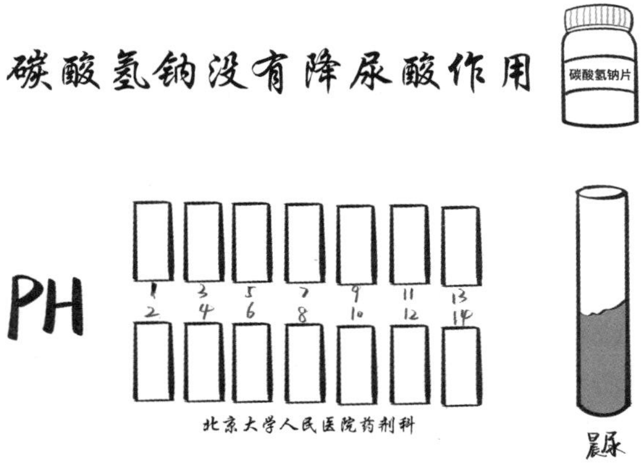

18 常见慢性病治疗药物中哪些有降尿酸作用？

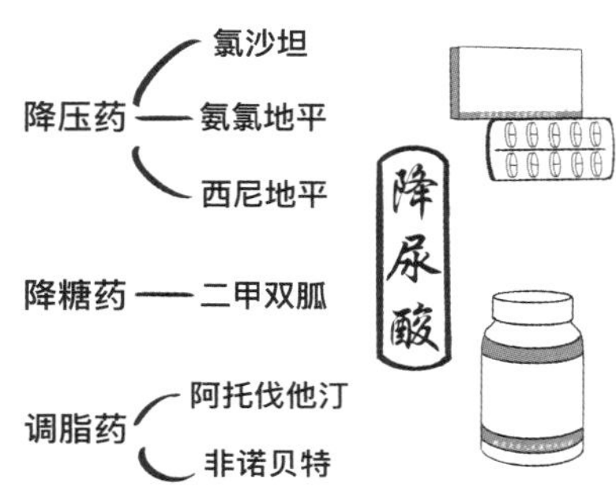

高血压、糖尿病及血脂异常是高尿酸血症及痛风患者常见的并发症，这些疾病相互影响、互为因果。因此要关注有这些合并症的高尿酸血症及痛风患者的降压药、降糖药及调节血脂药的选择，应优先选择不影响或者降低血尿酸水平的药物，避免使用升尿酸的药物。

降压药物中的**氯沙坦、二氢吡啶类钙通道阻滞剂如氨氯地平、西尼地平在降压的同时，兼有降尿酸作用，并可降低痛风发作风险。**因此，高血压合并高尿酸血症或痛风患者**推荐首先使用氯沙坦**或**氨氯地平、西尼地平**来进行降压治疗。

目前知道有降尿酸作用的降糖药物包括二甲双胍、α-糖苷酶抑制剂、胰岛素增敏剂、二肽基肽酶4（DPP-4）抑制剂、钠-葡萄糖协同转运蛋白2（SGLT-2）抑制剂。高尿酸血症和痛风患者如果同时患有糖尿病，可以使用这些兼具降尿酸作用的药物。

血脂异常患者的调节血脂药中，**阿托伐他汀**通过促进肾脏尿酸排泄可降低血尿酸水平，但促尿酸排泄作用不强，是唯一具有降尿酸作用的他汀类药物。合并高胆固醇血症患者调节血脂药，建议首选阿托伐他汀。**非诺贝特**可抑制肾近端小管尿酸重吸收，促进肾脏尿酸排泄，因此合并高甘油三酯血症时，调节血脂药建议首选非诺贝特。

19 降尿酸药物漏服怎么办?

如果漏服降尿酸药物，距离应该服药的时间比较短时，可以尽快补服。如果距离应该服药的时间比较长，或者想不起来是不是已经服用过药物，则不建议补服，下次务必按时按原剂量服药，切不可加倍剂量服用。

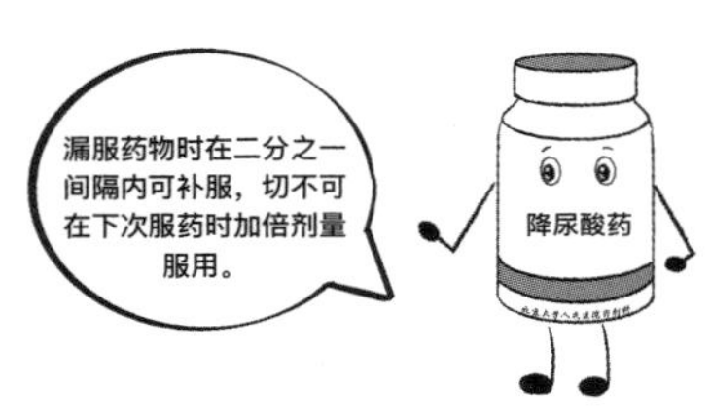

如果经常忘记服用降尿酸药物，对高尿酸血症患者的降尿酸作用可能会达不到预期的效果。因此，**建议患者每天在固定的时间服药，可设置闹钟提醒服药，尽量避免漏服。**

20 哪些药物会引起尿酸水平升高?

许多常用药物会升高尿酸水平，在治疗高尿酸血症时应尽量避免使用。这些药物主要包括：

（1）**利尿剂：**如呋塞米、氢氯噻嗪等。利尿剂可抑制肾脏排泄尿酸，引起尿酸升高。

（2）**β受体阻滞剂：**普萘洛尔升高尿酸水平作用比较明显，美托洛尔对尿酸影响较小。

（3）**抗结核药：**吡嗪酰胺和乙胺丁醇可促进肾小管对尿酸的吸

收，抑制尿酸排泄，进而升高尿酸水平。

（4）**免疫抑制剂：** 环孢素可减少尿素排泄，升高尿酸水平。

（5）**抗肿瘤药物：** 羟基脲、门冬酰胺酶、巯嘌呤等能升高尿酸水平。

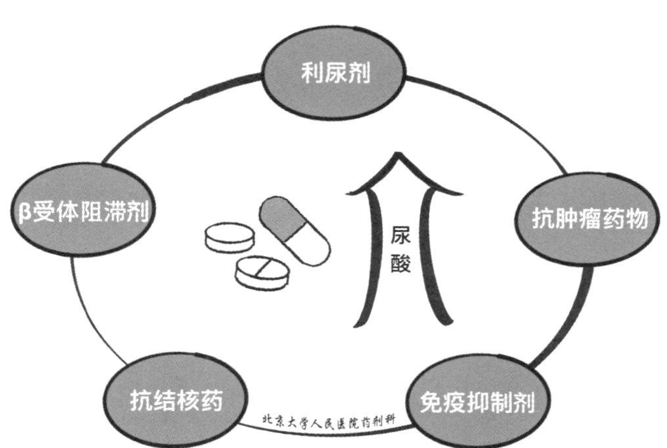

常见误区

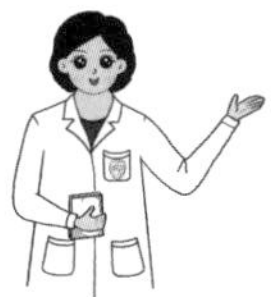

1 中药降尿酸比西药更安全【错误☹】

中药降尿酸并非比西药更安全。

很多高尿酸血症患者认为中药属于“纯天然”植物，既能降尿酸又对人体没有伤害，认为比西药更安全。其实，这种想法是不正确的，**任何药物都有副作用，只是副作用的程度不一样**，并且副作用的表现也因人而异，所以中药并非比西药更安全。

中药的使用讲究辩证论治。医生在辨证论治过程中合理组方、随证加减方。在严格遵循辨证论治的情况下使用中药，可以减少或避免中药的不良反应。但如果辩证不当、组方不合理，或者中药的剂量、质量达不到标准，也会引起很多不良反应。所以**服用中药降尿酸一定要在医生的指导下进行，而不能盲目地跟风或者听从别人**

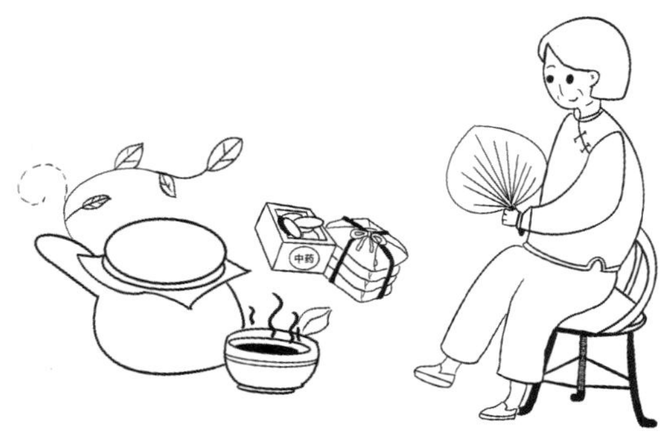

的建议自行服用有降尿酸作用的中药。自行服用中药不仅可能产生药物的不良反应，还可能因为中药的不对症，影响对高尿酸血症的控制，带来靶器官的损害。特别需要提示的是，一定**不能购买和使用没有国家药品监督管理局正式批准上市的中药。**由于利益驱使，市场上经常会有打着中医药的幌子，出售所谓的纯中药降尿酸，这些药品中所含成分不确定，很有可能添加了降尿酸的西药成分，如果大量服用可能会带来肝、肾等脏器的损害。

高尿酸血症患者一定要**根据自身的血尿酸水平及合并其他疾病的情况，到正规的医院由专业的医生进行评估，制订适宜自己的降尿酸药物治疗方案，并定期进行相关指标监测。**

2 保健品可以替代药品降尿酸【错误☹】

保健品不可以替代药品降尿酸。

首先我们需要明确的是**保健品不是药品**。保健品应该称为**保健食品**，它与药品有着严格的区别。**保健食品的本质仍然是食品**，有

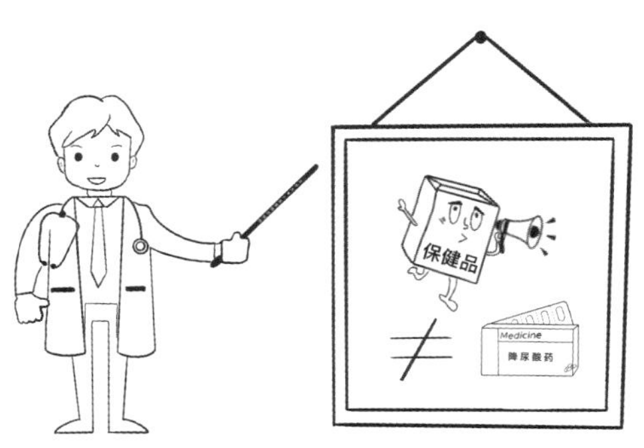

调节人体某种机能的作用，是一种营养补充剂，适用于特定人群食用，但它不是用于治疗疾病的物质。而药品是指用于预防、诊断人的疾病，有目的地调节人的生理功能并规定有适应证或者功能主治、用法用量的物质。由此可知，**保健品对特定疾病不具有治疗作用。**它主要是调节和改善身体的功能。**药品对某种特定疾病有治疗作用，**如果已经明确疾病的诊断，药品是规范治疗的首选。所以，**保健品与药品两者之间有着本质的区别。**

特别提示，**已诊断为高尿酸血症的患者千万不能用保健品替代药品来降尿酸。**临床上已经有抑制尿酸合成药物如别嘌醇和非布司他，促尿酸排泄药物如苯溴马隆，这些药物均可以作为降尿酸治疗的一线用药，将血尿酸水平控制在理想范围内，可明显减少痛风的发生及靶器官的损害。

3 高尿酸血症就是痛风【错误☹】

高尿酸血症不能简单地等同于痛风。

从疾病角度来说，**高尿酸血症和痛风是同一种疾病的不同阶段或状态。高尿酸血症**是指正常情况下，非同日两次空腹血尿酸水平男性＞420 μmol/L（7 mg/dl），女性＞360 μmol/L（6 mg/dl）。从定义上来看，**高尿酸血症其实是一种生化指标上的异常。**当高尿酸血症长时间存在而没有改善时，就容易产生尿酸结晶，尿酸结晶可以说是把高尿酸血症从单纯的生化指标异常转变为真正疾病的罪魁祸首。**当尿酸结晶沉积于关节、骨骼和软组织，引起关节炎、肾脏损害、尿酸性肾病、皮肤病变等，即发展为痛风。痛风属于代谢性

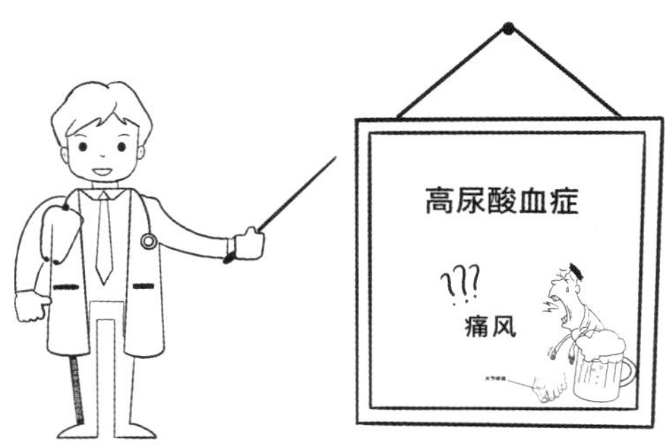

疾病，调查发现，约1/3的高尿酸血症患者发展为痛风。也有相当一部分高尿酸血症患者可终身不出现关节炎等明显症状，称为无症状高尿酸血症。

高尿酸血症是痛风发作的重要基础，痛风患者在其发病过程中必在某一阶段有高尿酸血症表现，但部分患者痛风急性发作时血尿酸水平不高。

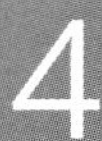

4 血尿酸水平升高是代谢问题不需要服药【错误☹】

血尿酸水平升高确实是尿酸代谢功能出现了障碍，但并非不需要服药。

血尿酸水平升高是高尿酸血症和痛风及其相关合并症发生、发展的根本原因。

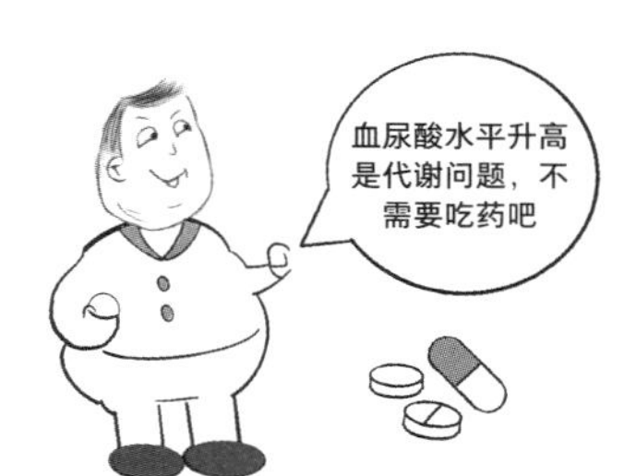

错

血尿酸长期达标可明显减少痛风发作频率、预防痛风石形成、防止骨破坏、降低死亡风险及改善患者生活质量，这是预防痛风及其相关合并症的关键。应将血尿酸水平控制在目标范围240～420 μmol/L，所以**有些患者可能需要长期甚至终身服用降尿酸药物。**

部分高尿酸血症患者可以长期处于一种稳定状态，并且未曾有过痛风发作，称之为无症状高尿酸血症。无症状高尿酸血症虽然未发作过痛风，但可能会增加合并糖尿病、高血压、肾损伤和心血管疾病等的发生风险。为防止出现上述并发症，首选非药物治疗措施控制无症状高尿酸血症患者的血尿酸水平，如调节饮食、坚强锻炼和控制体重。对于非药物治疗半年后，尿酸水平仍未达标的患者，可以考虑使用药物治疗。对于高尿酸血症患者如已经合并慢性肾脏病或其他心血管疾病如高血压、糖尿病、血脂代谢异常等时，也需要进行降尿酸药物治疗。

血尿酸水平升高是否需要服药降尿酸，须要到正规医院由医生进行个体化评估。将血尿酸水平控制在理想范围内，可防止高尿酸血症进展为痛风或引发其他并发症。

5 痛风急性发作期可以忍着不用药【错误☹】

痛风急性发作期不建议忍着不用药，应及时用药控制症状。

痛风是血尿酸超过其在血液或组织液中的饱和度形成尿酸盐晶体并逐渐沉积，诱发局部炎症反应和组织破坏。痛风急性发作后如果不用药，会产生强烈的疼痛，难以忍受。当疼痛过去，炎症在短时间内消失，但是引起炎症的尿酸水平仍然居高不下，尿酸盐结晶

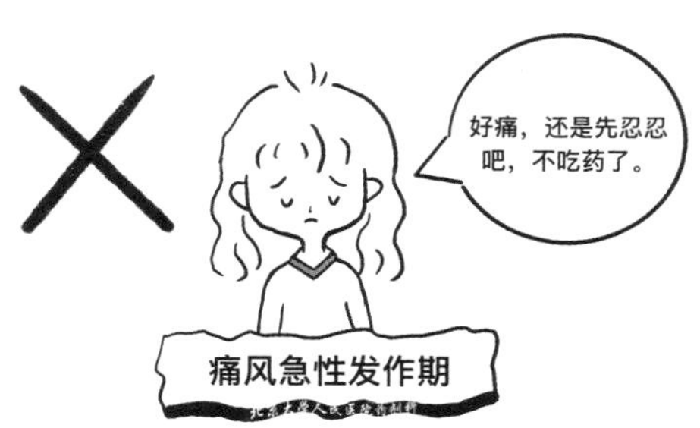

仍然在关节中不断沉积，一旦有了新的诱发因素，痛风会再度发作，疼痛会卷土重来。

当痛风急性发作时，合理、规范用药可以明显缓解疼痛，平稳度过痛风发作期。因此，**在痛风急性发作时，应第一时间用药，且越早服药，越有利于控制症状。**临床上**推荐尽早使用小剂量秋水仙碱或足量、短疗程的非甾体抗炎药**（NSAIDs）。对上述药物不耐受、疗效不佳或存在禁忌的患者，推荐全身应用糖皮质激素。当急性发作期过去，应规范进行降尿酸药物治疗，将尿酸水平控制在合理的范围内，减少痛风急性发作的次数，提高生活质量。

6 痛风急性期应首选降尿酸药物【错误☹】

痛风急性期应**首选抗炎镇痛药物治疗，而不是首选降尿酸药物。**

痛风急性发作时，应积极给予抗炎镇痛药物治疗，等到痛风急性发作消退后至少2周，再开始降尿酸药物治疗。多项研究表明，痛风急性期开始降尿酸药物治疗并不能获得更好的效果或缩短痛风急性期。与之相反，痛风急性期一开始就采取降尿酸药物治疗可能使

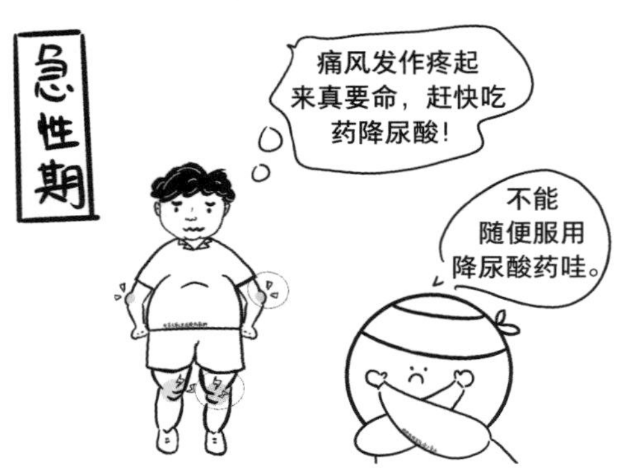

尿酸水平下降过快，造成关节部位沉积的尿酸盐结晶复溶，诱发新的痛风，加重或延长痛风性关节炎。

既往已经在服用降尿酸药物治疗者，在痛风急性发作期不需要调整已用的降尿酸药物。

7 痛风性关节炎时需要使用抗菌药消炎【错误☹】

痛风性关节炎时，不需要使用抗菌药“消炎”。

痛风性关节炎是因尿酸盐沉积在关节囊、滑囊、软骨、骨质和其他组织而引起的病损及炎性反应，多见于拇趾的跖趾关节。痛风性关节炎是一种**无菌性的炎症反应，而不是由细**

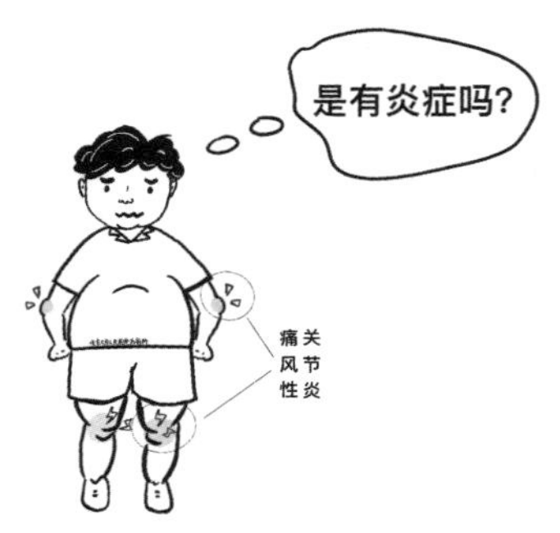

菌、真菌或其他微生物感染引起的特异性炎症，因此不需要使用抗菌药进行“消炎”抗感染治疗。用抗菌药治疗痛风性关节炎没有任何效果，并且部分抗菌药有抑制尿酸排泄的作用，反而会加重病情。

对于**痛风急性发作引起的关节炎症，一般推荐选择非甾体抗炎药或秋水仙碱**。对非甾体抗炎药和秋水仙碱不能耐受的患者，可以选择系统用糖皮质激素短期治疗，并且推荐早期用药，越早越好。

8 高尿酸血症患者血尿酸水平降得越低越好【错误☹】

高尿酸血症患者并非是血尿酸水平降得越低越好。

我的尿酸降到这么低了，太好了！
检验报告单
XXX
XXX
XXX

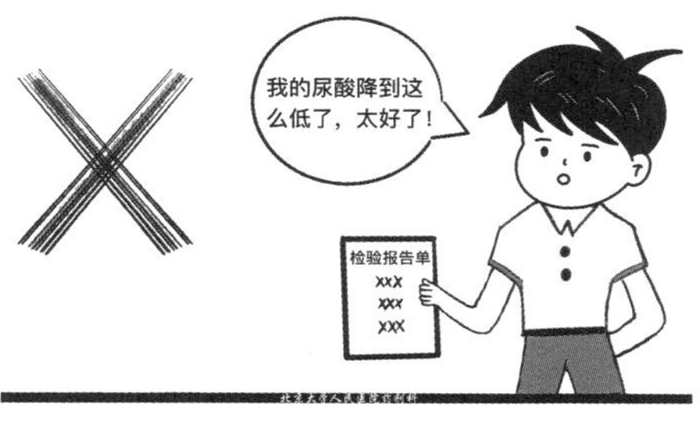

体内血尿酸水平过高会引起高尿酸血症，高尿酸血症会增加痛风的发病风险，同时引起靶器官受损。但**并不是将血尿酸水平降得越低越好**，因为**正常范围内的尿酸水平是有生理作用的**。尿酸可维持血压稳定，具有抗氧化作用。尿酸可以保护大脑和神经系统，此外还能维持机体免疫功能，参与抗感染与抗衰老过程。因此，血尿酸水平并非降得越低越好，需要维持在一个合理的范围内，以发挥其在机体内的重要生理作用。

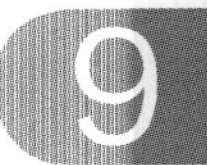 9 降尿酸药物副作用太多，能不用就不用【错误☹】

不能因为降尿酸药物的副作用就自行停用，降尿酸药物的治疗疗程以及是否能停用，一定要由专业的医生进行评估。

血尿酸水平升高是高尿酸血症和痛风及其相关合并症发生、发展的根本原因。血尿酸水平长期达标可明显减少痛风发作频率、预防痛风石形成、防止骨破坏、降低死亡风险以及改善患者生活质量，是预防痛风及其相关并发症的关键。应将血尿酸水平控制在目标范围240～420 μmol/L，有些患者可能需要长期甚至终身服用降尿酸药物。**降尿酸药物的副作用虽多但并不可怕，严重的不良反应多属罕见。**需要进行降尿酸药物治疗的患者一定要**按医嘱规范治疗，使用过程中加强监测**。如确实出现难以耐受的药物副作用，及时停药并就医，由专业的医生进行评估是停用降尿酸药物还是更换为另一种药物降尿酸治疗。

因此，切不可因为降尿酸药物的副作用多就自行停用，在治疗期间仍须定期监测血尿酸水平，维持血尿酸水平在目标范围内，避免因尿酸水平得不到控制而导致痛风发生或出现靶器官损伤。

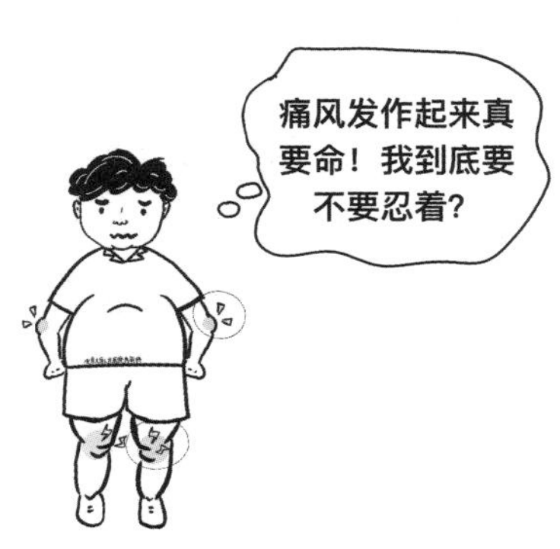

10 苏打水可以代替药物碳酸氢钠片【错误☹】

苏打水不可以代替药物碳酸氢钠片。

碳酸氢钠片可以碱化尿液，预防尿酸性肾结石。常用治疗剂量为每天3次，每次0.5～1.0 g。市售苏打水属于一种饮品，其成分包括碳酸氢钠，还有一些食品添加剂。苏打水中因含碳酸氢钠确实有一定的碱化尿液、促进尿酸排泄的作用，适合于高尿酸血症和痛风患者饮用。但需要明确的是**苏打水碱化尿液、促尿酸排泄的作用非常微弱**。这是因为**苏打水中碳酸氢钠的含量非常低**，一般为400～600 mg/L，如果想达到碳酸氢钠的每日最低治疗剂量1.5 g，那就需要每天至少喝2.5 L苏打水，这通常是难以实现的。

此外，市售苏打水一般分为天然苏打水和人工合成苏打水。天然苏打水含有碳酸氢钠，而人工合成苏打水往往可能只含有碳酸而非碳酸氢钠，这样的苏打水更不可能代替碳酸氢钠片。所以对于需要进行碱化尿液治疗的患者，一定要**按医嘱服用可碱化尿液的药物如碳酸氢钠片，而不是用苏打水来代替。**

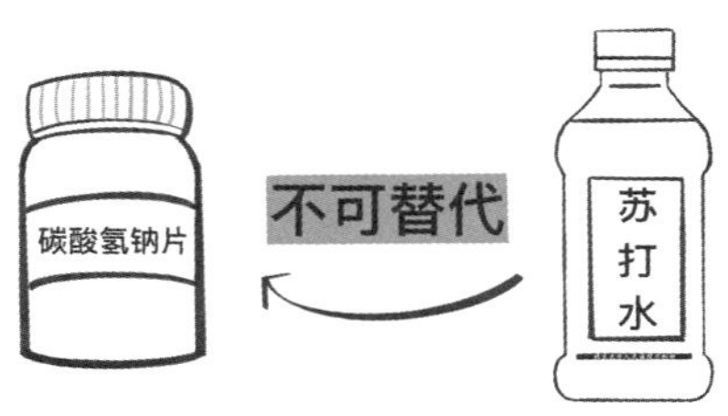

四 健康常识

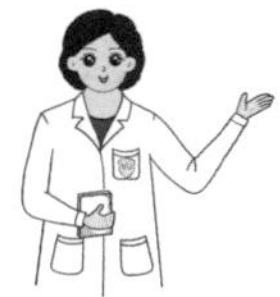

1 高尿酸血症患者如何进行血尿酸水平监测?

对于无症状高尿酸血症患者，早期推荐通过生活方式进行干预，一般**改变生活方式3个月后可复查一次血尿酸水平，如血尿酸水平达标，则可每半年复查一次。**

如果采取生活方式干预后，血尿酸水平仍没有降到正常范围或继续升高，则需要启动降尿酸药物进行治疗。**服用药物初期**血尿酸水平监测会频繁一些，一般**建议1周复查一次**，以确定药物的疗效。当血**尿酸水平达标后，可适当延长监测频率，1个月复查一次。之后**如果**血尿酸水平比较稳定**，各项指标控制良好，可3～6**个月复查一**次。当然，监测频率也要结合专业医生的建议。

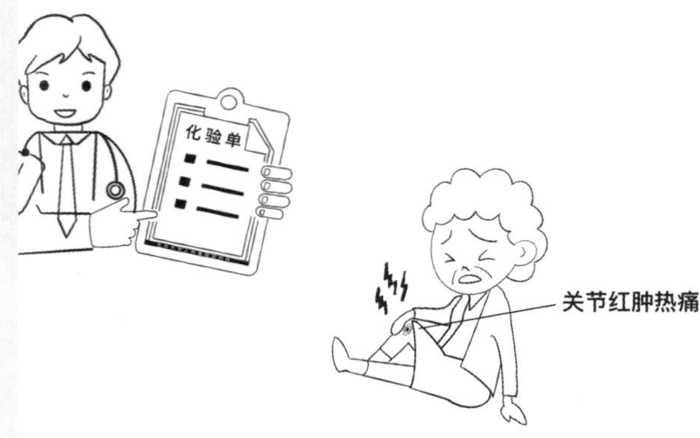

饮食及运动都会影响血尿酸水平的检测值，所以在检查前应减少油腻、高脂肪食物的摄入，尤其是检查前1～2天，减少海鲜、啤酒等高嘌呤食物的摄入。过度运动也有可能影响血尿酸水平，检查前1～2天要避免剧烈运动。

2 高尿酸血症患者在饮食上需要注意什么？

高尿酸血症患者的饮食应基于个体化原则。强调**饮食均衡，须控制饮食总热量，提倡低嘌呤、低脂肪和低盐饮食**，建立合理的饮食习惯，保持健康的体重。

在饮食方面，一般建议高尿酸血症患者尽量**避免食用动物内脏、贝类、龙虾等海产品及浓的肉汤等**。对于痛风急性发作、药物控制不佳或存在痛风石患者，应当避免酒精的摄入。需要限制摄入的食物有：嘌呤含量高的动物性食品如牛肉、羊肉、猪肉、鱼类以及含较多果糖和蔗糖的食品。建议每天摄入足量的蔬菜，可饮用300 ml的脱脂或低脂乳品，同时鼓励摄入低血糖生成指数的谷类食物。

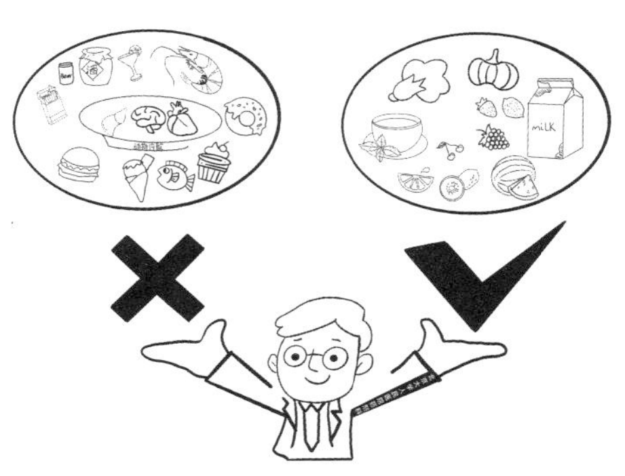

3 高尿酸血症患者可以食用蜂蜜吗？

高尿酸血症患者可以少量适度地饮用蜂蜜水，但**不建议大量食用蜂蜜。**

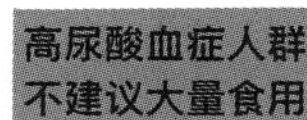

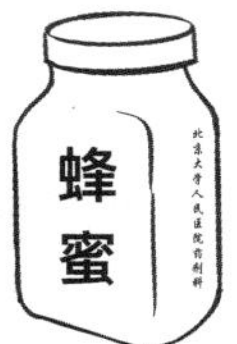

蜂蜜中虽然嘌呤含量不高，但蜂蜜中含有大量的果糖。研究发现，果糖在体内的代谢会增加尿酸的生成，并且果糖可诱发代谢异常。过多地摄入果糖会影响高尿酸血症和痛风患者病情的控制，因此不建议高尿酸血症患者大量食用蜂蜜。同时，高尿酸血症患者也应**避免摄入果糖含量高的饮料与甜品。**

4 高尿酸血症患者如何选择蔬果类食物？

提倡高尿酸血症患者低嘌呤、低脂肪和低盐饮食，建议每天**补充足量的蔬菜和水果。**蔬果类食物是健康饮食结构的重要组分，但

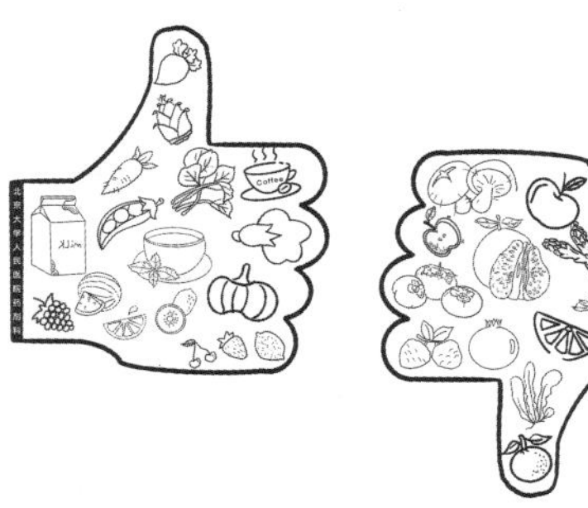

要控制好进食热量和营养供能比。

在选择水果类食物时，**不宜进食过多含糖量（尤其是果糖）高的水果**，比如苹果、橙子、荔枝、柚子等。有研究表明，食用樱桃、柠檬等对高尿酸血症和痛风患者可能具有保护作用，使高尿酸血症患者受益。西瓜、椰子、葡萄、草莓和桃也可适量食用。

就蔬菜来说，**绝大多数的瓜类、块茎、块根类蔬菜及大多数叶菜类蔬菜，均为低嘌呤食物，可以放心食用。**而香菇、草菇、芦笋、紫菜、海带等嘌呤含量较高，不宜多吃。

5 高尿酸血症患者如何选择动物性食物？

高尿酸血症患者在食用动物性食品时，应注意种类、加工方式等方面。

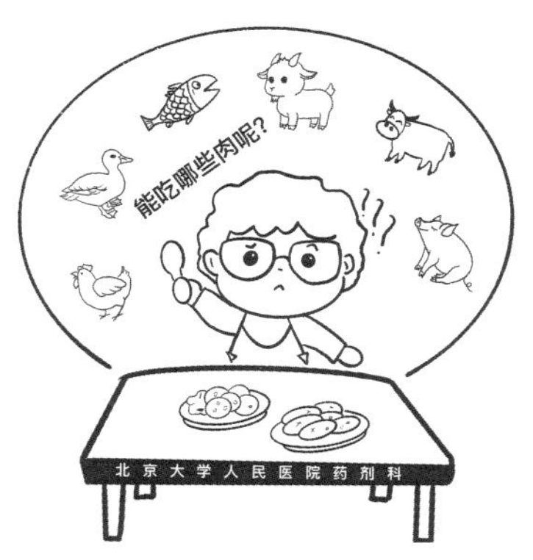

就种类而言，一般规律是，烹饪前颜色较深的肉类又称红肉，如牛、羊、猪等哺乳动物肉类，其嘌呤含量高于白肉，如鸡、鸭、鹅等非哺乳动物肉类。此外，动物内脏的嘌呤含量普遍高于肉类。肥肉中因有大量脂肪和胆固醇，可能会造成肥胖及代谢紊乱。因此，进食肉类时推荐**选择非哺乳动物肉类中的瘦肉，其他肉类尽量少吃。**

此外，不同肉类食品的烹饪方式和加工方式也会导致不同的效果。**腊制、腌制或熏制的肉类中嘌呤、盐分含量均普遍较高，高尿**

酸血**症患者不宜食用**。油炸、煎制、卤制等烹饪方式易增加油类和盐分的摄入，影响尿酸代谢，不提倡使用。**高尿酸血症患者尽量摄入新鲜的肉类，烹饪时建议水煮后弃去汤汁食用。**

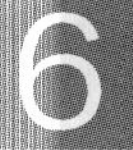

高尿酸血症患者喝水时需要注意什么？

多喝水可增加排尿量，促进肾脏排泄尿酸，减少尿酸盐在体内的沉积。**增加饮水量也可作为高尿酸血症患者非药物治疗的措施之一。**

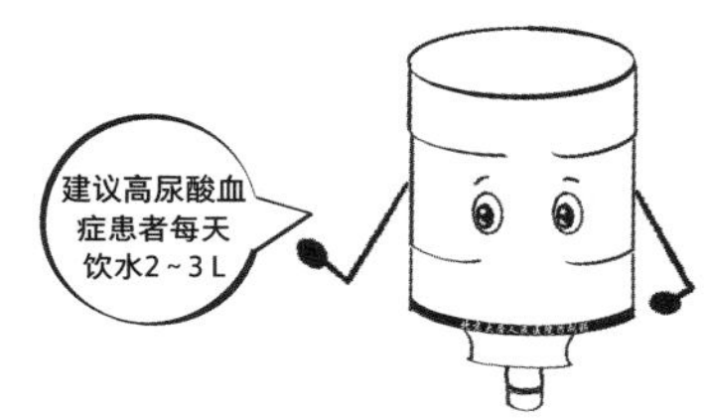

建议高尿酸血症患者每天饮水总量2～3 L，并尽量达到每天排尿量2 L，促进尿酸的排泄，减少尿酸结晶的形成。饮水时，建议选择弱碱性水。当然，普通的饮用水也可满足需求。应避免饮用含糖（特别是果糖）的饮料、果汁和浓汤，可以饮用茶或不加糖的咖啡。

7 高尿酸血症患者能吃海鲜吗？

高尿酸血症患者**并非完全不能吃海鲜**，可以**根据海鲜中嘌呤的含量，有选择性地吃海鲜**。这主要是因为大部分海鲜都含有比较多的嘌呤，高尿酸血症患者食用后易导致血尿酸水平进一步升高，从

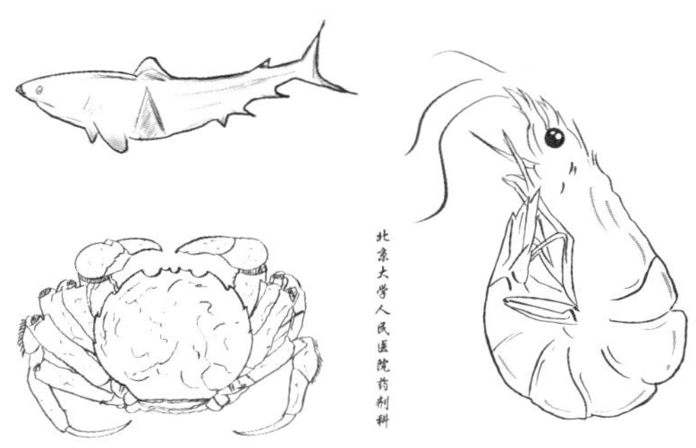

而引起痛风。

常见的海鲜中，黄鱼、鱿鱼、三文鱼、沙丁鱼、烤虾、生蚝、凤尾鱼等嘌呤含量是很高的，高尿酸血症患者应该避免食用。鲈鱼、金枪鱼、小龙虾、海螺等海鲜，嘌呤含量相对来说不是很高，患者在尿酸水平得到稳定控制的时候，可以少量食用。海参、海蜇皮嘌呤含量相对较低，可以适量食用。

8 高尿酸血症患者能吃豆制品吗？

高尿酸血症患者可以**适量吃一些豆制品，但须根据豆制品中嘌呤的含量，有选择性地食用豆制品。**

在各种豆类中，干豆的嘌呤含量排名分别为：蚕豆＞黄豆＞绿豆＞黑豆＞红豆＞芸豆＞赤豆。其中嘌呤含量最高的蚕豆每100 g中含嘌呤约为300 mg，而赤豆中嘌呤含量约为120 mg。在豆制品中，嘌呤含量的排名为：豆粉＞腐竹＞豆皮＞纳豆＞内酯豆腐＞干豆腐＞水豆腐＞豆浆。豆粉中的嘌呤含量为每100 g含有167 mg，

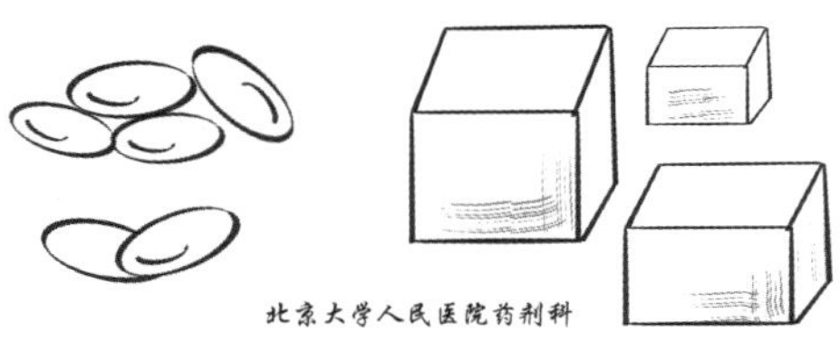

而豆浆中的嘌呤含量为每100 g含有60 mg左右。

由此可知，干豆中嘌呤含量确实相对较高，但在加工成其他豆制品过程中，嘌呤成分会大量丢失。**绝大多数的豆制品，都属于中等嘌呤含量的食品，并不是高尿酸血症患者禁止食用的食物，适量食用是没有问题的。**并且豆制品中除了含有嘌呤外，还含有丰富的卵磷脂、植物蛋白、钙质等营养成分，是一种很好的全面补充营养的食材，高尿酸血症患者可适量食用豆制品。

9 高尿酸血症患者能喝汤吗？

高尿酸血症患者可以选择性地喝汤，并不是所有的汤中嘌呤含量都很高。

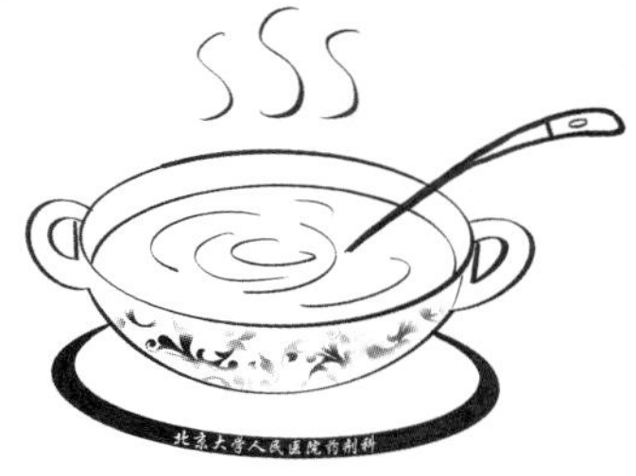

肉汤因长时间炖煮，溶解了大量肉类食材中的嘌呤，其嘌呤含量往往比肉类本身还要高，食用后可能引起

体内血尿酸水平升高，导致病情进一步加重，甚至诱发痛风。高尿酸血症患者和痛风患者**应尽量避免喝肉汤**，同时也要**避免喝嘌呤含量高的食材做成的汤。**

低嘌呤含量蔬菜做成的汤是可以食用的。这类汤中嘌呤含量较低，且经过烹煮，汤中融入了部分蔬菜里的营养素，喝汤的同时不仅可补充营养，还可补充水分。

10 高尿酸血症患者运动时需要注意什么？

运动是高尿酸血症和痛风患者的非药物治疗措施之一，高尿酸血症患者应保持规律的锻炼。国内外研究表明，**低强度的有氧运动可降低痛风发病率，**而中至高强度运动可能使尿酸排泄减少，血尿酸水平上升，反而增加痛风的发病率。

高尿酸血症患者在运动时应注意避免剧烈运动，因剧烈运动时可造成血流量相对减少，引起尿酸排泄减少，严重时可以诱发痛风发作。高尿酸血症患者运动时应从**低强度开始，逐渐增加强度。**运

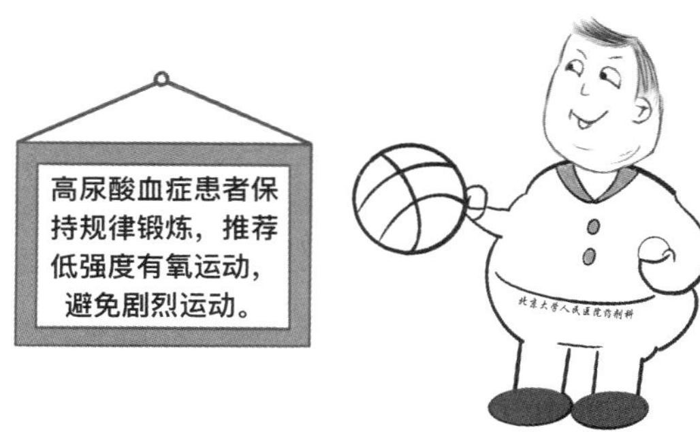

动次数以每周4～5次为宜，每次可以运动半小时至1小时。运动过程中要记得喝水，促进尿酸排泄。但要避免快速大量饮水，以免加重身体负担。另外低温会使尿酸溶解度下降，容易诱发痛风急性发作，所以运动后应避免冷水淋浴。

如果患者处于痛风急性发作期，应暂停锻炼，避免运动，以休息为主。另外，合并有心血管、肺部基础疾病者，应适度降低运动强度和缩短运动时间。

11 高尿酸血症患者能喝咖啡吗？

高尿酸血症患者**可以适量喝咖啡**，建议喝咖啡的同时大量饮水，有一定的促进尿酸排出的作用。

咖啡是世界三大饮料之一，其与可可和茶同为流行于世界的主要饮品。咖啡中含有的咖啡因可以使大脑兴奋，快速消除疲劳。喝咖啡已成为部分人的生活习惯。

咖啡呈弱碱性，喝咖啡可能会促进尿酸的排出。有研究表明，

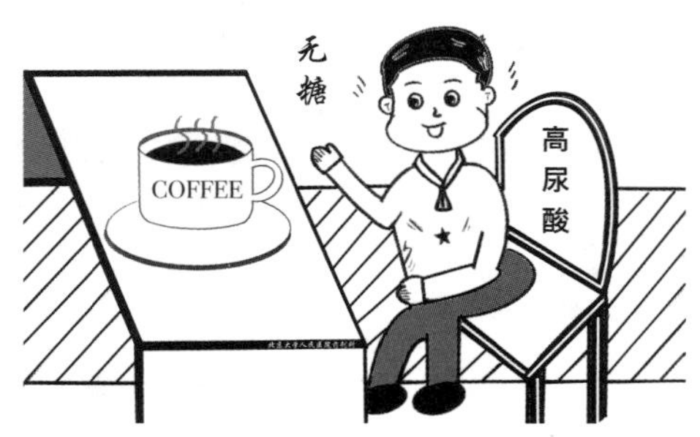

与不喝咖啡的人相比，饮用大量咖啡（比如每天4～5杯）的人尿酸水平有所降低，但是降低幅度很小。从痛风角度来说，与不喝咖啡的人相比，饮用大量咖啡（每天4～5杯）的人新发痛风的风险明显降低。但饮用大量咖啡可能造成神经过敏，导致心悸、耳鸣等，长期大量饮用咖啡还可能使血压升高，引起骨质流失。

总体来说，**对于高尿酸血症或痛风患者来说，喝咖啡降尿酸的作用相对有限，没有必要为了降低尿酸水平或预防痛风而饮用大量咖啡。**如果之前有喝咖啡的习惯，可以继续，但要注意适量并且避免加糖。如果之前不喝咖啡，则没有必要特意去尝试咖啡。

12 高尿酸血症患者能吸烟吗？

对于高尿酸血症患者**建议戒烟**。吸烟有害健康，而且吸烟可以导致各种呼吸道疾病。目前，吸烟和高尿酸血症之间的关系并不十分明确，但有研究显示，经常吸烟者、偶尔吸烟者和几乎不吸烟者发生高尿酸血症或痛风的风险依次降低。

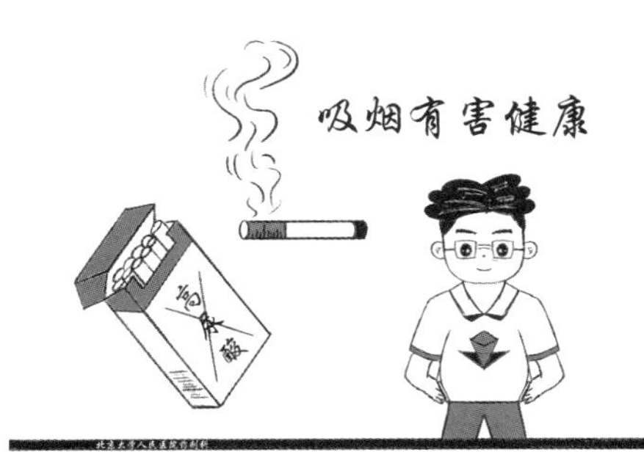

香烟的烟雾中含有上千种化合物，其中有多种有害物质。吸烟量与胰岛素抵抗可能存在正相关，吸烟者易产生胰岛素抵抗，而胰岛素抵抗可间接使尿酸的排泄减少，进而使尿酸水平升高。吸烟可以激活机体炎性细胞，产生炎性因子、氧自由基等，进一步使血管结构发生改变，引起血管内皮损伤，促进动脉粥样硬化性心血管疾病的发生。另外，吸烟也是高血压、高血脂的危险因素。高尿酸血症作为代谢综合征的一种，与以上疾病相互作用，彼此影响。

因此高尿酸血症患者尽量避免吸烟，如果有吸烟习惯，建议早日戒烟。完全戒烟和有效避免吸入二手烟有利于身心健康，同时可降低高尿酸血症发生的风险。

13 高尿酸血症患者能喝酒吗?

对于高尿酸血症患者，建议**限制饮酒**。酒精是导致痛风发作的风险因素之一，酒精本身会减少尿酸的排泄，同时间接增加尿酸的生成，促进炎症的发生。

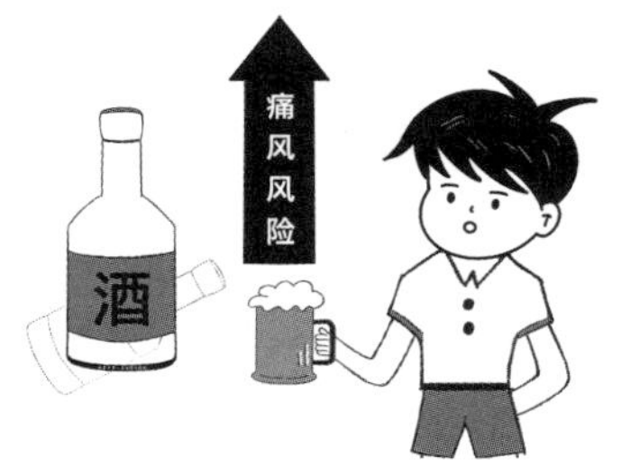

对于**痛风急性发作期和慢性痛风石关节炎的患者，更应该避免饮酒**。痛风间歇期血尿酸水平达标后应控制酒精的摄入量。多项研究显示，长期大量饮酒是导致痛风的重要因素。每天的酒精摄入量≥50 g的痛风发生风险比不喝酒者高出1.5倍。不同种类的酒对痛风发作的影响不一，啤酒和烈性酒增加痛风发作的风险，红酒增加痛风发作的风险证据尚少。可见饮酒过度可能会引起痛风发作，并且过量饮酒会引发肝病、心力衰竭和神经系统并发症等，因此建议高尿酸血症患者和痛风患者限制饮酒。

14 高尿酸血症患者可以接种流感疫苗吗?

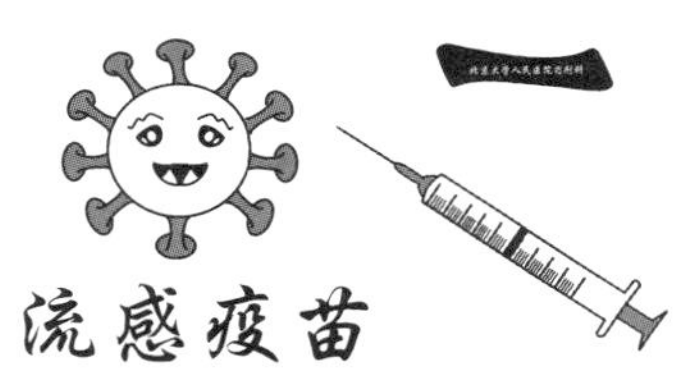

流感是由流感病毒引起的一种急性、发热性呼吸道传染病。流感病毒的变异性强，在人群中很难根除。**预防流感的发生，最有效的方法就是接种流感疫苗**，接种疫苗后能让人产生抵抗流感病毒的抗体。因此对于易感人群是推荐进行流感疫苗接种的，具体能不能接种疫苗，应结合自身具体情况来决定。

高尿酸血症和痛风是比较常见的一种慢性病，如果患者病情状况稳定、相关生化指标正常、血尿酸水平控制得很好，是可以正常接种流感疫苗的，并且应当及时进行接种。

如果患者因血尿酸水平控制不佳造成痛风急性发作引起自身免疫紊乱，或者痛风性关节炎发作期使用相关免疫抑制剂，这时的身体处于免疫受损的状态，建议暂缓接种流感疫苗，待血尿酸水平达到可控范围且病情稳定后再行接种。另外，如果高尿酸血症患者对疫苗所含成分过敏，或者同时存在其他急性疾病，则暂时不能接种流感疫苗。